正畸功能矫治器：理论与实践

Orthodontic Functional Appliances

Theory and Practice

原　著　［英］Padhraig Fleming
　　　　　　　Robert Lee

主　审　周　洪

主　译　侯玉霞　王　菲

译　者　郭昱成　吉玲玲　苏晓霞
　　　　亓　坤　胡　诚　李海振
　　　　余文婷　白坤宏　黄倩倩
　　　　付丹蓉

世界图书出版公司

西安　北京　广州　上海

图书在版编目（CIP）数据

正畸功能矫治器：理论与实践/（英）帕德拉格·弗莱明（Padhraig Fleming），（英）罗伯特·李（Robert Lee）著；侯玉霞，王菲主译.—西安：世界图书出版西安有限公司，2017.11

书名原文：Orthodontic Functional Appliances：Theory and Practice

ISBN 978-7-5192-3758-5

Ⅰ.①正… Ⅱ.①帕… ②罗… ③侯… ④王… Ⅲ.①口腔正畸学—矫治器 Ⅳ.①R783.508

中国版本图书馆 CIP 数据核字(2017)第 293274 号

书　　名	**正畸功能矫治器：理论与实践** Zhengji Gongneng Jiaozhiqi Lilun yu Shijian
原　　著	[英]Padhraig Fleming，Robert Lee
主　　译	侯玉霞　王　菲
责任编辑	马元怡
装帧设计	绝色设计
出版发行	**世界图书出版西安有限公司**
地　　址	西安市北大街 85 号
邮　　编	710003
电　　话	029-87214941　87233647（市场营销部） 029-87234767（总编室）
网　　址	http：//www.wpcxa.com
邮　　箱	xast@wpcxa.com
经　　销	新华书店
印　　刷	陕西博文印务有限责任公司
开　　本	889mm×1194mm　1/16
印　　张	11
字　　数	240 千字
版　　次	2017 年 11 月第 1 版　2017 年 11 月第 1 次印刷
版权登记	25-2017-0016
国际书号	ISBN 978-7-5192-3758-5
定　　价	110.00 元

原著名单

Dr Andrew DiBiase

BDS, MSc, MOrth RCS, FDS (Orth.) RCS

Dr Colin Larmour

BDS, MSc, FDS RCPS, MOrth RCS, FDS (Orth.)

Mr Kieran McLaughlin

MSc, Adv Dip Dent Tech

Dr Peter Miles

BDSc, MDS, FCID

Professor Peter A. Mossey

BDS, PhD, MOrth RCSEng, FDS RCSEd, FFD RCSI

郑重声明

序　一

功能性矫治器是临床上矫治颌骨畸形应用十分广泛的矫治器之一，属于阻断性矫治的范畴。牙颌畸形的早期矫治对于改善患者牙颌畸形、心理发育和自信心的建立有着特殊的意义。颌骨发育畸形的早期矫治与功能性矫治器的临床应用有着十分紧密的联系。功能性矫治器在矫治Ⅱ类或Ⅲ类颌骨畸形方面的应用都可以对颌骨的生长发育起到影响作用，达到面型改善、𬌗关系调整以及牙齿与颌骨关系改变的目的，降低了畸形二期矫治难度，促进了患者的身心健康。众所周知，欧洲是功能性矫治器的发源地，其应用的历史和范围也最为广泛，对功能性矫治的理解也极为深刻，在功能性矫治中占有重要的地位。Padhraig Fleming和Robert Lee教授来自英国伦敦医学与牙科学院，他们具有多年应用功能矫治器的临床经验。在《正畸功能矫治器：理论与实践》这部书中详细介绍了功能矫治器的基本原理和临床应用规范，对临床医生在临床上使用功能性矫治器有着重要参考价值。

本书的特点是图文并茂，使用大量的临床案例图片，形象而生动地表述了功能性矫治器的原理和应用原则。本书共有11个章节，前3章主要介绍了功能性矫治器的原理、发展和生长发育基本理论，后面部分章节介绍了Fränkel矫治器、Activator、Twin Block、Herbst矫治器，弹性固定功能矫治器，而且还讲述了功能矫治到固定矫治的转化，最后通过临床病例完整展示治疗过程，内容丰富，实用性强。目前，国内功能性矫治器制作水平有了较大的提高，商业化的加工模式已成为常态，对功能性矫治器的临床应用起到了保障作用，相信广大正畸医生通过阅读与学习本书之后，能够很快将其应用于临床工作中。

本书译者都是多年来一直从事口腔正畸学临床、教学和科研工作的临床医生，有着较为深厚的专业功底，也具有多年应用功能矫治器的临床经验和体会，对功能性矫治器的应用原理有较深刻理解。为了能够准确地反映原文含义，他们花费了大量时间来查阅文献，体会原著的表达，追求用确切、易理解和生动的语言进行描述。相信本书会给广大从事正畸临床工作的医生、研究生和进修生以及相关专业的口腔医生提供一个有益的学习教材，增进读者对功能性矫治器的理解，从而更好地将功能性矫治器应用于口腔正畸临床治疗之中。

《正畸功能矫治器：理论与实践》一书在西安交通大学口腔医院正畸科团队的努力下，顺利完成了翻译并成功出版，本书将对我国功能性矫治器的临床应用和发展起到积极的促进作用。

中华口腔医学会正畸专业委员会副主任委员

周洪　教授

2017 年 8 月

序 二

功能矫治在国内有比较广泛的应用，也是正畸矫治的重要组成部分。功能矫治器经过近百年的发展，也有很多的改良和新型的矫治器，在理论上也有很多新的理念。但是有关这方面的专业书籍却很少。近些年，对于儿童的呼吸问题和面型发育畸形的关注度不断提高，功能矫治方兴未艾，急需一部这方面最新的专业著作。

欧洲较美国在功能矫治方面有更长的历史，作者 Padhraig Fleming 和 Robert Lee 教授来自英国伦敦医学与牙科学院。第一次拿到《正畸功能矫治器：理论与实践》这部书就被清晰的矫治器和病例图片所吸引，翻阅过程中发现这部书的构架简洁合理，内容丰富细致，均是正畸医生关心的问题。

最初几章主要介绍功能性矫治器的发展历史，功能矫形的生物学基础，功能矫治的原理和适应证。随后，作者对常用的功能矫治器的临床应用步骤详细介绍，包括病例选择、印模、咬合记录、矫治器设计、矫治器戴入、复诊要点、后续保持和二期固定矫正。最后，总结功能矫治循证医学研究结果，功能矫治向二期固定矫治过渡，介绍了更多功能矫治案例。通过阅读这部书能够全面了解功能矫治的内容，对于临床正畸医生、正畸研究生、进修医生以及近年来开始儿童正畸的儿科医生都会有帮助。

本书的翻译得到周洪教授的支持，译者队伍中王菲副主任医师，吉玲玲医生都在正畸临床工作多年，郭昱成医生、亓坤医生、苏晓霞医生均为获得博士学位的年轻医师，他们参与本书的多次校对；研究生李海振、胡诚、余文婷、白坤宏、黄倩倩、付丹蓉也参与本书的翻译工作，相信这次经历也会给他们将来的工作打下基础，感谢大家在这部书中倾注的精力和认真努力的工作。非常感谢世界图书出版西安有限公司的马元怡编辑在本书的翻译和出版过程中所做的工作。在大家的共同努力下，本书得以顺利出版。

我们的正畸团队满怀热情投入这部书的翻译出版，但是由于时间紧和水平有限，书中难免有疏漏之处，请广大读者批评指正。

侯玉霞　王　菲

2017 年 8 月

原书序

正畸医生一直探索获得健康和稳定的牙列，从而达到具有良好的功能、美观和稳定的矫治效果。近年来，伴随对美学关注度的增强，正畸矫治器在改变面部发育，尤其在美学方面仍存争议。功能矫治提供生长改良的可能性，改变牙弓间关系和面部形态。面部骨骼和软组织的个体差异影响功能矫治的疗效。功能矫治是口腔正畸学的重要内容，其临床应用已接近一个世纪。它通过改变骨骼、牙齿或者两者结合发挥作用，主要应用在青春期前、青春期甚至是生长发育成熟的患者。目前，虽然功能性矫治器的临床应用有区域差异，医生也经常有不同的治疗观点，但是功能性矫治器在临床上已经使用很长时间，也取得相对一致的观点。

本书不仅介绍传统的功能性矫治器的治疗，更多地介绍像 Willian Clark 医生这样功能性矫治的改革者，他们优化、简化和推进功能性矫治器的临床应用。本书作者也成功用功能性矫治器治疗生长发育期的Ⅱ类错殆畸形。写这本书的意义是阐明功能矫治的治疗理念和核心意义。本书以临床实践为目的，以循证医学基础。鉴于功能性矫治器治疗效果研究的局限性，我们强调随机研究的结论。

有关功能性矫治研究的内容，主要是矫治器临床应用的理论原则。传统的 Twin Block 矫治器经临床证实是可靠、有效并易于使用的，被用于治疗安氏Ⅱ类错殆。本书也介绍了当代普遍使用的功能性矫治器，以及特殊的弹性和固定功能矫治器。本书通过大量的病例来说明功能矫治的生物学基础和适应证。我们希望即使没有功能矫治经验的医生，阅读本书后能够合理地选择患者，设计矫治器，为患者进行有效的治疗。

感谢支持我们的生活和专业生涯的所有人，特别感谢家人的爱和支持：

Caroline，Oliver，Sophie，Anne 和 Johnny Fleming。感谢 Norma Lee 和她的孩子们对我们的耐心和理解。感谢 Margaret Collins 医生鼓励和推荐这本书的出版。感激 Peter Miles，Andrew Dibiase，Peter Mossey 参与这本书的撰写，他们的参与使得本书内容更加完备。最后，我们要感谢 Kieran Mclaughln 先生专业的矫治器技工操作和活动矫治器应用技术。

我们希望您喜欢这本书，希望我们的努力和内容能够对于您未来使用功能性矫治器有所帮助。

Dr Padhraig Fleming

Professor Robert Lee

目　录

第一章

功能性矫治器治疗的生物学基础

功能性矫治器是一种利用面部肌肉和咀嚼肌来改变个别牙或整个牙弓位置的装置。任何一种引起咬合力以及肌肉活动改变的口腔矫治器都可能产生个别牙或牙弓的位置改善。这些矫治器包括通过干扰或刺激反射性引起下颌位置改变的活动矫治器，以及使用机械装置引导下颌到不同功能位置的固定矫治器。

面部生长

上颌骨的生长方式主要是膜内成骨，同时伴随骨表面改建，上颌骨向下向前移位，生长方向与颅底约成 40° 的夹角[1]。上颌骨的生长方式复杂，并且受上颌骨骨缝变化的影响。上颌骨上表面的骨吸收及其他表面的沉积影响着上颌 – 牙槽骨复合体的位置，在基骨向下向前的生长中，前表面的吸收起到主要作用。在上颌骨下表面即腭部发生骨沉积的同时，上表面也发生着骨吸收，上颌骨向下移位（图 1.1）。

Björk 和 Skieller 的钽元素示踪研究显示：儿童与青少年的下颌骨生长主要是软骨内骨化造成髁突在后上方向长度增加的结果。其他区域下颌骨的生长是表面增生和改建的结果[2]。骨沉积式生长并不发生于颏前部，颏部生长主要表现为横向增长。下颌骨生长还表现为牙槽骨以及肌肉附着部的骨骼改建。下颌支生长主要是升支后部骨增加，伴随下颌支前缘骨的吸收（图 1.2）。

下颌骨不直接与颅骨接触，但髁突头位于颞骨的关节窝中，其位置受到肌肉、韧带以及肌腱的约束。髁突与颞骨之间的滑膜关节被归类为铰链 – 滑动关节，因其同时存在铰链关节和滑动关节的成分，允许下颌骨在行使功能时做开口、移动运动。随着髁突在关节窝内位置的改变，下颌骨的位置也随之改变。

功能性矫治器有望通过生长抑制和生长诱导的联合作用引起上下颌骨位置三维方向的变化。关于面部生长可见 Enlow[1]、Björk 和 Skieller 的研究[2]。

在青春期，下颌骨的多方向增长量多于上颌骨，但是，如果没有积极的正畸干预，生长量差也不能纠正安氏Ⅱ类错𬌗[3]。基于长期的生长发育纵向研究发现，在青春发育期的患者可能出现侧貌的些许改变以及凸面型的减轻[4]，然而这并不是通常所见[5]，且在青春晚期出现骨性侧貌的少许改变[6]。基于 14~20 岁北美高加索人样本，Foley 和 Mamandras[7] 提出安氏Ⅱ类错𬌗畸形的男、女性的下颌骨增长量是

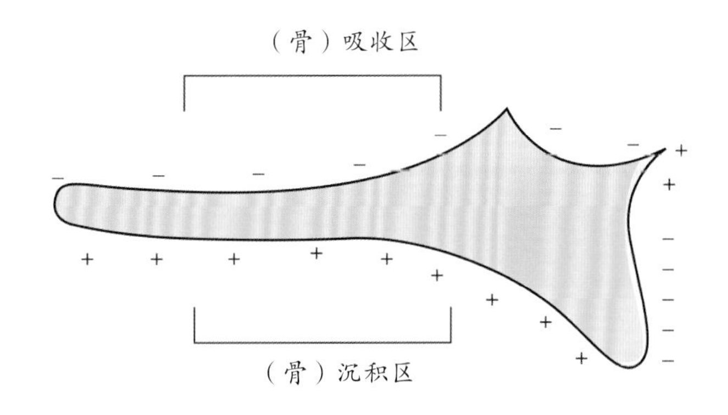

图 1.1 上颌骨上表面骨吸收以及腭表面骨沉积的联合作用引起了上颌骨向下移位

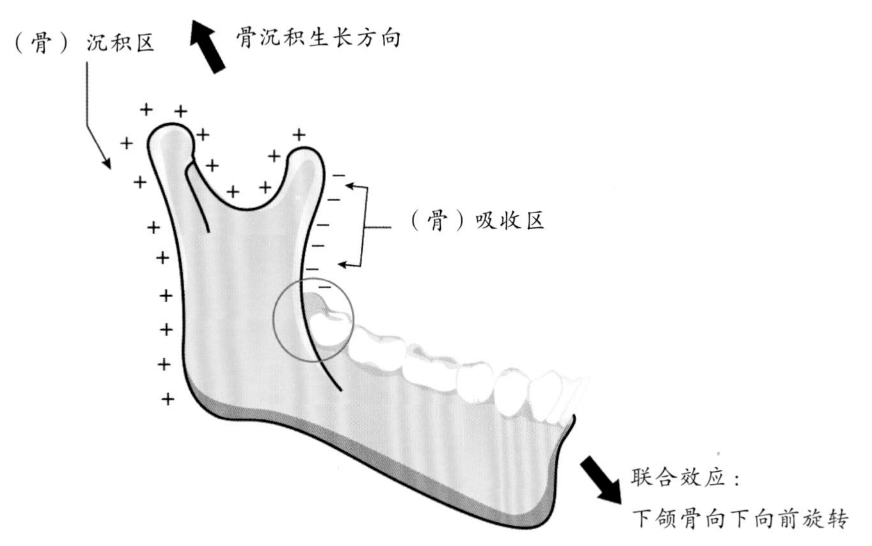

图 1.2　下颌骨的生长通过髁突向后向上生长引起下颌骨向下向前移位。下颌升支前表面骨吸收联合后表面的骨沉积作用导致下颌升支的向前移动

上颌骨两倍。单纯下颌骨长度的增长值得期待，但当其所有方向的生长都超过上颌骨时，上下颌骨增长的百分比差显得不太重要。下颌骨增长包含较大的垂直方向的生长。而上颌骨的生长通常由前鼻棘点（ANS）至后鼻棘点（PNS）间的水平测量来评估。颌间关系的改变与咬合接触关系密切，对未进行正畸治疗的 8~18 岁骨性Ⅱ类及深覆盖患者进行分析，下颌骨虽然较上颌骨多向前生长了 4mm，但由于牙尖交错𬌗，覆盖和咬合直至成年也没有改变[8]。

颅面部生长，特别是上颌骨生长的速度会经历一个青春前期高峰。这个时期之前的生长速度通常较缓慢，尽管女性的颅面生长速度有一个短暂的幼年期高峰。Riolo 等描述[9]，8 岁的男性和女性，下颌体（下颌角点至颏前点）长度的增长速度分别为每年 1.7mm 和 2.5mm。13 岁儿童的数据为 2mm 和 1.8mm。因此，涉及生长改建的治疗，应与最大生长速度时期同步。这听起来相对简单，但配合时间进行治疗的病例也只有部分获得了成功（第四章）。下颌骨的生长速度被认为与身高增长相似，但其实存在较大的变异[10]。

女性 10~13 岁和男性 11~14 岁是被广泛认可的矫治安氏Ⅱ类错𬌗畸形最有效的生长发育时间。然而，研究发现，平均年龄 10 岁开始使用功能性矫治器的儿童组与刚进入青春期（平均年龄 12 岁零 11 个月）[11]开始治疗的儿童组在骨骼改建的相对有效性方面差异不大。此外，较早开始强调髁突增长速度与身高增长相一致的学者——Pancherz 等[12]报道：对骨骼发育成熟的患者使用 Herbst 矫治器，经 MRI 检查证实颞下颌关节发生了有限但确实存在的骨性改变[13]。

功能与颅面部形态

颅面部的生长发育与功能要求相适应，功能的实现需要细胞在更新过程中获得动态平衡[14]。这一理论基于 Van der Klaauw 的研究，后来被美国的解剖学家 Melvin Moss 推广普及[15]。根据生长的功能基质理论，面部生长、最终形态及大小由毗邻的组织和器官决定，特别是感觉、进食、认知以及呼吸等基础功能。Moss 认为重要器官的性质与其下方骨性部分相联系，尤其有两个拥有独立的组织和空间的主要功能部位（脑和面部）。Moss 假设软骨囊基质通过软骨内骨化及膜内骨化扩大并促进骨骼生长，同时来维持功能性空间。他证实分离软组织后骨骼的生长会发生改变，而当软组织存在并包裹着骨骼时可观察到骨骼是正常生长模式。使用 Moss 的理论解释功能性矫治器生长发育改良的机制时，不能很好地解释软组织改变造成的相关联的骨骼生长方向和速度的改变。此外，纠正异常的软组织模式和活动是功能性矫治器治疗设计者的初衷。多数研究者希望能过矫治器来重建正常的功能和发育。另外，在动物模型上，有学者发现改变咀嚼功能以及肌肉负重可显示出对髁突软骨厚度以及软骨母细胞分化的影响[16-17]。

大脑生长以及颅骨发育产生的持续力量决定了颅骨形状的改变，这已经在一些部族中被证实。如南美原住民的颅骨，由于出生不久后就使用绷带束缚头颅，造成了头盖骨形状的明显改变（图 1.3）。虽然脑的全部尺寸仍然被保留，但颅骨的形状明显改变。同样的情况发生在受地方风俗导致长骨的发育受限，如缠足改变了足部骨骼形状。

正畸医生在矫治错殆畸形涉及外貌改变时，希望改变下颌骨相对上颌骨的生长方向。上下颌骨相对位置的改变可有效地矫正矢状向、垂直向、水平向的咬合不协调。在骨性Ⅱ类错殆的成因中，下颌骨相对于上颌骨位置的不协调比颌骨尺寸的影响更大[18-20]（图 1.4）。McNamara 对北美高加索人群进行分析，显示 49% 的骨性Ⅱ类患者的 SNA 角小于 81°。并且，82% 的患者 SNB 角小于 78°[19]。因此，大部分研究及临床矫治主要是改变下颌骨的位置及大小。

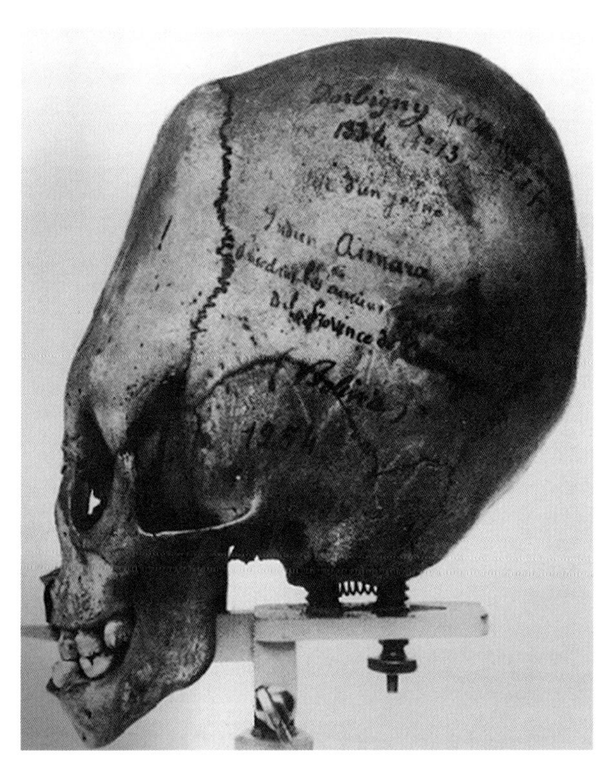

图 1.3　阿塔卡马沙漠中南美女性头颅束缚的一个案例。在婴儿期束缚头颅，其束缚时间相对较短（大约 6 个月），但效果延续到了成年时期

下颌骨处于前伸位时可能导致下颌骨髁突内应力集中。有限元分析显示当佩戴弹性固定式功能性矫治器后髁突内应力会加倍[21]。Gupta 等[22]在研究模型中报道了前伸下颌骨时髁突内拉应力在后上部位累积。拉伸应力同样出现关节窝后方的连接组织内。有假设提出机械（刺激）改变可能使细胞分化增强。近期基于灵长类和啮齿类的随机研究验证了生长改建及功能性矫治的生物学基础。

灵长类动物研究

与长骨原发性骨骺关节软骨的生长不同，髁突软骨是区域适应性生长的继发性软骨。继发性软骨生长在胚胎发育晚期出现，一般认为髁突的软骨化起始于子宫（母体）第 9 周，并且有独特的沉积生长和增殖模式，而原发性软骨是在间隙内生长（见第三章）。一般认为原

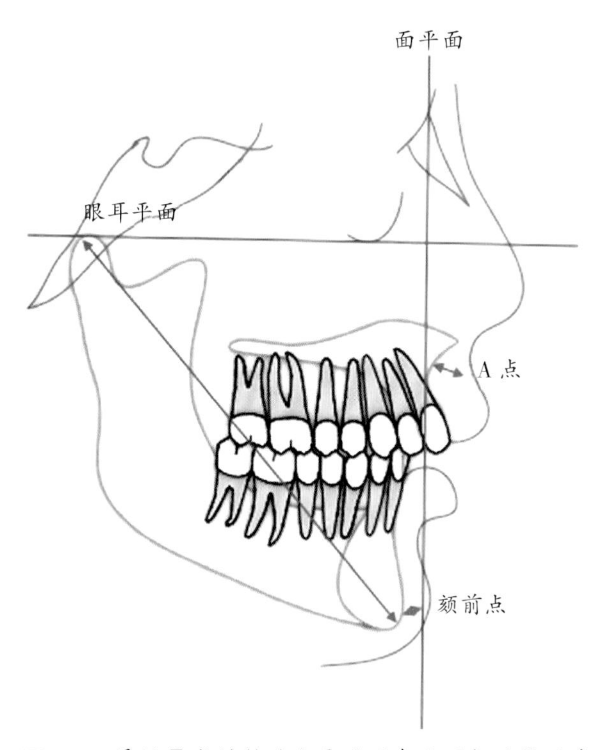

图 1.4　骨性Ⅱ类错殆的主要原因在于下颌后缩而非上颌前突。然而 Burlington、Bolton 和 Ann Arbor 样本分析显示 49% 的骨性Ⅱ类患者的 SNA 角小于 81°。并且，82% 的患者 SNB 角小于 78°[19]。因此，大部分生长改良主要集中在引导下颌骨位置及大小的改变。McNamara 在头影测量分析中使用面平面垂直于眼耳平面[20]

发性软骨应答于系统性生长因素，如激素，而继发性软骨是这些因素的二级反应。在长骨中增生肥大的软骨细胞是柱状排列，而在髁突软骨中软骨细胞的组织结构较为无序；这也许支持髁突软骨应答机械刺激的多方向生长模式。髁突软骨不负担体重，仅承受咀嚼、吞咽和异常机能活动产生的间歇性力量，机械刺激是髁突正常生长的先决条件，诱导软骨细胞和前软骨细胞的特定生化反应。若通过减少咬合接触来减轻下颌骨髁突的负担，可能会形成一个较薄、低密度的髁突软骨层[23]。

通常认为位置的改变可能引起咬合改变，例如，Andreasen 矫治器强调咬合的改变，当头影测量学出现时，学者们怀疑 Andreasen 矫治器是否有引起明显骨改变的能力，提出正畸医生仅局限于改变牙 - 牙槽骨，而颌骨关系恒定的观念[24]。

动物研究外推至人类涉及一系列因素，显得比较困难。在研究下颌骨生长时：不同物种存在本质上不同的生长模式，包括髁突的肌肉附着、关节盘和关节窝形状以及特有的咀嚼方式。通过对恒河猴进行大量的研究来探索与哺乳动物最相似的灵长类动物生长发育的改变情况。这些物种和人类在生长发育模式和速度上存在着可接受的差异。例如恒河猴的骨骼在 3 岁时就已发育成熟。此外，恒河猴新陈代谢的速度大约比人类快 4 倍，相关的细胞更新也比人类显著增快。

Moyers 等[25]对相当于 6 岁人类的恒河猴通过戴咬合夹板造成下颌骨前移位。经过 3 个月的Ⅲ类磨牙关系的过矫正后，形成骨性Ⅲ类关系。抑制了上颌骨在磨牙区域的垂直向生长的同时，增加了上颌结节的生长率。此外，治疗期间出现髁突后上方的加速生长。牙齿的改变有限，下颌磨牙轻微近中移位，而下颌骨的加速生长被证实。

Stöckli 和 Willert[26]研究了处于不同年龄段的恒河猴的髁突和关节窝。对照组 2 只动物和 6 只使用外科夹板的动物相比较，研究组动物的下颌骨前向移位 5mm；髁突有独特的生长模式。髁突被证实有一个外表面，即关节面，最初由纤维软骨形成。关节面下方是居中间层的细胞增殖层，这是软骨对下颌骨前移位的应答区域，产生软骨层的变厚以及细胞数目的增加。第三层是透明软骨层，随着骨化被骨组织代替。下颌骨前向移位的全部效果是骨长度增加。研究组的效果比预想明显。研究组动物的增殖区域扩大了五倍，同时关节窝内也发生了细胞增殖层的扩大。

McNamara 等深入研究了体内含有钽植入物的恒河猴[27–29]，观察到相似的改变，并提出了治疗的时间相关性，这一研究基于翼外肌活动的肌电图监测。观察结果表明，由于软骨是非永久性组织，长时间观察产生额外的骨而不是软骨。这可推断出下颌骨为逐步前移而非一步激活。反复激活翼外肌可造成髁突额外的生长。然而，Sessle 等[30]在仅含 4 个样本的研究中提出，逐渐前移下颌骨（每 10~15 天伸长 1.5~2.0mm）对翼外肌、咬肌以及二腹肌前腹肌肉活动产生的影响，与一步激活肌肉活动的影响无明显差异。

这些研究的局限性在于不可能选择骨性Ⅱ类的动物模型，所以研究组功能治疗产生结果的灵长类动物均为反覆盖、真性骨性Ⅲ类，这些改变引出下颌骨增长的结论。一项包含植入物和肌电的研究，在灵长类动物身上使用 Herbst 矫治器后发生显著的咬合纠正，改变主要是上颌骨生长抑制、下颌骨髁突生长以及关节窝重建的联合结果（70%），其他是牙齿的移位（30%）。尽管动物研究有明显的局限性，但这些发现已经被临床研究多方面证实[32–33]。

其他动物研究

学者们使用啮齿类动物尤其是大鼠也进行了大量有关髁突的研究。人类和大鼠除了明显的形态学差异，也存在重要的生长差异（图 1.5），所得结论推导至人类变得更复杂。例如，以 X 型胶原和毛细血管内皮作为最大下颌骨生长的测量指标。大鼠的生长速度早在 38~56d 就达到了高峰[34]。此外，大鼠的牙槽骨密度比人类牙槽骨密度大，仅有骨板而无骨髓腔；且牙周膜纤维的排列也有差异[35]。虽然，大鼠髁突也有特殊的结构，具有不同的关节盘附着和更大的翼外肌，但是仍可用于评估各种功能性矫治器治疗引起的组织结构改变。Petrovic 等[36–37]发现在表层纤维软骨下方的增殖层内存在前成软骨细胞，在戴用功能性矫治器下颌骨处于前伸位置时，这些前成软骨细胞趋向增殖且总数增加，外科切断翼外肌阻断了这一改变的发生；因此翼外肌被认为是引起髁突额外生长的关键因素。这一发现进一步支持肌肉应被逐步激活，以确保在使用功能性矫治器治疗期间始终能保持额外生长的观念。有人提出，大鼠的翼外肌较灵长类体积更大且更广泛地附着于骨骼上[38]。虽然如此，Petrovic 等在大鼠模型上进行了为期 6 周的研究，下颌骨前移产生时间相关的前成软骨细胞 - 成软骨细胞增厚，伴随下颌支下后缘到髁突的骨沉积[39]。

Rabie 等[40]更深入的体外研究发现髁突内细胞的更多信息，由翼外肌刺激诱导的生化级联反应造成盘后组织血管浸润。同时也提出了关于胶原合成规则细节。他们同时也观察到软骨内Ⅱ型胶原由 *Sox9* 基因调控并最终形成 X 型胶原，X 型胶原是软骨内最早发生骨化的胶原。他们发现在置入研究性矫治器后大约 5 个月发生这种骨化作用。大鼠 5 个月的时间在人类或灵长类动物身上相当于更长的时间。因此这些学者主张增加对翼外肌的刺激以诱导髁突内骨额外生长，在正常发育成熟期产生超出预期的生长。在小鼠模型中 *Sox9* 基因在Ⅱ型和 X 型胶原转化中具有重要的作用[41]，髁突高位切除术后的髁突重建中可发现 *Sox9* 基因的表达上调以及其表达产物。

Rabie 等研究了关节窝发生骨沉积时血管内皮生长因子（VEGF）的表达[42]。发现 VEGF 的表达上调与新骨形成正相关；研究组均发生了 VEGF 表达上调及新骨形成。因此，持续位置改变诱发一系列组织应答，导致血管化增加以及骨骼形成，这个过程可能由某些未明确的生化物质引起。Tang 和 Rabie 使用相似的方法发现了软骨成熟和成骨细胞分化所需的转录因子 Runx2，可调控下颌骨向前生长时软骨内的成骨[43]。使用 SD 大鼠进行的进一步研究发现在 3~30d 随下颌骨生长成纤维细胞生长相关因子（FGF8）的上调[44]。治疗期间在髁突和关节窝内发现细胞增殖和分化，在髁突内发生软骨内骨化关节窝内发生膜内成骨而形成骨沉积。

在兔模型上的研究发现基质金属蛋白酶(MMPs) 的作用，特别是 MMP-1 和 MMP-13 可分解细胞外基质，引发软骨细胞扩增和分化进而发生骨沉积[45]。随下颌前伸发生在关节下腔的 MMP 表达可能受外源性局部控制因子［如转化生长因子 β（TFGβ）和类胰岛素生长因子］的影响。在动物模型上使用外源性激素产生定向的下颌骨生长的机制还有待在人类身上证实。

黏弹性理论

Harvold 发明了一种特殊的肌激动器[45]（图 1.6），它通过在垂直方向增加高度，超过息止𬌗位，拉伸面部肌肉及软组织。这种矫治器由多种理论支持，Harvold 认定下颌骨生长可由这种肌肉被动拉伸引起。因此，这类矫治器被称为肌功能性矫治器。

Woodside 等[47]使用恒河猴评估固定功能性矫治器的作用，发现矫治器激活 7~10mm 的下颌前伸移位，下颌骨长度增加。这主要是关节窝内软骨增殖引起的改变，这种情况在生长发育的青少年比较多见。双𬌗垫矫治器和 Herbst 矫治器作用与弹性拉伸力有关[48]，研究者描述了 3 种生长刺激：位移、黏弹性以及

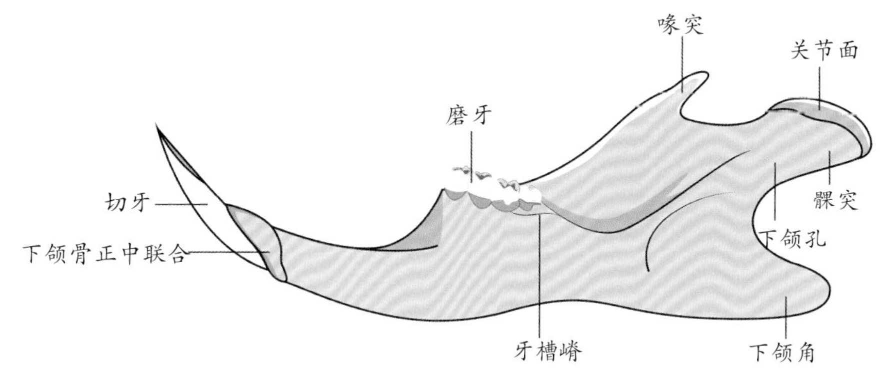

图 1.5　成熟大鼠下颌骨图解。兔和小鼠的下颌骨形态相似，有着较短的下颌升支和相对显著的下颌角

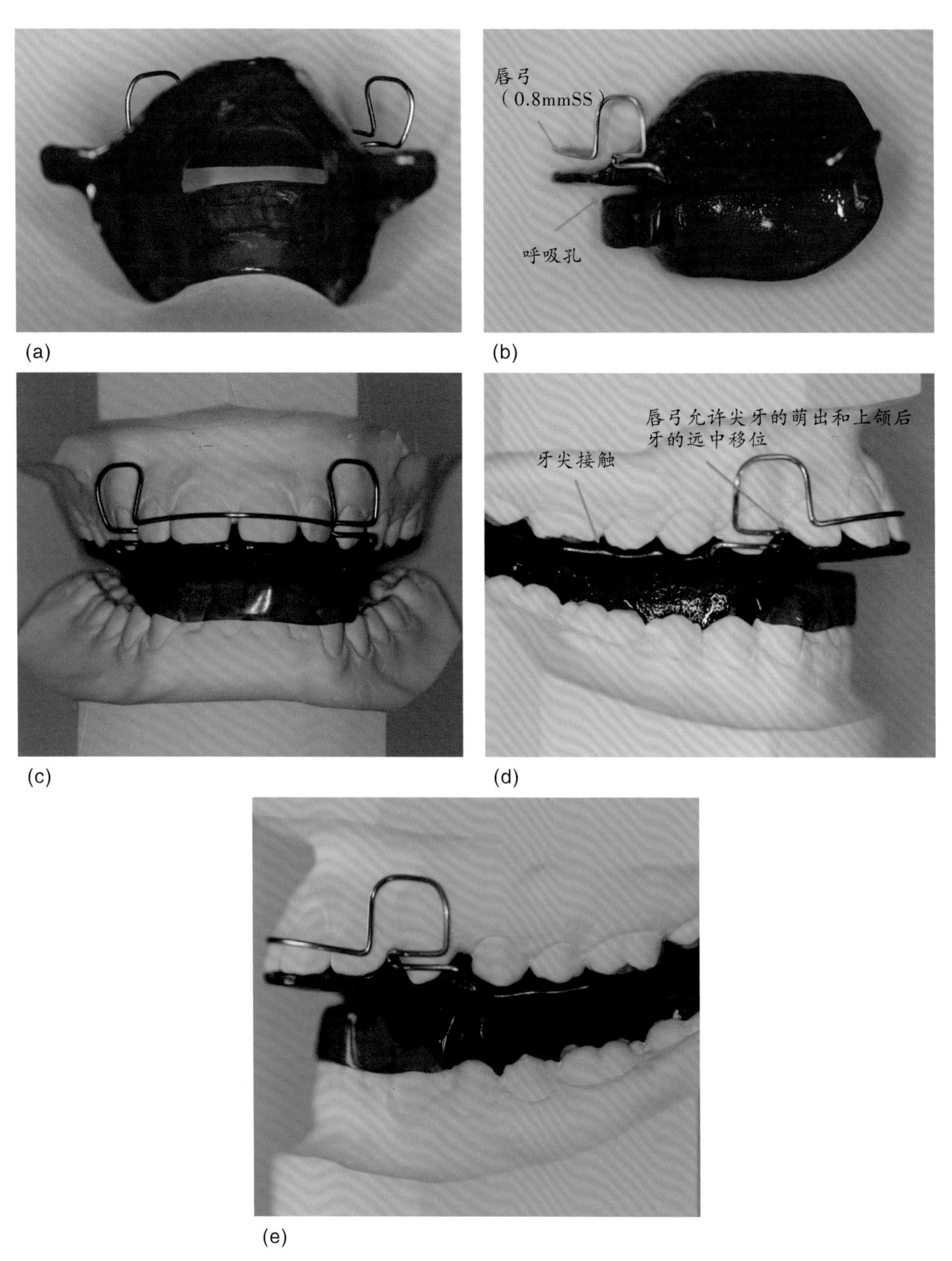

图 1.6 Harvold 肌激动器（a ~ e）。上颌骨内部力量集中于上颌牙列和腭部，力量主要被传导到下颌骨舌面而非下颌牙列上。因此，要取得较好的下牙弓扩展效应就特别要求有充足的舌侧深度。咬合姿势被置于超过息止颌间隙 8 ~ 10mm 而接近于最靠前的位置，这种程度的垂直向开口允许切牙间形成前部的呼吸孔。在制作时，后部区域树脂的广泛去除，可以促进下后牙区域牙齿完全萌出和下牙弓整平，树脂延伸于下切牙唇面来限制下切牙前倾（c）。矫治器预留了磨牙萌出所需的空间，可促进下牙弓整平和覆𬌗减小。应加用一个由 0.8mm 弹性硬不锈钢丝制作的上牙唇弓以保持效果，而在计划关闭上前牙间隙时经常使用一些更细的钢丝。唇弓应允许上尖牙的萌出和远中移动。上颌后部调磨树脂，使得牙尖与上颌树脂垫接触良好，这样可以限制上后牙的远中移动（d,e）。这些要点经常在制作阶段完成，无须椅旁修改。基托的上前部分应扩展上切牙的切缘来进行三维方向控制，同时在切牙的舌侧基托处提供了一个缓冲区利于切牙压低无内收

髁突到关节窝的力，这种模式称为生长假说。Voudouris 等[31, 49]对恒河猴应用 Herbst 矫治器进行了更深入的研究，发现伴随着肌肉电活性减弱，关节窝和髁突额外生长的证据。这些研究者提出在接受治疗的 18 周内并不能完全从软骨转化为骨。若过早停止引导位的咬合则很可能造成矢状向的复发。在人类身上可发生类似的情况，但由于人类青春期更长以及生长发育速度更慢，因此这一改变所需的时间更长，矫治器佩戴的时间也要更长。Voudouris 报道关节窝和髁突内的新骨形成与年龄有关，并且与咀嚼肌群姿势活动减退相联系，这些咀嚼肌包括翼外肌、咬肌以及二腹肌前腹[49]。

治疗持续时间

全天戴用的固定及活动功能性矫治器通常在 6 个月内矫正覆盖及磨牙关系，但在去除矫治器后会发生复发[50–51]。Chayanupatkul 等[52]报道了在大鼠的研究中，早期去除功能性矫治器和长时间戴用矫治器组织学上的改变。在接受治疗的 5~7 个月，髁突内的Ⅲ型胶原并不能完全被新骨替代。Ⅲ型胶原不稳定在功能运动和咀嚼时形成紧急型骨。学者建议治疗时间应延长至两倍以确保髁突内新骨已经完全形成。在临床中，建议治疗时间至少在 1 年左右以确保髁突及关节窝内骨沉积完成。

上颌骨的生长抑制

所有用于矫治Ⅱ类错𬌗畸形的功能性矫治器均刺激咀嚼肌、面肌或者拉伸软组织，传导力量至上颌牙列和上颌骨。McNamara 等学者的早期动物研究通过全天戴用功能性矫治器抑制上颌骨生长[29]。同时发现与生长抑制相关的𬌗平面前上方倾斜。在临床研究中，通过头影测量发现佩戴功能性矫治器与未佩戴组相比，上颌骨的前向生长减弱。许多研究报道了发生于关节窝内的重建以及相关改变[48, 50, 53–54]。临床医生设计矫治器以训练下颌骨达到前伸位置并防止上下牙列移位[55–57]。但头影测量证实，上下颌切牙不可避免地会发生一定程度的移位，颌骨前移减少。抑制上颌骨垂直向生长，限制下颌骨向下后旋转，促进下颌骨更多地在水平方向生长。高角型病例可辅助使用口外弓，例如欧洲使用的 Teusxher 和 Beek 矫治器，使用高达 1kg 的力量，这个力量通过上颌骨阻力中心，阻力中心位于上颌牙列的前磨牙根尖区或上颌骨颧上颌缝的后上方[58–59]。然而，这些矫治器在控制垂直向生长方面产生的影响仍不十分清楚。

小　结

功能性矫治器的应用于矫治安氏Ⅱ类错𬌗已经超过一个世纪之久。功能性矫治器的共同之处是：利用下颌骨的前伸位置来传递与下颌骨相接触的肌肉和软组织的力量，诱导正常的咬合关系。矫治器的设计向更小体积或可结合固定矫治器的方向发展，旨在提高患者依从性，使患者能更长时间地戴用矫治器。

动物研究表明稳定的组织学改变可导致下颌骨长度的增长。然而，由于人类与动物在生化改变速度及颅骨发育持续时间方面存在差异，功能性矫治器在临床治疗中并不能期待和研究动物有相同程度的改变。在动物研究和临床治疗研究中，研究者坚持功能性矫治器可以产生骨性改变，但逐渐增多的学者认为最主要是牙槽骨的改变及髁突生长的短期改变。髁突生长导致下颌骨的长度增长很有可能是矫治骨Ⅱ类错𬌗畸形的原因，下颌生长量超过上颌骨，前下面高增加。

参考文献

[1] Enlow DH. Facial growth. Philadelphia, PA: WB Saunders, 1990.
[2] Björk A, Skieller V. Normal and abnormal growth of the mandible. A synthesis of longitudinal cephalometric implant studies over a period of 25 years. Eur J Orthod, 1983, 5: 1-46.
[3] Lux CJ, Burden D, Conradt C, Komposch G. Age-related changes in sagittal relationship between the maxilla and mandible. Eur J Orthod, 2005, 27: 568-578.
[4] Lande MJ. Growth behavior of the human bony facial profile as revealed by serial cephalometric

roentgenology 1. Angle Orthod, 1952, 22: 78-90.

[5] Stahl F, Baccetti T, Franchi L, et al. Longitudinal growth changes in untreated subjects with Class Ⅱ Division 1 malocclu-sion. Am J Orthod Dentofacial Orthop, 2008, 134: 125-137.

[6] Baccetti T, Stahl F, McNamara JA Jr. Dentofacial growth changes in subjects with untreated Class Ⅱ malocclusion from late puberty through young adulthood. Am J Orthod Dentofacial Orthop, 2009, 135: 148-154.

[7] Foley TF, Mamandras AH. Facial growth in females 14 to 20 years of age. Am J Orthod Dentofacial Orthop, 1992, 101: 248-254.

[8] You ZH, Fishman LS, Rosenblum RE, Subtelny JD. Dentoalveolar changes related to mandibular forward growth in untreated Class Ⅱ persons. Am J Orthod Dentofacial Orthop, 2001, 120: 598-607.

[9] Riolo ML, Moyers RE, McNamara JA, et al. An atlas of craniofacial growth. Ann Arbor, MI: Center for Human Growth and Development, University of Michigan, 1974, 14-21.

[10] Woodside DG//Salzmann JA, ed. Orthodontics in daily practice. Philadelphia, PA: JB Lippincott, 1974.

[11] Baccetti T, Franchi L, Toth LR, et al. Treatment timing for Twin-block therapy. Am J Orthod Dentofacial Orthop, 2000, 118: 159-170.

[12] Pancherz H, Hägg U. Dentofacial orthopedics in relation to somatic maturation. An analysis of 70 consecutive cases treated with the Herbst appliance. Am J Orthod, 1985, 88: 273-287.

[13] Ruf S, Pancherz H. Herbst/multibracket appliance treatment of Class Ⅱ division 1 malocclusions in early and late adulthood. A prospective cephalometric study of consecutively treated subjects. Eur J Orthod, 2006, 28: 352-360.

[14] Bouvier M. Effects of age on the ability of the rat temporomandibular joint to respond to changing functional demands. J Dent Res,1988, 67: 1206v12.

[15] Moss ML, Rankow RM. The role of the functional matrix in mandibular growth. Angle Ortho, 1968, 38: 95-103.

[16] Hichijo N, Kawai N, Mori H, et al. Effects of the masticatory demand on the rat mandibular development. J Oral Rehab, 2014, 41: 581-587.

[17] Hichijo N, Tanaka E, Kawai N, et al. Effects of decreased occlusal loading during growth on the mandibular bone characteristics. PLoS ONE, 2015, 10: e0129290.

[18] Moyers RE, Riolo ML, Guire KE, et al. Differential diagnosis of Class Ⅱ malocclusions: Part 1. Facial types associated with Class Ⅱ malocclusions. Am J Orthod, 1980, 78: 477-94.

[19] McNamara JA Jr. Components of Class Ⅱ malocclusion in children 8-10 years of age. Angle Orthod, 1981, 51: 177-202.

[20] McNamara JA Jr. A method of cephaloemtric evaluation. Am J Orthod, 1984, 86: 449-69.

[21] Chaudhry A, Sidhu MS, Chaudhary G, et al. Evaluation of stress changes in the mandible with a fixed functional appliance: A finite element study. Am J Orthod Dentofacial Orthop, 2015, 147: 226-234.

[22] Gupta A, Kohli VS, Hazarey PV, et al. Stress distribution in the temporomandibular joint after mandibular protraction: A 3-dimensional finite element method study. Part 1. Am J Orthod Dentofacial Orthop, 2009, 135: 737-748.

[23] Basdra EK, Huber LA, Komposch G, Papavassiliou AG. Mechanical loading triggers specific biochemical responses in mandibular condylar chondrocytes. Biochim Biophys Acta, 1994, 1222: 315-322.

[24] Brodie AG, Downs WB, Goldstein A, et al. Cephalometric appraisal of orthodontic results: A preliminary report. Angle Orthod, 1938, 8: 261-265.

[25] Moyers RE, Elgoyhen JC, Riolo ML, et al. Experimental production of Class 3 in rhesus monkeys. Rep Congr Eur Orthod Soc, 1970, 46: 61-75.

[26] Stöckli, PW, Willert HG. Tissue reactions in the temporomandibular joint resulting from anterior displacement of the mandible in the monkey. Am J Orthod, 1971, 60: 142-155.

[27] McNamara JA, Carlson DS. Quantitative analysis of temporomandibular joint adaptations to protrusive function. Am J Orthod, 1979, 76: 593-611.

[28] McNamara JA. Functional determinants of craniofacial size and shape. Eur J Orthod,

1980, 2: 131-159.

[29] McNamara JA. Neuromuscular and skeletal adaptations to altered function in the orofacial region. Am J Orthod, 1973, 64: 578-606.

[30] Sessle BJ, Woodside DG, Bourque P, et al. Effect of functional appliances on jaw muscle activity. Am J Orthod Dentofacial Orthop, 1990, 98: 222-230.

[31] Voudouris JC, Woodside DG, Altuna G, et al. Condyle-fossa modifications and muscle interactions during Herbst treatment, Part 2. Results and conclusions. Am J Orthod Dentofacial Orthop, 2003, 124: 13-29.

[32] Bishara SE, Ziaja RR. Functional appliances: A review. Am J Orthod Dentofacial Orthop, 1989, 95: 250-258.

[33] O'Brien K, Wright J, Conboy F, et al. Effectiveness of early orthodontic treatment with the Twin-block appliance: A multicenter, randomized, controlled trial. Part 1: Dental and skeletal effects. Am J Orthod Dentofacial Orthop, 2003, 124: 234-243.

[34] Shen G, Hägg U, Rabie AB, et al. Identification of temporal pattern of mandibular condylar growth: A molecular and biochemical experiment. Orthod Craniofac Res, 2005, 8: 114-122.

[35] Ren Y, Maltha JC, Kuijpers-Jagtman AM. The rat as a model for orthodontic tooth movement: A critical review and a proposed solution. Eur J Orthod, 2004, 26: 483-490.

[36] Petrovic A, Stutzmann J, Lavergne J. Mechanism of craniofacial growth and modus operandi of functional appliances: A cell-level and cybernetic approach to orthodontic decision making//Carlson DS, ed. Craniofacial growth theory and orthodontic treatment. Craniofacial Growth Series. Ann Arbor, MI: Center for Human Growth and Development, University of Michigan, 1990（4）: 13-74.

[37] Petrovic AG, Stutzmann JJ, Oudet CL. Control processes in the postnatal growth of the condylar cartilage of the mandible//McNamara JA Jr, ed. Determinants of mandibular form and growth. Craniofacial Growth Series. Ann Arbor, MI: Center for Human Growth and Development, University of Michigan, 1975（4）: 101-153.

第二章
功能性矫治器的发展

功能性矫治器与固定矫治器同步发展，后者由早期的活动矫治器发展而来，主要为扩展牙弓而设计[1]。生长改良的生物学基础由德国的动物学家 Wilhelm Roux 提出，他推断骨骼改建机制是一种“定量自我调节机制”[2]。Roux 提出，骨骼发育受营养和功能刺激的影响。环境的改变，包括颌骨位置的改变都可能对骨骼改良产生影响。

20 世纪早期，矫治器的设计有了阶段性的进步。1928 年，Angle 发明了方丝弓矫治器，该矫治器当时被称为“最新、最好的矫治器”[3]。然而，固定矫治器引起的是牙周韧带的改变，功能性矫治器引起更明显的牙颌部改变。功能性矫治器起源于 20 世纪的欧洲，尽管最早提出面部矫形观念的是美国学者，而美国的正畸医生受到 Angle 的影响主要关注固定矫治器，在使用 X 线头影测量之前，正畸医生有一种普遍的误解——使用固定矫治器联合橡皮圈牵引可以有效地产生骨骼改变。

在 20 世纪前半叶，欧洲的贵金属供应短缺，在牙科使用的贵金属合金在德国禁用。由于当时的固定矫治器严重依赖于贵金属，在欧洲固定矫治器的使用大量缩减。此外，在那个时期大多数正畸医生并非专科医生；当时在人群中改善错聆畸形并未追求完美。在这种背景下，功能性矫治器是一种有吸引力且价低、有效率的解决方案。

最早的功能性矫治器是 Norman Kingsley 于 1880 年在纽约设计的咬合跳跃式导板矫治器[4]。这种矫治器由一系列结扎丝穿过相邻牙齿与一块硬橡胶板固定，下颌骨在咬合时向前移位，类似于斜面导板，是一种在欧洲普遍认可的矫治器设计。Kingsley 很早就为口外弓的应用做出了贡献[5]。即使关注固定矫治器的 Edward Angle，也通过改进磨牙带环，增加内锁环，使带环有助于下颌骨前移纠正Ⅱ类错聆。

巴黎的 Pierre Robin 被誉为第一位成功将单聆垫矫治器用于舌后坠综合征患者进行矫形的临床医生。舌后坠综合征患者有以下表现：严重的下颌后缩、增殖腺样面容以及腭盖高拱，这种矫治器作用于下颌骨推下颌前伸。单聆垫矫治器有明显的舌侧隆起以增加在上下颌牙齿舌面上的固位力，位于腭部的扩弓簧用以扩展上颌骨。治疗中要求闭唇和戴矫治器，身体和心理同期治疗。矫治器能刺激肌肉的活动，Angle 的学生 Alfred Rogers 强调肌肉刺激对矫正错聆畸形以及牙 - 面畸形的重要性，他提倡通过头颈部及面部肌肉的训练来辅助纠正错聆畸形[6-7]，他的理论已经被使用超过 100 年的时间。

肌激动器

Andresen 在 1908 年于挪威设计了一种活动矫治器，通常被称为 Andresen-Häupl 矫治器。Andresen 是一位口腔全科医生，偶然发现他的女儿佩戴了一种保持正畸后效果的硬橡胶活动矫治器造成了下颌骨 3~4mm 的向前移动，经过几个月的夜间佩戴，矢状方向的咬合发生了改变，这一结果启发 Andresen 去探索可能有下颌前移作用的矫治器。

最初的 Andresen 矫治器很坚硬且固位不严，是一种笨重的矫治器，树脂基托覆盖上腭部及上下牙弓。基托上有相应的凹槽以引导下牙的近中倾斜和上后牙的远中倾斜。这种矫治器使下颌骨保持在前伸位置上或使下颌骨咬合时处于前伸位置上。矫治器的本质使患者的下颌骨无法处于原本的后缩位置上，而是位于较正常的前伸位置，减轻覆盖、改善下颌骨位置。矫治器固位要求不严格是基于一个前提：由于其固位不严，刺激肌肉活动来对抗其脱位（下落）的趋势，它能激动下颌骨在前伸位置上咬合，诱导肌活动产生力，从而改变口面肌作用于牙、舌上的力的性质。理论上，患者可间歇性地咬合在前伸位置上，促进下颌骨更为正常地发育。由于下颌骨前移的改变，舌体保持在一个更前的位置上，拓宽了气道。Andresen 认为增加肌活动可导致舌肌增长且提高了预期稳定性。专业术语“肌激动器”由此而来，随后出现了许多这种矫治器的改良型（图 2.1）。

由于 Andresen 矫治器是活动矫治器，最初只适用于部分患者。Andresen 医生也是正畸拔牙矫治的支持者，而当时流行的是 Angel 主张的不拔牙矫治理论。此外，当 Angel 提出基于理想殆的错殆畸形治疗方案时，Andresen 提议基于个体的变化，在实例中可选择妥协的方案。Andresen 与其同事，奥斯陆大学的 Karl Häupl 合作发展并普及他们的矫治方法，这一体系被称为“挪威体系”。他们合作出版了关于功能性颌骨矫形的书籍，使其理论系统得到

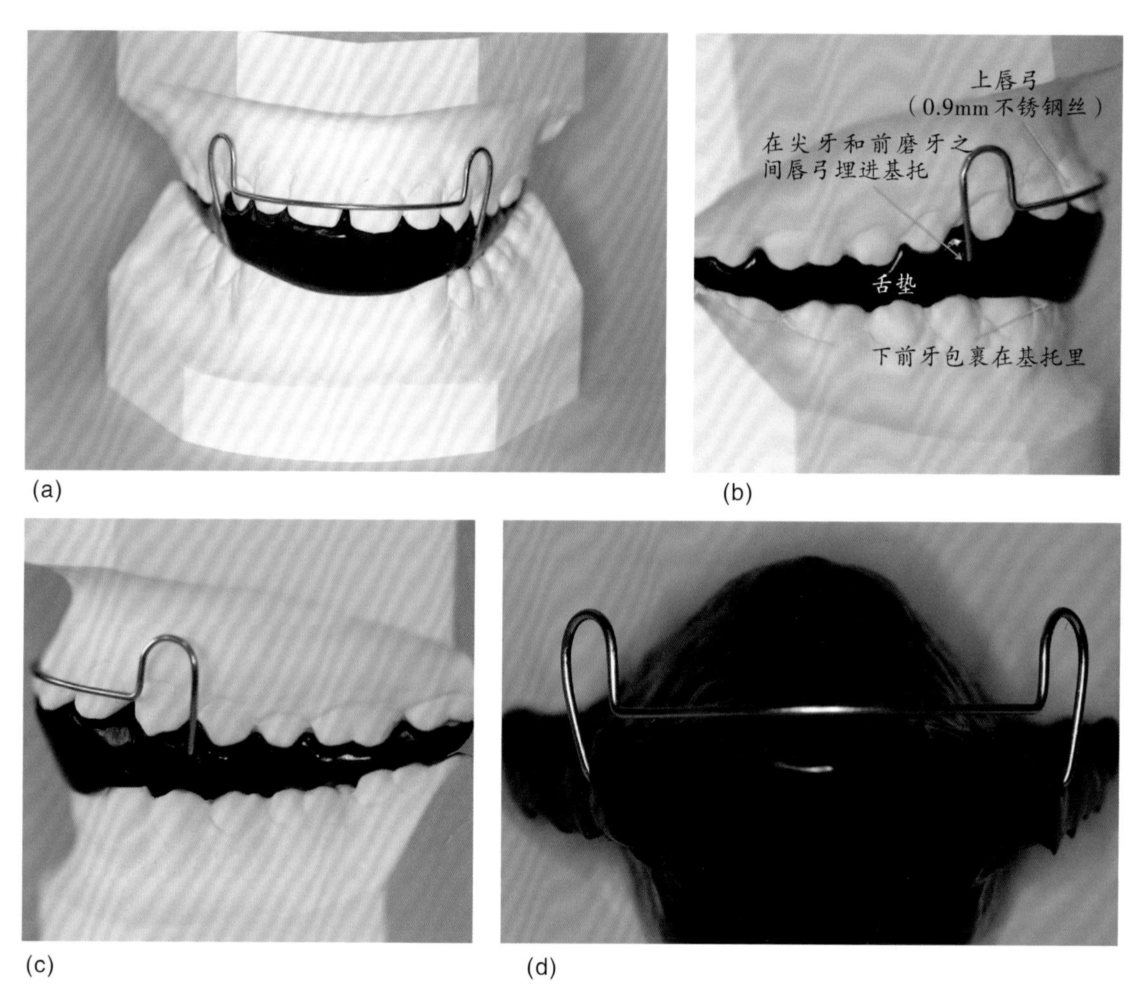

图 2.1 Andresen 肌激动器（a~d）。Andresen 相信他设计的被动性矫治器可对肌肉以及相关活动产生影响，引起生物应力增加。此矫治器包含金属丝，早期设计包含一个 M 形弹簧，这并非现今矫治器的典型特征。矫治器中包含一个上唇弓，上唇弓包含一个 U 形曲以控制上尖牙的位置。唇弓产生有效的被动就位并由 0.9mm 弹性硬不锈钢丝弯制而成。金属丝由后方于尖牙远中的殆垫中伸出，跃过上颌尖牙以及前磨牙间咬合水平。唇弓的末端与上颌牙列不接触。下前牙包在基托中。矫治器通常会造成下切牙唇倾，导致下后牙间出现间隙。Fränkel 与其他学者尝试限制施加在下前牙的力量以减轻唇倾。后部区广泛的功能性调磨是 Andresen 肌激动器的典型特征，包括上颌前牙区，后腭部区域都覆盖基托。这种设计是为了在患者持续咬矫治器时产生“咬合推力”。后部殆垫的正确调磨可促进上后牙远中向及横移动；在椅旁定向调磨牙齿远中侧面使上前磨牙及磨牙近中部分贴合，产生牙齿远中移动的作用。前腭部区域的矫治器修改了前牙后的组织面。间隙的产生允许上颌前牙的向后移动，是上唇弓和软组织的活动的结果。下半部分的后部殆垫切割平面仅仅存在于垂直板上，确保它们不会对下颌后部的垂直发育形成干扰。下半部分殆垫的正确调磨也阻止了功能矫治期间出现不期望的下后牙舌倾

了更广泛地应用。关于此类矫治器作用模式的反对意见一直存在，Selmer-Olsen[8]提出有必要在张口更大的位置记录咬合，他认为拉伸内部软组织比下颌骨向前咬合作用更重要。虽然如此，由于肌激动器有一些公认的优势而一直在使用[5]，例如：由于其被动就位，可在乳牙列、早期或晚期混合牙列中进行早期矫治；提供了延长复诊间隔时间的可能性；仅夜间戴用降低了对患者依从性的要求；消除异常习惯的可能性，消除口呼吸及舌习惯。虽然，肌激动器不能像固定矫治器那样治疗牙列拥挤，但固定矫治器可能造成医源性损害，Oppenheim 首先提及固定矫治器带来的医源性损害，鉴于其安全性，Häupl 不赞成使用固定矫治器[9]。

Bionator 矫治器（生物调节器）

肌激动器戴用时间越长越好，但其固有体积让它无法在白天使用，同时它也占用舌的空间。Bimler 矫治器精简设计使矫治器白天也可以戴[10]，其上、下颌组件由金属丝连接在一起，促使下颌向前的效果递增。Wilhelm Balters[1]简化肌激动器结构，缩小体积，它被称为 Bionator 矫治器（图 2.2）。此后，减小体积的肌激动器都称为生物调节器。

这类矫治器应用于纠正下颌后缩的安氏Ⅱ类错𬌗畸形，并且是间断戴用。一体式矫治器的上颌组件在上颌中缝处有一个扩弓簧；但是，腭中缝扩展十分困难。临床应用发现，矫治器戴用足够时间可以有效地纠正咬合。20 世纪后期，患者随机分组和严格执行治疗方案的临床研究并不普遍。近年以前，仅有少数医生认可这类矫治器对骨骼产生的影响大于牙齿。不过，这类矫治器在欧洲和美国均有应用。

功能调节器

德国的 Dr Rolf Fränkel[12]医生设计了一种精细的矫治器。患者戴用矫治器后，实现了较明显的咬合改变和面貌改善，这类矫治器被称作功能调节器（FR）。这种矫治器的第Ⅰ型，即 FR Ⅰ，用于牙列不齐的安氏Ⅱ类错𬌗畸形；FR Ⅱ（图 2.3 和 2.4）用于深覆𬌗或深覆盖；FR Ⅲ用于纠正安氏Ⅲ类错𬌗畸形；FR Ⅳ用于纠正前牙开𬌗。

功能调节器有着十分独特的构造，对软组织有较强的牵拉力，被称作软组织牵拉矫治器。该矫治器改变软组织的活动，主要是肌肉组织活性，如Ⅱ类错𬌗中的下颌骨上的颏肌和Ⅱ、Ⅲ类错𬌗中的颊部肌群和颊肌的活动。由肌肉组织活动的改变来建立正常的唇颊舌肌功能和休息位。同时通过言语和表情训练来促进这些肌肉的正常活动。下颌骨预设适当位置，所有表情和吞咽活动都经 FR 矫治器引导进行。FR 并未对牙列施加直接作用力来纠正错𬌗畸形，而是通过改变软组织压力来诱导牙齿的移动。舌体对牙弓施加压力扩展上颌牙弓，而颊屏去除了颊部肌肉组织对牙列的作用。上颌切牙的移动归因于：唇挡使下唇离开上颌切牙，去除对上颌切牙的推力。Fränkel 功能机制学说设计了矫治器。基于 Van der Klaauw 提出的，Moss 推广[13]的功能性治疗目的在于：利用矫治器代替（软组织）重新确立生理空间，纠正神经肌肉的异常活动和压力。

FR 矫治器对患者的配合、设计制作的技术及案例选择有特别的要求。这类矫治器的优势在于它可以应用于恒牙萌出之前，在合适的患者中可引起非常明显的外貌改变。虽然一些矫治器所基于的原则如今已经不被接受，也大多被其他矫治器取代，但 Fränkel 也仍被继续使用。在英国，功能调节器和肌激动器大多被双𬌗垫矫治器取代。然而在美国，肌激动器应用于安氏Ⅱ类错𬌗畸形的早期矫治却十分常见和被广泛接受，它不依赖于恒牙来固位。在过去的 20 年间，固定的功能性矫治器，特别是 Herbst 矫治器应用于混合牙列晚期和恒牙列早期矫治在美国十分流行。对于青少年，使用固定的功能性矫治器后，推荐使用肌激动器或 Bionator 矫治器夜间戴用保持效果，直至完全建立牙尖交错𬌗。

Twin Block 矫治器

在功能调节器之后，苏格兰的 Clark[14]医生设计了一种矫治器体系可使下颌骨的位置前移矫治Ⅱ类错𬌗，其矫治原理与肌激动器和 FR 相似。这是一种双组件矫治器，允许患

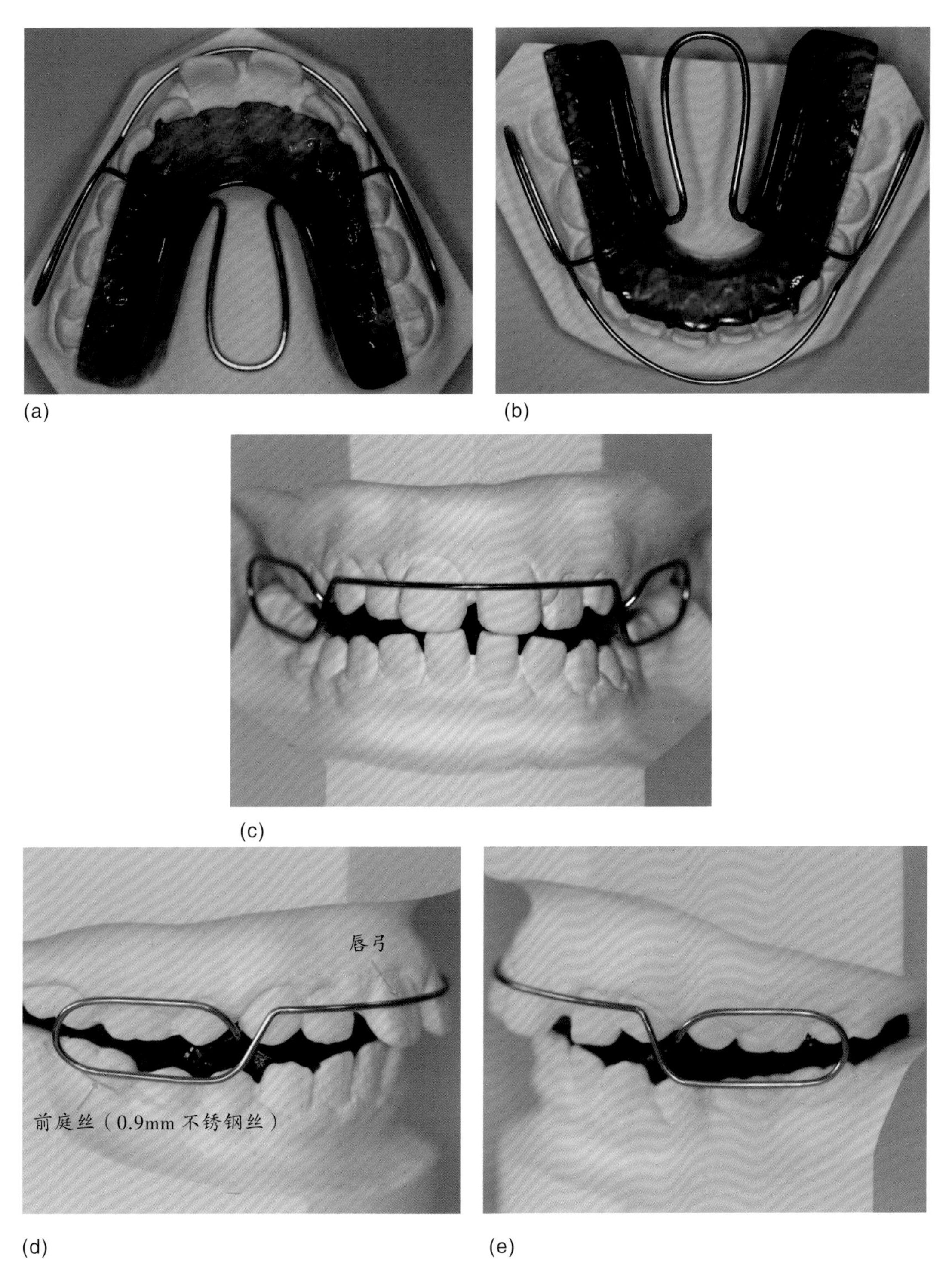

图 2.2　生物调节器（a~e）。Balters 认为正常的软组织形态和活动对于外貌和颌骨的关系具有重要的作用。他强调软组织功能训练，包括增强唇闭合、舌位置和功能，他曾发表论文提出消除异常的软组织形态和活动，“自我治愈”错殆畸形。通过咬合定位使下颌前移，动态口腔增大增强呼吸和语言功能，对于舌体可增加血液和淋巴循环。矫治器由前庭弓、腭弓和基托组成。咬合关系定位在前牙切对切的位置。唇弓有上唇训练的作用，通过刺激唇闭合增强。Blaters 建议每天带用 20~22h，矫治器体积减小可能降低矫治器的口腔功能训练作用。矫治器在吃饭、刷牙、运动和吹奏乐器时取下来。前庭丝使用 0.9mm 不锈钢丝，腭部链接丝使用 1.2mm 不锈钢丝弯制。前庭丝向后延伸不超过上颌第一磨牙的中央颊沟，上下前庭丝之间距离 1cm，不接触牙齿和压迫颊黏膜。唇部和颊部的弓丝都应留出足够的空间来避免组织压迫

者在进餐时戴用。它现在被称为 Clark 双秴垫矫治器，它在英国得到了最广泛地应用[15]。由于它稳定有效地纠正了咬合，它在别的地区也有应用并且在一些临床研究中成为热点。

原始的矫治器包括两个较浅的秴垫，上下秴垫间成 45° 角，一个唇弓以及一个连接下秴垫与面弓的装置，在患者睡眠，通过此装置进行面弓牵引达到Ⅱ类牵引的效果。Clark[16]之后改进矫治器的设计，他加深了秴垫的深度，矫治器上下颌秴垫间成 70° 角；同时不再使用唇弓（见第五章）。

双秴垫矫治器的主要局限性在于：在混合牙列上难以固位，使用固定矫治器治疗的复杂病例中，双秴垫矫治器难以安置在合适的位置。改良的双秴垫矫治器已经解决了后一个问题，同时也降低了在矫治Ⅱ类错秴畸形时对患者依从性的要求[17-18]。

对于双秴垫矫治器[19-20]研究显示其对颏部的位置前移仅有非常有限的作用，而对面部垂直向的增长（面高增长）有着稳定的效果。改良版的双秴垫矫治器缩小了矫治器的体积使其易于戴用，然而由于其允许患者在下颌休息位时上下秴垫相互不接触，临床效果也同时变差[21-22]。

有人尝试设计一种不会造成面部垂直向增长的功能性矫治器[23-24]。使用口外弓来限制患者面部垂直向增长和后牙萌出。这样，对患者依从性要求更高，这类矫治器抑制上颌骨垂直向生长的效果尚缺乏确定的证据。Bass 矫形力矫治器及其 Bass Dynamax 在限制面部垂直向增长的同时允许使用固定矫治器，特别是对下颌牙弓来说[25-26]。Dynamax 包含下颌固定组件和上颌活动组件，上颌组件体积小且有一根垂直丝伸出来导引固定的下颌舌弓。这种矫治器垂直向的改变较少，但同时相对于其他矫治器[27]，其矫治Ⅱ类错秴畸形的有效性较低，并且对制造工艺要求较高[28]。

固定的功能性矫治器

这类矫治器有以下优点：对患者的依从性要求较低，为临床医生同期进行固定矫治提供可能。由于患者不能自行将矫治器摘下，矫治器得以 24h 持续发挥作用。但矫治器也受到咀嚼力的作用，疲劳断裂的风险提高。

Herbst 矫治器

Herbst 矫治器由 Herbst[29]于 1905 年提出。它由固定的上下颌夹板装置和相互连接的伸缩装置 – 活塞组成使下颌前移。它最初用于生长改建、治疗颞下颌关节紊乱病和下颌骨骨折。20 世纪 70 年代以后，德国医生 Pancherz 及其合作者将此装置作为矫治器而普遍使用[30]。

Pancherz[30]报道了 Herbst 矫治器在混合牙列及早期恒牙列中与固定矫治器的联合使用。大量临床案例表明，Herbst 矫治器与固定矫治器结合使用对颌骨改建的效果稳定。尽管 Herbst 矫治器已相当稳固，但仍存在断裂的可能，尤其是连接部分在咀嚼中进行前后及侧向运动时易折断。Pancherz 随后主张在成人中应用 Herbst 矫治器，作为打开咬合建立正常的覆秴关系和磨牙关系的一种装置。Herbst 矫治器的设计并未在根本上有所改变，Pancherz 的研究阐述了该矫治器的远期治疗效果及面部生长促进效果[31]，如今 Herbst 矫治器使用已经 70 年，在美国和部分欧洲地区，Herbst 矫治器仍是最为流行的功能性矫治器[32]。

固定型下颌骨前移矫治器

鉴于正畸医生的建议，许多厂商设计出了体积小、易于侧向运动的固定功能性矫治器，这类矫治器不需要技工制作。最近 20 年中生产出了许多这样的矫治器[33]。近 30 年来矫治器的发展越来越多的依赖于固定矫治器设计，特别是预调节的方丝弓系统[34]，这些设计理念源于这样一个观点：功能性矫治器并不能造成远期有效的骨改变。

促进下颌骨向前的固定型矫治器对咬合改建有帮助，但尚未显示引起生长改变。与 Herbst 矫治器相似，它有断裂的可能，但有效地引起了磨牙咬合关系的快速改变。固定功能性矫治器具有改变牙列前后向关系的优点，矫治效果与患者有依从性好有关。近些年，还有同类型地矫治器不断地被设计和生产（见第七章）。

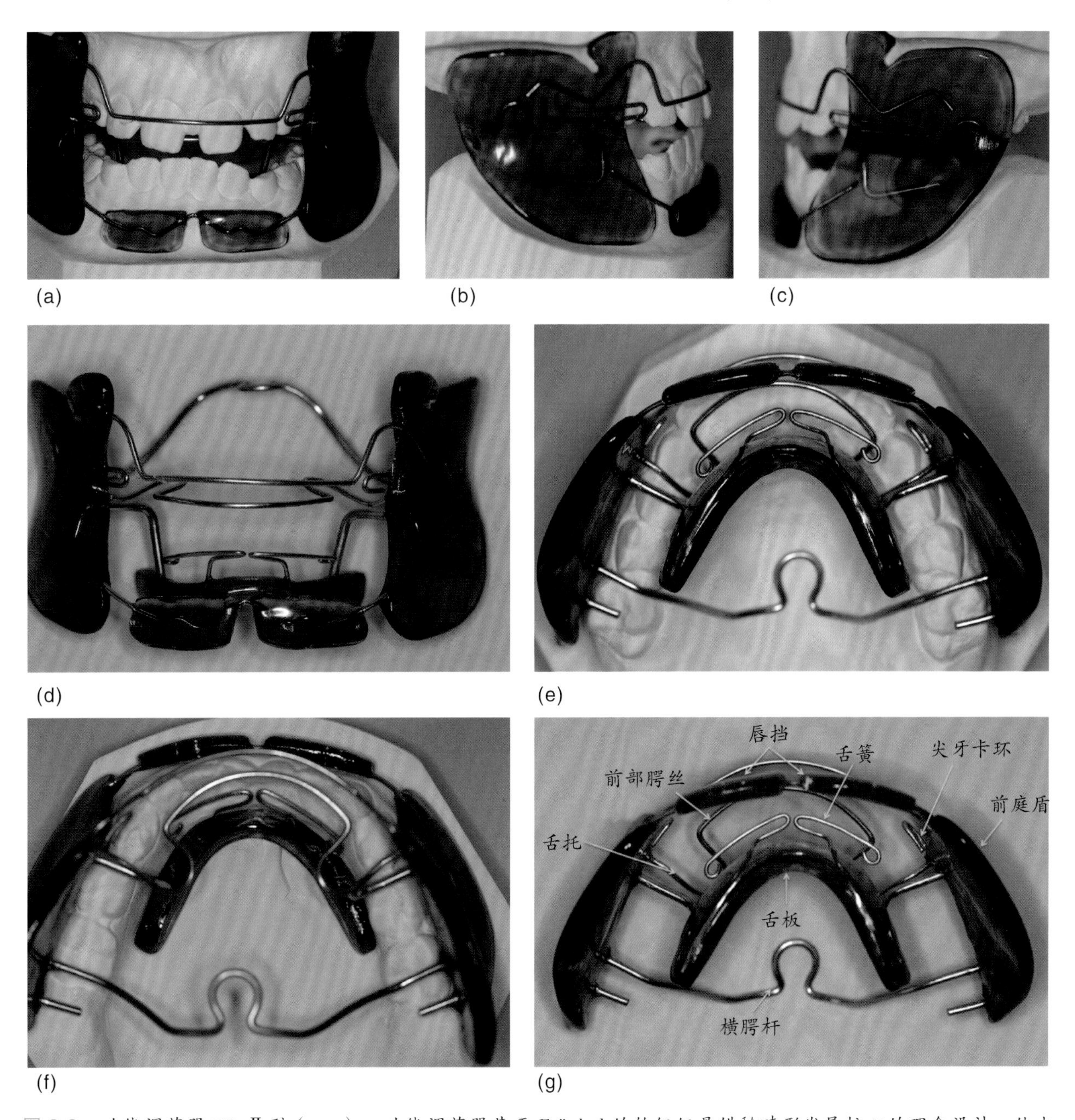

图 2.3 功能调节器 FR Ⅱ型（a~g）。功能调节器基于 Fränkel 的软组织是错𬌗畸形发展核心的理念设计。他也致力于在治疗中重建正常的肌肉功能。因此，FR Ⅱ用前庭盾去除颊部肌肉对于牙列的影响，允许舌体运动造成的最大限度的牙列扩展。此外，Fränkel 合并使用颊屏后，给予了舌体更大的运动和训练空间。他认为舌体行为的改变会诱导腭部生长区新骨形成，伴随着骨膜伸展造成的后牙轻微倾斜。此外，颊屏和下前（唇）挡用于牵引骨膜层，刺激骨的形成。上半颊屏离开黏膜 2.5mm、下半颊屏离开 0.5mm 来促进扩弓。Fränkel 的目标是限制弓丝对牙齿产生的直接力量，他设计了下舌板作用于牙周膜和黏膜，造成下颌伸展肌群的反射性激活而非下切牙的唇倾。他相信由于矫治器组件激活了伸肌群收缩，下颌前伸姿势可以由神经肌肉控制，而不是矫治器的作用。下切牙轻微唇倾。下颌牙列不在咬合休息位，垂直方向由颊屏高度维持。因此，在修整前庭盾提高舒适性和患者依从性，可能会影响垂直高度且舌簧对下切牙形成过度的力量造成下切牙唇倾，舌簧移至下切牙更近的牙龈位置。如果发生了下切牙唇倾过度，医师可移动舌簧使下切牙直立在一个更稳定的位置。舌板是矫治器的核心部分：它由舌托和舌簧支撑，舌托由 1.5mm 弹性硬不锈钢丝焊接而成，舌簧由 0.7mm 弓丝按一定方向制成；由颊屏中伸出的 0.9mm 弹性硬不锈钢丝在牙根部支撑下唇挡。唇挡离开 0.5mm，避免扩展到下切牙的咬合面。前方的唇弓由颊屏中伸出的 1mm 弓丝制成，轻轻接触切牙而与尖牙无接触。反曲的尖牙卡环置于尖牙区而不与尖牙接触。前部经腭侧的弓丝由 0.9mm 弹性硬不锈钢丝制成，置于上切牙的舌隆突上，在末端形成一个 U 形曲结构并终止于颊屏中。后方横腭杆由 1.2mm 弓丝制成；它在末端部分反转并覆盖第一磨牙的咬合面

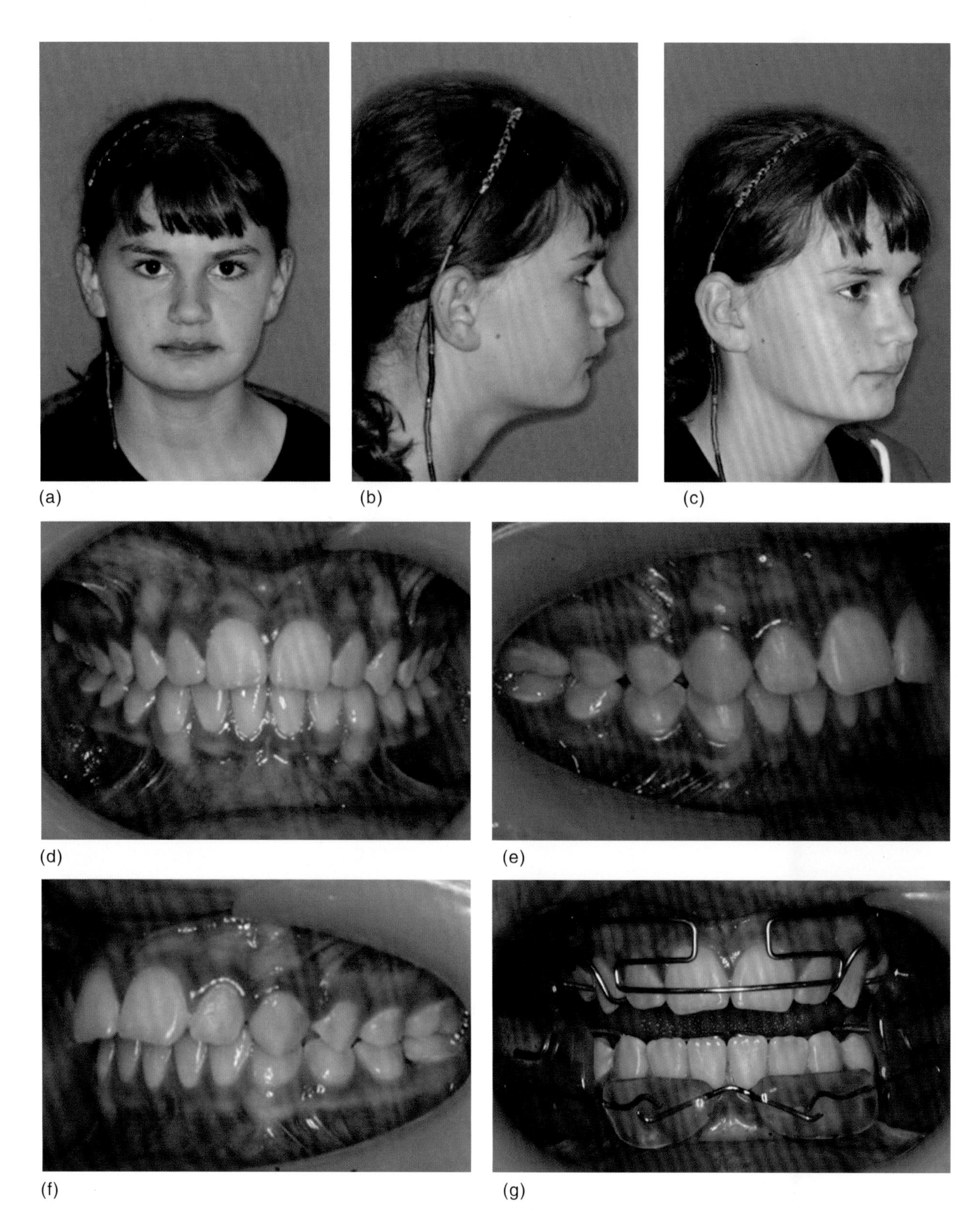

图 2.4 12 岁的女性患者，恒牙列早期，Ⅱ类错殆畸形，切牙关系为第 1 分类（上前牙唇倾），11mm 的深覆盖，磨牙关系为双侧Ⅱ类关系（a~f）。颏唇沟深，下唇后缩，下切牙较直立。FR Ⅱ矫治器有下唇挡和上唇弓（g）。使用矫治器时下唇挡置于下切牙下方的口腔前庭沟中，以促进周期性的下齿槽骨膜的向前扩张。戴用矫治器 12 个月后错殆畸形完全被矫正，下唇已经向前，下切牙角度得到改善；由于下前牙唇倾导致覆盖大幅度减小（h~p）。使用固定矫治器治疗 9 个月细微调整咬合（q~y）

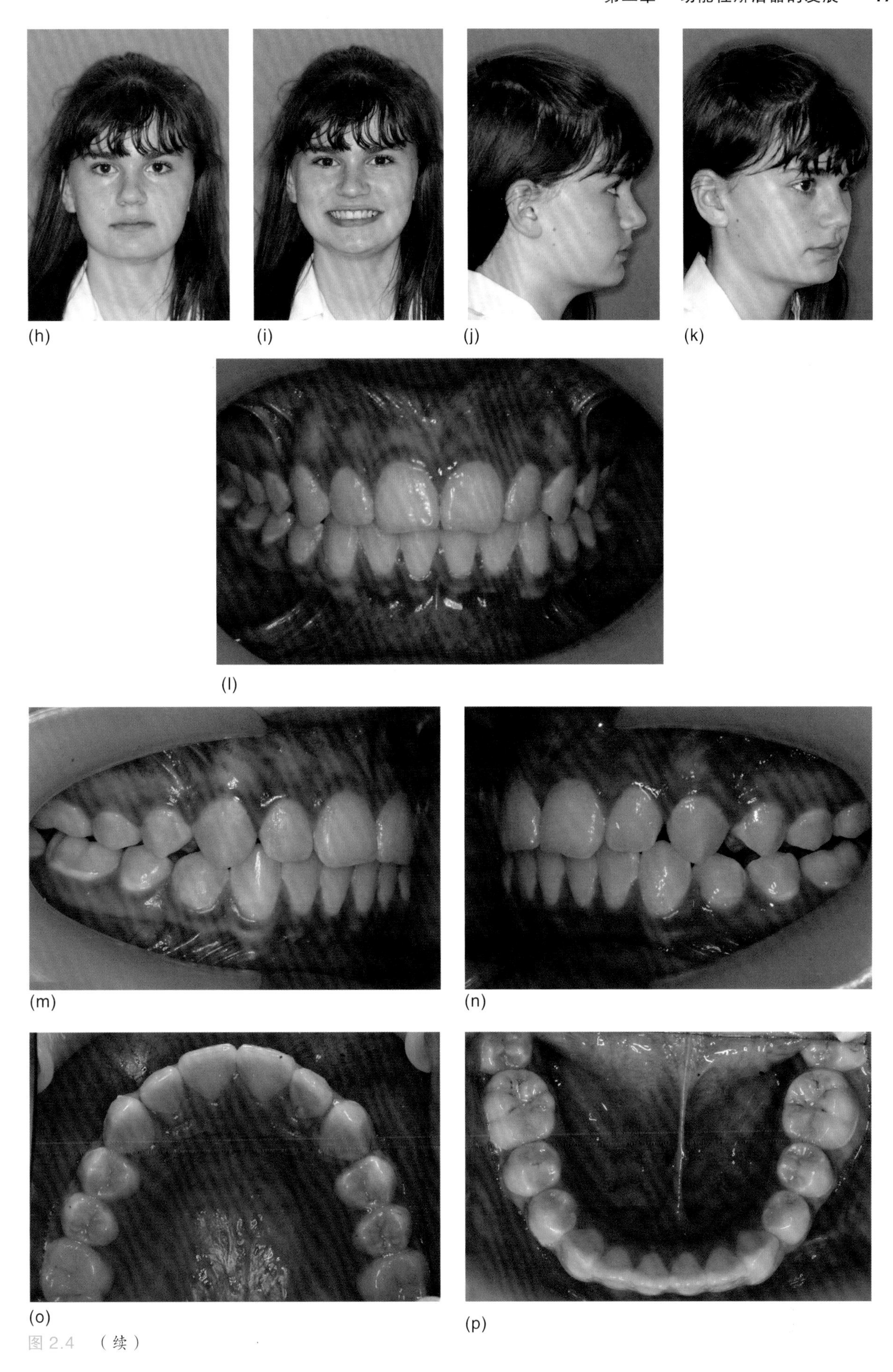

图 2.4　（续）

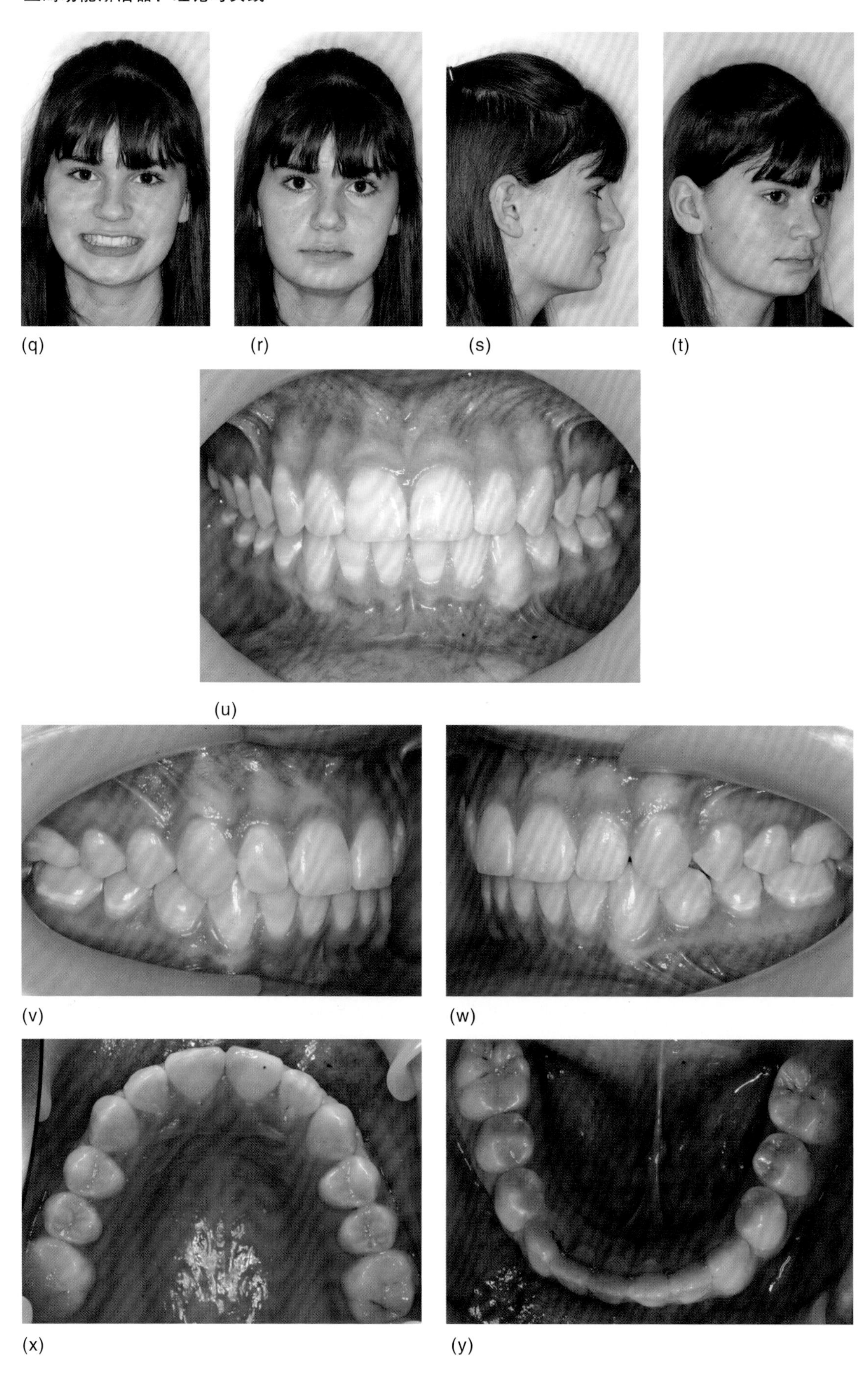

图 2.4 （续）

小　结

功能性矫治器从正畸治疗开始时就一直在使用，它们在英国及欧洲其他地区使用增多，特别是与固定矫治联合使用。Begg矫治器得到了越来越多的应用，但是在纠正前后向不调时有一定的局限性。功能性矫治器最初被用于青少年患者来达到最大程度生长改良，它利用下颌骨向前下移位引起牙列改变，包括上下颌牙齿移动改变角度，矫治Ⅱ类错殆。

参考文献

[1] Wahl N. Orthodontics in 3 millennia. Chapter 2: Entering the modern era. Am J Orthod Dentofacial Orthop, 2005, 127: 510–515.

[2] Roux W. Der Kampf del Teile im Organismus. Leipzig: Engelmann, 1881.

[3] Angle EH. The latest and best in orthodontic mechanism. Dental Cosmos, 1928, 70: 1143–1158.

[4] Kingsley NH. A treatise on oral deformities. New York: D. Appleton; 1880.

[5] Wahl N. Orthodontics in 3 millennia. Chapter 9: Functional appliances to midcentury. Am J Orthod Dentofacial Orthop, 2006, 129: 829–833.

[6] Rogers AP. Making facial muscles our allies in treatment and retention. Dental Cosmos 1918; 64: 711–730.

[7] Rogers A. Myofunctional treatment from a practical standpoint. Am J Orthod, 1940, 26: 1131–1137.

[8] Selmer-Olsen R. En kritisk betraktning over ‘Det norske system’. Norske Tannlaegefor. Tidskrift, 1937, 47: 176–193.

[9] Oppenheim A. The crisis in orthodontia. Int J Orthod, 1934, 20: 1201–1213.

[10] Bimler B. Hans Peter Bimler at age 85. Int J Orthod, 2002, 13: 19–20.

[11] Balters W. Allgemeines zur Atmung und Atmungsst?rung. Fortschr Kieferorthop, 1954, 15: 193–200.

[12] Fränkel R. Funktiotnskieferorthopadie und der Mundvorhof als apparative Basis. Berlin: VEB Verlag Volk und Gesundheit, 1967.

[13] Moss ML, Rankow RM. The role of the functional matrix in man-dibular growth. Angle Ortho, 1968, 38: 95–103.

[14] Clark WJ. The twin block traction technique. Eur J Orthod, 1982, 4: 129–138.

[15] Chadwick SM, Banks P, Wright JL. The use of myofunctional appliances in the UK: A survey of British orthodontists. Dent Update, 1998, 25: 302–308.

[16] Clark W. Design and management of Twin Blocks: Reflections after 30 years of clinical use. J Orthod, 2010, 37: 209–216.

[17] Clark WJ. New horizons in orthodontics & dentofacial orthopedics: Fixed Twin Blocks & TransForce lingual appliances. Int J Orthod Milwaukee, 2011, 22: 35–40.

[18] Read MJ, Deacon S, O’Brien K. A prospective cohort study of a clip-on fixed functional appliance. Am J Orthod Dentofacial Orthop, 2004, 125: 444–449.

[19] Illing HM, Morris DO, Lee RT. A prospective evaluation of Bass, Bionator and Twin Block appliances. Part 1: Rhe hard tissues. Eur J Orthod, 1998, 20: 501–516.

[20] Lund DI, Sandler PJ. The effects of Twin Blocks: A prospective controlled study. Am J Orthod Dentofacial Orthop, 1998, 113: 104–110.

[21] Gill DS, Lee RT. Prospective clinical trial comparing the effects of conventional Twin-block and mini-block appliances. Part 1: Hard tissue changes. Am J Orthod Dentofacial Orthop, 2005, 127: 465–472.

[22] Sharma AA, Lee RT. Prospective clinical trial comparing the effects of conventional Twin-block and mini-block appliances. Part 2: Soft tissue changes. Am J Orthod Dentofacial Orthop. 2005. 127: 473–482.

[23] van Beek H. Combination headgear-activator. J Clin Orthod. 1984; 18: 185–189.

[24] Teuscher U. A growth-related concept for skeletal class Ⅱ treatment. Am J Orthod. 1978; 74: 258–275.

[25] Bass NM. Dento-facial orthopaedics in the correction of class Ⅱ malocclusion. Br J Orthod, 1982, 9: 3–31.

[26] Bass NM. The Dynamax system: A new orthopaedic appliance and case report. J

Orthod, 2006, 33: 78–89.

[27] Lee RT, Kyi CS, Mack GJ. A controlled clinical trial of the effects of? the Twin Block and Dynamax appliances on the hard and soft tissues. Eur J Orthod, 2007, 29: 272–282.

[28] Thiruvenkatachari B, Sandler J, Murray A, et al. Comparison of Twin-block and Dynamax appliances for the treatment of Class Ⅱ malocclusion in adolescents: A randomized controlled trial. Am J Orthod Dentofacial Orthop, 2010, 138: 144–e1.

[29] Herbst E. Atlas und Grundriss der Zahnartztlichen Orthopadie. Munich: J.F. Lehmann, 1910.

[30] Pancherz H. Treatment of Class Ⅱ malocclusions by jumping the bite with the Herbst appliance: A cephalometric investigation. Am J Orthod, 1979, 76: 423–442.

[31] Pancherz H. The Herbst appliance: Its biologic effects and clinical use. Am J Orthod, 1985, 87: 1–20.

[32] Keim RG, Gottlieb EL, Nelson AH, et al. 2008 JCO study of orthodontic diagnosis and treatment procedures. Part 1: Results and trends. J Clin Orthod, 2008, 32: 625–641.

[33] McSherry P, Bradley H. Class Ⅱ correction-reducing patient compliance: A review of the available techniques. J Orthod, 2000, 27: 219–225.

[34] Andrews LF. The straight-wire appliance, origin, controversy, commentary. J Clin Orthod, 1976, 10: 99–114.

第三章

遗传因素和环境因素对下颌骨髁突生长的影响

Peter A. Mossey, Colin Larmour

在下颌生长中，下颌髁突一直在正畸学研究领域中占据重要地位。近年来大量关于下颌骨髁突生长模式的研究提示下颌骨多区域生长。例如 Björk 的下颌骨种植体研究证实，髁突是下颌支高度生长的主要控制区域，前方骨吸收和后缘骨沉积的联合作用决定了下颌支的宽度和下颌体的长度[1-2]。

然而，精确生长机制并不十分明确。关于颅面部的骨骼生长有 3 个主要机制：

• 原发性软骨生长，发生于蝶枕软骨结合、蝶筛软骨结合以及鼻中隔处的软骨骨化成骨，其生长受到严格的基因控制。前颅底的生长伴随着 7 岁时蝶筛软骨结合钙化而完成[3]。

• 骨间结缔组织（不动关节）内的骨缝生长，是重要的被动生长机制，受环境的影响较大，在张力的作用下发生骨缝的骨沉积。骨缝和软骨可产生有限的生长，通常在成年后停止生长。

• 骨沉积、骨吸收生长、骨改建可发生在外侧骨（骨外膜）也可以发生在骨内侧（骨内膜），贯穿整个生命过程。

这三个机制间存在着复杂的内部联系，至今也没有完全清楚内部的具体机制。例如，上颌骨的生长和下颌骨的生长机制完全不同，而上下颌骨在三维方向上密切相关以确保咬合关系的建立。

下颌骨长度的生长主要通过下颌支前缘的骨吸收及后缘的骨沉积，而垂直向的生长是髁突向上后生长的结果，而髁突抵在颞骨的关节窝，导致下颌骨整体向前下移位（图 1.2）[4]。

下颌骨的生长是受基因还是环境的影响仍存在争议。经典观点认为，下颌骨髁突软骨的生长受到严格的基因控制，并且成为最初的生长中心推动下颌骨向前下生长，髁突软骨的生长决定了下颌骨的最终形状和大小。第二种观点认为，基因控制介导骨骼系统生长，骨骼和软骨生长是表观遗传学控制（间接基因控制）。即通过其他软组织信号控制。这种由 Moss[5]提出的观点是功能基质假说（见第一章），下颌骨生长应答于功能需求，并且由颅面部软组织介导。下颌骨由软组织生长介导向前下生长，反应性生长发生在髁突，导致下颌支的长度增加并维持颞下颌关节正常的结构。Proffit[6]提出下颌骨向前移位受到咬合锁结关系的影响。当上颌骨向外向下骨改建时，下颌骨与上颌骨的咬合也向前下生长，对髁突也会产生影响。

这一领域在正畸医生间引发许多争议，如果环境因素能产生重要影响，那么功能性矫治器可矫治任何潜在的不均衡颌骨生长。在一系列的后续研究中，Moss 提出下颌骨生长受基因控制的影响较小并强调功能基质的重要作用[7-11]。

髁突生长的基因控制

髁突的生长发育源于碱性磷酸酶阳性细胞核团，伴随着的下颌骨骨膜持续向前生成[12]。这些细胞并不发挥间叶细胞作用，而是分化成类骨膜细胞，但仍有分化为成骨细胞系或成软骨细胞系的潜能。在下颌骨髁突软骨（MCC）的生长发育中，前成软骨细胞的两性分化潜能可通过以下例证加以说明：它既可表达成骨细胞系的 mRNA，例如 I 型胶原、Runx2 以及锌指结构转录因子 (Osterix)；也可表达成软骨细胞分化系的 mRNA，如 Sox9。Notch1 和 Twist 是已知多种组织中细胞分化的中介因子，在发育中 MCC 的前成软骨细胞层中大量表达[15-16]，而且这些因子的表达水平也影响着分化方向。鸡骨内膜上的继发性软骨研究显示，移动或咬合对于两骨之间的关节区域成骨细胞前体形成软骨是必要因素[17]。

Notch 蛋白是细胞表面受体，通过细胞直接接触介导核心细胞功能。Notch 受体和配体调控着细胞归转，例如许多组织中的细胞分化、增殖和凋亡。Notch1 最初位于 MCC 的前成软骨细胞（软骨祖细胞）层内。Serrano 等[18]分析了基因组数据并证实了 MCC 的软骨膜层富集 Notch 受体（Notch3 和 4）、Notch 配体（Jagged 和 Delta）和 Notch 信号传导相关的下游因子表达。在 MCC 外植体干扰 Notch 信号传导，细胞增殖下降、软骨分化增加（Sox9 表达增高），证明 Notch 信号通路调节 MCC 内细胞增殖和分化。MCC 中骨膜软骨膜和下方软骨层的基因表达差异决定了 MCC 不同区域的生长和组织再生规律，而且这种独特的双向潜能特征解释了生长应答及机械刺激应答，如同使用功能性矫治器进行治疗时发生的应答样（图 3.1）。

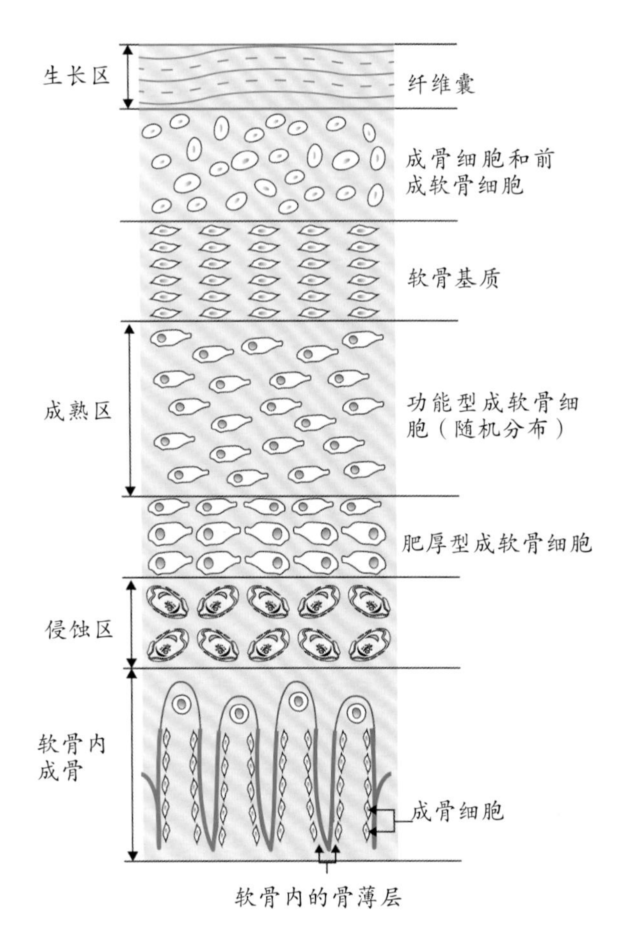

图 3.1 髁突生长区域的骨生成相关细胞的分布。相对于长骨的软骨内成骨最大的不同包括：软骨生成细胞的随机分布和密集纤维连接组织层的存在

髁突创伤、移植和生长因子的动物研究

见图 3.2。

髁突切除或创伤的研究

在动物研究中，Sarnat 和 Muchnic[19]发现髁突高位切除术会导致发育中或成熟动物的面部垂直向生长不足，特别是在上下颌骨的牙槽骨区域。发育中或成年猴子动物模型均表现出面部发育不足的问题，主要原因是颞下颌关节缺陷而非生长点缺失。Spyropoulos 和 Tsolakis[20]指出：在髁突创伤和瘢痕形成后，戴用口内矫治器维持下颌前伸可恢复正常的下颌骨生长；伴随功能性干预，下颌骨对软组织应答，突破限制，正常向前生长。

髁突颈部骨折会导致髁突头受到翼外肌牵拉而缩短远离关节窝。一段时间后髁突被有效地移位和吸收。髁突是重要的初级生长中心，若在年幼的时候发生创伤，下颌骨的生长发育将受损。然而，有两个研究[21-22]反驳了这种观点，他们的研究均显示大多数儿童髁突趋向于再生。80% 的案例未对下颌骨生长造成长期不良影响，然而也有 20% 的案例由于囊内出血和瘢痕形成出现了生长阻碍[23]。这种下颌骨生长障碍也可继发于青少年时期的颞下颌关节炎或关节损伤造成的关节粘连。

髁突移植研究

大鼠[24-28]的软骨移植和组织培养显示，移植下颌骨软骨或进行组织培养时几乎没有内在生长潜能。髁突从功能环境中去除对髁突生长产生明显的影响。增殖区细胞是造成髁突软骨生长的原因，Meikle 的研究显示增殖区细胞具有多向潜能，受不同环境的影响形成软骨或骨[24]。

生长因子的研究

Li 等[29]提出大鼠髁突软骨在局部产生生长因子，生长因子 IGF-1（类胰岛素生长因子）和 TGF-β1（转化生长因子 β1）在髁突软骨的新陈代谢和生长发育中可能起着重要的作用。其他研究指出，在青春期，睾酮对髁突软骨细胞层中生长因子（IGF-1）的生成十分重要[30]。在正常生理生长完成的成年时期，垂

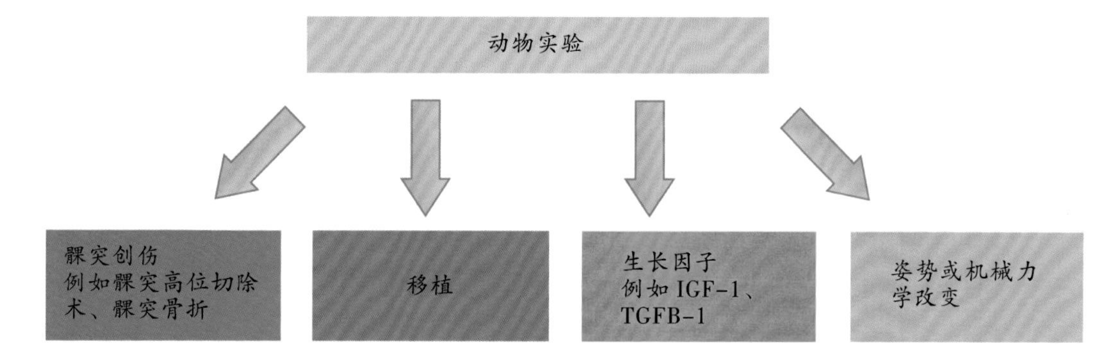

图 3.2 髁突生长控制的实验证据

体分泌物的增加可能会刺激软骨的活性部位，造成肢端肥大综合征，尤其对下颌骨造成影响，造成Ⅲ类错𬌗畸形，表明生长激素可对髁突软骨产生影响。

关于基因控制髁突软骨生长的证据仍不确切。动物移植和生长研究提示髁突软骨只有很小的内在生长潜能。然而，动物研究有其局限性，特别是脱离功能性环境的软骨增殖区域。人类创伤研究支持髁突软骨并非重要初级生长中心的论点。虽然如此，近期对生长因子的研究提出，髁突内有一定程度的内部生长潜力，因此，下颌骨生长可能也受基因控制[29-30]。

软骨发育不全是一种罕见的人类基因病，可对长骨、颅底和颅面复合体软骨的生长造成影响。患者四肢短小，颅底软骨结合部的生长不足，颅底不能正常的延长。因此，上颌骨不能正常的向前移位而造成面中部相对的生长发育不足。然而这种疾病对下颌骨没有明显的影响，患儿趋向于表现出相对的下颌前突。证实了基因对骨骺和髁突软骨控制之间的区别[31]。

髁突对下颌位置和力学改变的应答

动物研究证实髁突软骨可对下颌习惯性位置改变和下颌骨移位产生应答。

关节窝的效果

研究表明当下颌骨处于前伸的功能位，关节结节处的纤维软骨会增厚；然而在下颌骨处于后移（Ⅲ类牵引）或限制移动时，关节窝纤维软骨层会变薄或完全消失。当重新定位使下颌骨前伸时，在关节窝区域有新骨形成，下颌后退时有骨吸收。关节窝改建的主要原因是髁状突的位置而不是功能或运动。而这些改变的出现是短暂的，当下颌骨恢复“正常”位置和功能时，关节窝形态会重建成最初的状态。

关节强直对髁突软骨的影响

Rubak 等[32]学者研究表明关节运动对软骨细胞的分型十分重要。Hall[33]发现体内由于麻痹而致的关节固定造成了继发性髁突软骨转化为类骨组织。软骨细胞变小类似成骨细胞，细胞外基质也开始钙化。这些改变与Ⅲ类错𬌗畸形中的关节结节以及“固定前伸”动物产生的改变相似。因此有理由假设，在人类的临床表现中，形成不同类型的组织（骨、软骨和中间组织）及其形成方式与不同部位的生化环境相关。

机械力对髁突生长的影响

动物研究[34]揭示了髁突软骨对连续和间歇性压缩力的不同应答。持续性压力，即使是较小的力量也会抑制髁突的生长；而间歇性压力，使用相当大的力量下也可在减慢生长速度的同时维持髁突软骨的正常生长。在两种情况中，可观察到去除压力后生长的重新激活以及追赶性生长，直至建立新的平衡。

功能与生物化学层面

学者已提出[35]髁突软骨主要在胎儿和新生儿阶段生长最为活跃。随后，由于髁突的功能增加，其生长活跃性降低。Paulsen 等[36]近期使用扫描电镜分析了来自 20 个 18~35 岁尸检样本的髁突，观察其软骨特征和骨重建活动。定量和定性的评估软骨和骨的转化活动显示：尽管生长活动减弱，一些人的髁突生长活动仍明显持续到了 30 岁；肢端肥大症患者的髁突生长反应甚至可持续到 37 岁。

其他研究者提供了功能因素在髁突软骨后续生长、成熟以及功能性适应中起重要作用的相关证据。Kantomaa 和 Hall[37] 研究了环腺苷酸（cAMP）和钙离子（Ca^{2+}）在下颌骨髁突生长和改建中的重要性。髁突软骨增殖区域细胞是无差别的间叶细胞或前成软骨细胞，随后发生成熟和肥大。由于 cAMP 和 Ca^{2+} 介导，功能因素影响细胞的成熟过程。cAMP 和 Ca^{2+} 水平的升高加速了间叶细胞分化并成熟为肥厚型细胞。功能刺激似乎有利于前成软骨细胞分化为成软骨细胞（同时伴随髁突生长），而功能刺激的缺乏会导致前成软骨细胞分化为成骨细胞，并且髁突软骨转化为骨。

由于各个区域的细胞不同，对各种生物机械应力的敏感性存在差异。应答于持续应力的前成软骨细胞，主要位于髁突软骨近表面的位置。当形成功能性的成软骨细胞时，前成软骨细胞产生软骨基质而改变位置进入更深层。间歇应力对功能性成软骨细胞的新陈代谢产生不同的影响。关节软骨的细胞营养供给通过弥散作用，间歇力会压迫和加快此过程。此外，在 Ca^{2+} 和前列腺素的复杂相互作用下，膜结合的腺苷酸环化酶将生物机械应力刺激转化为细胞反应，这一论点的证据较多。

骨骺的生长速度也受到激素和维生素不足的影响[38]。尽管最近有证据表明下颌骨髁突生长易受睾酮影响，下颌骨髁突似乎也同样易受机械压力刺激的影响[30]。压力的作用可能是由髁突软骨中一种独特的多能蛋白聚糖引起，它参与控制细胞的增殖和分化[39]。

功能性矫治器对口周环境的影响

矫形力的作用

生物体内软骨包膜施加给髁突持续应力。在体外研究中，使用小而持续的力模拟这种力学特点。颞下颌关节功能性活动产生小的间歇力。戴入口内或口外的矫治器可使下颌骨前伸，降低了施加于髁突的间歇应力，导致髁突软骨增殖区域活动增加及追赶性生长，直至新平衡的建立。

临床研究发现，压缩力对于生物体内髁突软骨的基质合成有限制作用，Petroxic 等[40-42] 使用颏兜造成大鼠髁突软骨的超负荷状态并观测到对下颌生长的抑制[13]。使用合适的矫形器来维持大鼠下颌骨处于前伸姿势位后，不仅提高了髁突的生长速度，也增加了下颌骨的最终大小。下颌骨长度比对照组动物的下颌骨长 5%~15%，他们同时报告了在没有基因情况下，下颌骨的最终长度可以预测。McNamra[43-44] 在年轻成年恒河猴上实施了下颌骨功能性前伸研究，与对照组相比，大量样本的髁突实现了持续增长。

动物研究的局限性

McNamara[45] 认识到动物研究的局限性，进行临床研究来评价功能性矫治器对于上下颌骨生长的治疗效果。临床中使用功能调节器后，患者下颌骨有 1~2mm 的额外增长。McNamara 指出功能性矫治器对于上下颌骨生长的治疗效果具有不可预测性。Pancherz 和 Hansen[46] 指出使用 Herbst 固定矫治器研究数据是统计学意义上而并非临床差异。发现短期的额外生长在一年后部分复发。但是，最近的长期影像学研究发现 Herbst 矫治器，在治疗期间能带来 2~3mm 的髁突生长，治疗完成又恢复正常生长[47-48]。这些发现在近期的随机临床研究中被证实。除了由于生长速度与对矫形力的生理应答不同，造成动物研究难以模拟人类生长之外，研究中的下颌前突的程度与持续时间阻碍了动物研究结果应用于人类临床。但动物研究也显示在生长完成之前去除矫治器可能会导致复发，这点与临床研究一致。

下颌骨生长的综合控制

基因和环境的相互作用

功能性干预和矫形力作用的系列研究证明：环境能影响下颌骨生长，为功能刺激理论提供支持[5]。然而，所有颅面部的生长型都由基因控制，表现出种族和家族相似性。在骨骼发育畸形的案例中，如严重下颌前突（遗传性Ⅲ类错𬌗畸形），就是因为固有的生长型超越生物功能反馈的补偿作用。

功能作用引起的生长改建

Kantomaa 和 Hall[37] 认为功能影响下颌骨软骨分化，进而影响下颌骨形态。例如口呼吸和吮指时，下颌骨向后下旋转，髁突前方的功能刺激减弱，因此髁突软骨增殖减弱而骨形成增加[43-45]，导致了下颌骨向下向后旋转生长。

功能性矫治器的实验和临床研究显示当软骨仍有生长潜能时，髁突向下向前移出关节窝会导致髁突软骨的增殖增加[43-45]。这可能是张力作用下发生的类骨缝生长。临床研究显示，一旦移除矫治器，下颌骨会恢复固有生长模式，尽管可以实现生长的短期加速，这种刺激生长并不可能引起超过基因决定的下颌支或下颌体的生长量。

因此，产生了一种综合基因控制和环境影响观点的理论。功能基质学说并不排斥基因型对颅面部生长的影响，有证据证明环境因素可以影响颅面部生长。这与流行病学、实验证据和临床治疗证据一致。这种理论指出使用功能性矫治器可实现下颌骨的加速生长但不能超过固有生长潜能。

复　发

如果在成骨组织上施加抑制力量，正常的生长发育会变得迟缓，例如髁突创伤中产生的瘢痕。去除抑制后可发生正常生长潜能的恢复，在一定程度上可改良生长方向，例如在髁突创伤后使用功能性矫治器[20]。这被称为“最佳”功能刺激并引起骨骼继发性生长，但若骨骼移动与软组织受刺激相矛盾则会引起复发。Proffit[6] 提出外科手术下颌骨前移 12mm 后，会侵占软组织空间并趋向复发。然而，不侵占软组织的骨骼和牙槽复合体移动量精确参数仍不明确。由于骨骼、软组织和生长因子存在一定范围的生物个体差异，使预测变得十分困难。

小　结

髁突软骨与原发性骨骺软骨不同，骨骺软骨生长受到固有生长潜力的控制。出生后的髁突生长发育受到局部和全身的生长因子调节，并且与生物力学因素的相互作用，改变了髁突软骨固有的增殖和分化速度。因此，当内在基因决定了个体的生长潜能时，这种生长潜能可通过外在因素刺激表达。

维持髁突的正常生长模式需要功能环境的机械性刺激，功能因素可优化髁突软骨的生长发育，影响髁突形状。然而，功能刺激并不能使下颌骨过度增加，“生长发育”被诱导超过生理平衡被认为是复发的原因。因此 Sarnat 和 Robinson[49] 主张髁突是“下颌骨生长发育控制中心”之一，合理地描述了髁突的作用。

参考文献

[1] Björk A. Variations in the growth pattern of the human mandible: Longitudinal radiographic study by the implant method. J Dent Res, 1963, 42: 400-411.

[2] Björk A, Skieller V. Normal and abnormal growth of the mandible: A synthesis of longitudinal cephalometric implant studies over a period of 25 years. Eur J Orthod, 1983, 5: 1-46.

[3] Goose DH, Appleton J. Human dentofacial growth. Oxford: Pergamon Press, 1982.

[4] Enlow DH. Facial growth. 3rd ed. Philadelphia, PA: WB Saunders, 1990.

[5] Moss ML, Salentijn L. The primary role of functional matrices in facial growth. Am J Orthod, 1969, 55: 566-577.

[6] Proffit WR, Fields HW, Sarver DM. Contemporary orthodontics. Oxford: Elsevier Health Sciences, 2014.

[7] Moss ML. The functional matrix hypothesis revisited: 4. The epigenetic antithesis and the resolving synthesis. Am J Orthod Dentofacial Orthop, 1997, 112: 410-417.

[8] Moss ML. The functional matrix theory revisited: The role of mechanotransduction. Am J Orthod Dentofacial Orthop, 1997, 112: 8-11.

[9] Moss ML. The functional matrix theory revisited: The role of an osseous connected cellular network. Am J Orthod Dentofacial Orthop, 1997, 112: 221-226.

[10] Moss ML. The functional matrix theory revisited: The genomic thesis. Am J Orthod Dentofacial Orthop, 1997, 112: 338-342.

[11] Moss ML. The functional matrix theory revisited: The epigenetic antithesis and the resolving synthesis. Am J Orthod Dentofacial Orthop, 1997, 112: 410-417.

[12] Shibata S, Fukada K, Suzuki S, et al. Immunohistochemistry of collagen types II and X, and enzyme-histochemistry of alkaline phosphatase in the developing condylar cartilage of the fetal mouse mandible. J Anat, 1997, 191: 561-570.

[13] Petrovic AP, Stutzmann J, Oudet CL. Control processes in post natal growth of the condylar cartilage in mandible//McNamara JA Jr ed. Determinants of mandibular form and growth. Craniofacial Growth Series. Ann Arbor, MI: Center for Human Growth and Development, University of Michigan, 1975(4): 101-154.

[14] Shibata S, Suda N, Suzuki S, et al. An in situ hybridization study of Runx2, Osterix, and Sox9 at the onset of condylar cartilage formation in fetal mouse mandible. J Anat, 2006, 208: 169-177.

[15] Capps C, So S, Hinton R. Cell fate mediators in mandibular condylar cartilage. J Dent Res, 2007, Abstract 1233.

[16] So S, Serrano M, Hinton RJ. Notch signaling in mandibular condylar cartilage. J Dent Res, 2007, Abstract 3010.

[17] Buxton PG, Hall B, Archer CW, et al. Secondary chondrocyte-derived Ihh stimulates proliferation of periosteal cells during chick development. Development, 2003, 130: 4729-4739.

[18] Serrano MJ, So S, Hinton RJ. Roles of notch signalling in mandibular condylar cartilage. Arch Oral Biol, 2014, 59: 735-740.

[19] Sarnat BG, Muchnic H. Facial skeletal changes after mandibular condylectomy in growing and adult monkeys. Am J Orthod, 1971, 60: 33-45.

[20] Spyropoulos MN, Tsolakis AI. Altered mandibular function and prevention of skeletal asymmetries after unilateral condylectomy in rats. Eur J Orthod, 1997, 19: 211-218.

[21] Gilhuus-Moe O. Fractures of the mandibular condyle in the growth period: Histologic and autoradiographic observations in the contralateral, nontraumatized condyle. Acta Odontol Scand, 1971, 29: 53-63.

[22] Lund K. Mandibular growth and remodelling process after man-dibular fractures. Acta Odont Scan, 1974, 32: Suppl 64.

[23] Sahm G, Witt E. Long term results after childhood condylar frac-ture: A CT study. Eur J Orthod, 1990, 11: 154-160.

[24] Meikle MC. In vivo transplantation of the mandibular joint of the rat: An autoradiographic investigation into cellular changes at the condyles. Arch Oral Biol, 1973, 18: 1011-1020.

[25] Meikle MC. The role of the condyle in the postnatal growth of the mandible. Am J Orthod, 1973, 64: 50-62.

[26] Copray JC, Dibbets JM, Kantomaa T. The role of condylar cartilage in the development of the temporomandibular joint. Angle Orthod, 1988, 58: 369-380.

[27] Copray JC. Growth of the nasal septal cartilage of the rat in vitro. J Anat, 1986, 144: 99-111.

[28]Peltomaki T, Kylamarkula S, Vinkka-Puhakka H. Tissue separating capacity of growth cartilages. Eur J Orthod, 1997, 19: 473-481.

[29] Li XB, Zhou Z, Luo SJ. Expressions of IGF-1 and TGF-beta 1 in the condylar cartilages of rapidly growing rats. Chinese J Dent Res, 1998, 1: 52-56.

[30] Maor G, Segev Y, Philip M. Testosterone stimulates insulin-like growth factor 1 and insulin-like growth factor-1-receptor gene expression in the mandibular condyle: A model of endochondrial ossification. Endocrinology, 1998, 140: 1901-1910.

[31] Brewer AK, Johnson DR, Moore WJ. Further studies on skull growth in achondroplasic (cn) mice. J Embryol Exp Morphol, 1977, 39: 59-70.

[32] Rubak JM, Poussa M, Ritsila V. Effects of joint motion on the repair of reticular cartilage with free periostiografts. Acta Orthop Scand, 1982, 53: 187-191.

[33] Hall RK. Injuries of the face and jaws in children. Int J Oral Surg, 1972, 1: 65-75.

[34] Ehrlich J, Bab I, Yaff A, et al. Calcification pattern of rat condylar cartilage after induced unilateral malocclusion. J Oral Path, 1982,11:

366-373.

[35] Berraquero R. The role of the condylar cartilage in mandibular growth: A study in thanatophoric dysplasia. Am J Orthod Dentofacial Orthop, 1992, 102: 220-226.

[36] Paulsen HU, Thomsen JS, Hougen HP, et al. A histomor-phometric and scanning electron microscopy study of human con-dylar cartilage and bone tissue changes in relation to age. Clin Orthod Res, 1997, 2: 67-78.

[37] Kantomaa T, Hall BK. The importance of cAMP and Ca^{++} in mandibular condyle growth and adaptation. Am J Orthod, 1991, 99: 418-422.

[38] Yamashiro T, Takano-Yamamoto T. Differential responses of the mandibular condyle and femur to oestrogen deficiency in young rats. Arch Oral Biol, 1998, 43: 191-195.

[39] Roth S, Muller K, Fischer DC, et al. Specific properties of the extracellular chondroitin sulphate proteoglycans in the man-dibular condylar growth centre in pigs. Arch Oral Biol, 1997, 42: 63-76.

[40] Petrovic A. Control of postnatal growth of secondary cartilages of the mandible by mechanisms regulating occlusion: Cybernetic model. Trans Eur Orth Soc, 1974, 50: 69-75.

[41] Petrovic A, Stutzmann J, Gasson N. The final length of the mandible: Is it genetically determined//Carlson DS, ed. Craniofacial biology. Cranofacial Growth Series. Ann Arbor, MI: Center for Human Growth and Development, University of Michigan, 1981(10).

[42] Petrovic A, Stutzmann J. Further investigations into the functioning of the ‘comparator’ of the servosystem (respective positions of the upper and lower dental arches) in the control of the condylar cartilage growth rate and the lengthening of the jaw//McNamara JA Jr, ed. The biology of occlusal development. Cranofacial Growth Series. Ann Arbor, MI: Center for Human Growth and Development, University of Michigan, 1977(7).

[43] McNamara JA, Connelly TG, McBride MC. Histological studies of tempromandibular joint adaptations//McNamara JA Jr, ed., Determinants of mandibular form and growth. Cranofacial Growth Series. Ann Arbor, MI: Center for Human Growth and Development, University of Michigan, 1975(4).

[44] McNamara JA, Hinton RJ, Hoffman DL. Histological analysis of tempromandibular joint adaptation to protrusive function in young adult rhesus monkeys (Macaca mulatta). Am J Orthod, 1982, 82: 288-298.

[45] McNamara JA Jr. Dentofacial adaptations in adult patients following functional regulator therapy. Am J Orthod, 1984, 85: 57-71.

[46] Pancherz H, Hansen K. Occlusal changes during and after Herbst treatment: A cephalometric investigation. Eur J Orthod, 1986, 8: 215-228.

[47] Pancherz H, Ruf S, Kohlhas P. ‘Effective condylar growth’ and chin position changes in Herbst treatment: A cephalometric roentgeno-graphic long term study. Am J Orthod Dentofac Orthop, 1998, 114: 437-446.

[48] Croft RS, Buschang PH, English JD, et al. A cephalometric and tomographic evaluation of Herbst treatment in the mixed dentition. Am J Orthod Dentofac Orthop, 1999, 116: 435-443.

[49] Sarnat BG, Robinson IB. Surgery of the mandible: Some clinical and experimental considerations. Plast Recons Surg, 1956, 17: 25-57.

第四章

功能性矫治器治疗的适应证和病例选择

近几十年来，功能性矫治器治疗在欧洲得到广泛的应用，而美国最近才开始选择功能性矫治器进行Ⅱ类错𬌗矫治。功能性矫治器的使用有地域倾向性，以往对于方丝弓、预调方丝弓、Begg矫治器以及其他矫治器的使用都有地域差异。这些模式与专家的理念和方法有关；功能性矫治器起源于欧洲，这一因素可能促进了欧洲应用该方法的病例数增长。近年来，这种情况已经发生改变，2008年起大多数美国医生开始大量使用功能性矫治器[1]。然而，在使用功能性矫治器的具体选择上仍存在差异：在美国固定式功能性矫治器应用较多，而在英国可摘式功能性矫治器占主导地位。

同样，功能性矫治器的适应证也不相同。在制定正畸治疗方案时（包括正畸拔牙）[2-3]，关于Ⅱ类错𬌗畸形的最佳矫治方法与医生的个人偏好有关。矫治Ⅱ类错𬌗畸形的各种方案有着相似的成功率，产生相似的咬合及面部改变[4]。此外，对于功能性矫治器治疗有公认的适应证，也有特殊的矫治器及其改良矫治器的适应证。

年　龄

功能性矫治器治疗主要用于生长发育中的Ⅱ类错𬌗畸形患者，在青春前期生长高峰期使用最为理想。功能矫治时机决定患者下颌骨生长改良的能力。这种生长改良足以解决明显的Ⅱ类错𬌗咬合关系，引起短期的骨骼改变，当骨成熟后这种骨改建作用趋于降低。

由于生理年龄和生长速率的相关性有限，预测下颌骨的生长发育高峰期较为复杂。通常10~13岁的女性或11~14岁的男性使用功能性矫治器可以获得较好的疗效。

预测下颌骨生长发育高峰期的方法包括：

- 身高：Sullivan[5]提出基于标准生长速度图表（Tanner）[6]，从9岁开始每4个月记录一次身高。这个方法的准确性可以接受，对女性的预测准确性低于男性，Tanner的数据采集于20世纪60年代；对于现代社会，应更新生长发育图表以提高其准确性[7]。
- 手腕部X线片：手腕部X线片是国际上常规用来辅助评估下颌骨生长发育高峰期的方法。然而，也有研究表明骨龄与下颌骨生长发育高峰期的相关性有限[8-9]。另外，拍摄手腕部X线片为会对患者产生额外的辐射，近年来此方法的应用逐渐减少。
- 颈椎成熟（CVM）度：CVM技术利用头颅侧位片评估颈椎形态。这一技术可用于评估骨骼成熟度，对骨骼后续生长的评估更加简化且接受度更广[10]，它的优势为在头颅侧位片中观察[11]。该方法认为：下颌骨生长发育高峰期出现在颈椎成熟第二阶段（快速期）的12个月以内，以C_2和C_3的椎体下表面凹陷出现为特征，C_3和C_4的椎体形状可能呈水平梯形或矩形。在成熟第三阶段过渡期，C_2、C_3和C_4的椎体下表面也出现凹陷，C_3和C_4的椎体形状呈水平矩形（图4.1）。下颌骨生长发育高峰期在此阶段之前的1~2年出现。此判断方法的可重复性还有争议，表现为组内检验和组间检验的一致性问题仍然备受质疑[12]，同时也有其他的学者研究表明具有好的一致性[13]。

前瞻性研究已经证明，在生长高峰期进行功能矫治具有优势。然而，早期功能性矫治器治疗仍然存在争议，此治疗早于青春前期生长迸发的时间，希望早些利用生长潜能，早期功能矫治通常是两阶段治疗、中间有较长的稳定期，并不比推后至青春前期生长迸发期时进行治疗更加有效[14]。现在也没有证据支持早期干预可引发更有意义的长期骨改变[15]。

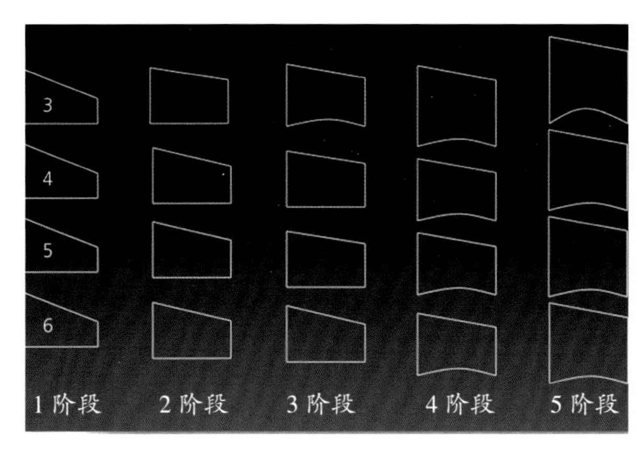

图 4.1 颈椎成熟（CVM）度分析法

对于在生长高峰期或在高峰期之后使用功能性矫治器治疗的前瞻性研究十分有限[16]，为解决此问题设计的随机对照研究存在伦理问题，部分患者无法在最佳的时间段接受治疗，不能得到更好的治疗效果。对于不同时期功能矫治的效果研究表明，男性在生长发育高峰期使用Bass矫治器比在高峰期之前治疗效果好[17-18]。有报道显示，在生长发育高峰期戴用Herbst矫治器加快了患者髁突生长[19]，其生长速度是生长发育高峰期前或后3年的2倍。在更深入的回顾性研究中也有相似的发现[20]，颏前点前移2.5~2.6mm，并且在生长迸发期的研究组变化稍显著。Konik等[21]使用手腕部X线片评估生长潜能，比较22位接受早期Herbst矫治器治疗和21位接受晚期Herbst矫治器治疗的患者。生长迸发期前治疗组可发现3.1mm的颏前点前移，而生长迸发期后治疗组尽管经过了更长时期的治疗，仅仅发现2.4mm的颏前点前移。

德国的一个研究团队在无生长潜能的成人中使用功能性矫治器治疗，包括Herbst矫治器[22]。研究者报告产生了超过4mm的磨牙关系纠正，其中骨性效应占22%。13%的覆盖减小与骨性改建有关。研究者认为在轻度成年骨性Ⅱ类错𬌗患者中，固定功能性矫治器可以作为正颌手术以外的非侵入性治疗方案。报道涉及的有重要意义的髁突和关节窝重建皆基于MRI和头影测量检查。尽管这些结果振奋人心，但是在成人中不做正颌手术仅用矫治器改变骨骼形态的能力是有限的，且治疗效果与正畸掩饰性治疗类似。成年患者使用功能性矫治器适应证有限，仅在睡眠呼吸暂停综合征患者中适用，功能性矫治器主要应用于儿童及青少年。

生长模式

生长改变的预测同生长发育时间的预测一样，都具有复杂性。面部生长型、生长方向和生长量的预测也有一定的局限性。大量的研究可以做出如下预测结果：

- 横向和纵向生长发育研究：以下分析，尤其在北美，包括Bolton bruth[23]、Michigan[24]及Burlingron[25]的生长研究，提供了非常宝贵的正畸学标准数据。他们基于庞大的样本，包含不同年龄、性别、咬合关系、骨性关系和不同种族。但是平均的改变，并没有考虑个体差异。这些研究结果[26-27]被用于预测平均改变，由于个体差异而无法做到个体预测的精确。目前，骨骼成熟提前以及生长发育的增加也表现在面部生长、身高和体重上。
- 纵向研究：通地连续头影测量片稳定结构的重合来确立生长型[28]，可提示生长的方向。但是，过去和未来的生长之间的联系被证明非常微弱[29]。
- 度量方法：Björk提出单纯使用头影测量预测未来的生长型。这种方法被证明是无效的。
- 结构方法：Björk[28]提出7个联合形态学特征，并认为这些特征可以作为向前或向后旋转生长的指标。这些标志包括髁突头倾度、下牙根管的弯度、下颌骨下缘的形状、下颌骨联合的倾度、磨牙轴倾角、切牙轴倾角和前下面高。研究表明这些特征出现的越多，预测精确性越高。然而，Ari-Vivo和Wisth认为只有的极端旋转状态下才能预测到生长型；更多微小的变化并不能被辨识。其他更深入的研究也证实了这种方法的局限性[30-31]。在一个回顾性研究中，并未发现使用双𬌗垫矫治器治疗期间下颌骨下缘形状、骨骼和牙齿改善之间的联系[32]。下颌骨下缘的凹凸程度，即Björk提出的可预测下颌骨生长型的形态学特征之一，也显示与治疗结果之间并无联系。

然而，向后旋转生长型对于功能性矫治器治疗的反应不如向前旋转生长型好，其特征为覆𬌗较深、前下部面高较低、眼耳平面－下颌平面角较小。通过预测生长型进行生长改良治疗反应预估的准确性有限。未来，三维影像手段包括CBCT（锥形束CT）可以获得更详细的形态和体积指标，用于评估下颌骨形状、大小及生长改良效果[33]。

垂直骨面型

在以往前瞻性和回顾性研究中，均描述了功能性矫治器治疗前的骨面型和咬合与功能性矫治器治疗效果之间的联系。骨骼大小，包括下颌骨长度、下颌升支高度、后前面高比、颅底长度和咬合预测，主要是覆𬌗深度等指标都与治疗成功相关[34-35]。然而，这些相关性并未形成统一的认识。

功能性矫治器通常应用于前下面高较低的患者。然而，大量有关早期治疗的研究并未报告垂直骨面型的改变[15, 36]，在功能性矫治中面高增加，其原因是加速生长和𬌗平面引导的作用，𬌗平面向前下倾斜。Illing 等[37]报告了在青春前期使用双𬌗垫矫治器治疗，前下面高增加 4.2mm。上下颌骨平面角（MMPA）微量增加，Yaqoob 等[38]发现改变量小于 0.65°。MMPA 角变化不明显，也反映了治疗期间髁突长度增长和后牙萌出引起后面高的增长。

研究都不能证明垂直骨面型对咬合或骨性改变的影响。关联性差可能与病例选择偏倚相关，例如：医生很少选择高角病例进行功能矫治；因此，可能导致垂直向明显增加的案例并未纳入治疗和研究[39-40]。前瞻性研究也有相似的发现[41-43]。Fleming 等[40]在双𬌗垫矫治器的研究中，MMPA 略微减小（25.2°），可能反映回顾性研究的选择偏好和理念。许多案例中，垂直性高度增加并不是双𬌗垫矫治器引起，可能是本身垂直向生长带来。因此，无法得出两者具有相关性的结论。在前瞻性研究中，为了评估垂直向不调对 Twin Block 治疗效果的影响，病例纳入应不考虑垂直骨面型的因素。

Franchi 和 Baccetti[42]基于前瞻性研究提出了下颌骨形状，特别是 Co-Go-Me 角，可预测口外弓和 Herbst 矫治器治疗时软硬组织的变化。Co-Go-Me 角超过 123° 时，不太可能产生理想的治疗效果。这个指标提供了垂直和矢状向骨性差异的评估。然而在更近期的短期跟踪回顾性研究中，没有观察到相关性数值和临界值，因此无法确认其中的联系[40]。

前后向骨面型

下颌骨的前后向（A-P）变化显示与初始颌骨间差异程度[40]及 SNB 值正相关[41]，SNB 值较小者相较于 SNB 值较大者的增长更多。这个发现可能反映了在明显的骨性差异中对骨性改变有更高的要求。大多数研究显示矫治期间颏前点前移 1~3mm。Baccetti 等[43]在前瞻性研究中使用 Herbst 矫治器，经过两期治疗，颏前点可前移 2.7mm。Harrison 等[44]通过 Meta 分析发现与未治疗对照组相比，早期功能性矫治 ANB 值可平均改进 1.35°；在青少年中，治疗组和未治疗组相比，平均差异增至 2.27°。

横向骨骼异常

大多数功能性矫治器能够造成一定程度的横向矫正。固定功能性矫治器（例如 Herbst 矫治器）可以同时快速腭扩大。活动功能性矫治器主要依靠腭中缝扩弓器或扩弓簧（如 coffin spring）通过倾斜移动获得横向改变。腭中缝横向扩弓器通常在开始治疗即开始加力，每周 0.2~0.5mm 的速度推进，每周转扩弓器 1~2 次（图 4.2）。

扩弓用于已存在的后牙宽度不调和继发于治疗Ⅱ类错𬌗（矢状向不调）下颌前移导致的后牙区宽度不调，这是因为下颌牙弓宽的部位前移与上颌相对应。牙弓宽的部位前移导致的反𬌗。某些活动功能性矫治器，特别是整体型矫治器的树脂基托覆盖切牙，不能进行横向的矫治。因此，这些矫治器使用之前，可以使用活动装置进行初步扩弓。

临床比较少见的情况是功能性矫治器可矫正由创伤或颅面异常造成的不对称发育畸形，例如半侧颜面发育不良。混合式矫治器可以用于前移患侧下颌骨，同时允许同侧后牙萌出，通过牙和牙槽骨改变来纠正倾斜的𬌗平面（图 4.3）[45]。

咬合特征

咬合特征包括深覆𬌗和深覆盖，它们都与治疗效果密切相关。然而，这仅反应已存在的问题程度，治疗目的是尽可能减小覆盖。对于Ⅱ类1分类的切牙关系，功能性矫治器主要用于治疗覆盖超过7mm的病例。通常认为在覆盖不是很大的病例中，没有必要使用功能性矫治器，以免造成过度复杂的治疗和延长治疗时间。此外，功能性矫治器的使用不仅局限于Ⅱ类1分类病例，也可以治疗切牙关系为Ⅱ类2分类，特别是同时需要纠正磨牙关系时使用[46]。为了获得较好的治疗效果，需要同时或提前进行上颌舌倾切牙的去代偿，可以使用固定矫治器或功能性矫治器的固有组件进行治疗。

深覆𬌗治疗成功率比较高，可能与前下面高小，相关的肌肉型和软组织行为有关。在这些案例中使用功能性矫治器达到下颌骨前伸的姿势位、咬合接触分离的作用[41]，允许全面和及时地表达下颌骨生长以促进咬合和骨骼纠正。使用双𬌗垫矫治器时，考虑到患者的舒适度，在𬌗垫（6~7mm）充分打开覆𬌗时，切牙区垂直向开口度可以不额外增加，这样患者有较高的舒适度。

大多数前瞻性研究认为，牙性因素和骨性因素对深覆盖矫治的贡献比例大约是2∶1，医生希望通过限制牙性改变来增加骨性改变的部分。因此，功能性矫治器改良防止上颌切牙舌倾或下颌切牙唇倾，例如，上颌切牙转矩指簧和下颌切牙帽的设计。然而，这些矫治器改良的是否有效的证具却很少。在一些病例中，使切牙有目的移动是合理的，如图中患者本身有牙不调问题（图4.4）。

软组织

面型和功能之间相互联系，其但中的因果关系不清楚。遗传因素决定的面部骨骼形态；影响面部肌肉系统的形态及张力。然而，强大的肌肉系统反过来也可能影响面型[47-48]。

动物研究显示，口面部肌肉系统改建可引起下颌骨形态的显著改变[49-52]。此外，咬合力强常发生在面下高度较低的个体，相反面下高度较高的个体咬合力减弱。与正常面高个体相比，面下高度较低的个体Ⅱ型肌纤维含量增加，而高角型个体中Ⅱ型肌纤维数量和大小均降低[53]。然而，口面部肌肉系统有一定的适应能力，可能受功能刺激影响而发生肌纤维类型的转变，例如功能性矫治器[54]改变颌骨位置引起肌肉收缩能力改变[55]。

在欧洲，肌功能治疗的早期应用对于减轻异常神经肌肉行为的效果受到关注，错𬌗畸形发生和发展可能与肌肉行为和口腔功能相关。Van Dyck等[56]通过对22例年龄介于7~11岁的儿童进行研究发现，舌上抬与姿势训练可以略微改善开𬌗，增加覆𬌗。但未提及语音和横向的改变。功能性矫治器对于咬合力的影响尚不明确[57]。研究发现患者在戴用Andreasen矫治器9个月后，磨牙和切牙区域咬合力值的减弱。Schwarz肌激动器[58]的研究证实，较小的最初咬合力与增强的牙和骨对矫治器治疗反应之间的联系。研究者将这些不同的影响归因于厚而强的肌肉系统对于下颌前移产生比较大的阻力。相反，薄弱的肌肉可能提供更强的生长刺激适应性。然而，通过连续12个月追踪，发现在最初咬合力量较低的组牙和牙槽骨的复发较多[59]。由于测量咬合力量和咀嚼肌活动存在方法上的困难，产生了这些矛盾的数据，在适应证以及对功能性矫治器治疗的反应方面仍然需要进一步研究。

颌骨肌肉的倾斜度与面部垂直向生长有关。低面下高的肌肉型可能更为垂直向；收缩的效果可能限制垂直向的增长，有利于前部而非后部的旋转生长。肌肉型和行为特征可能对高角型患者的功能性矫治效果有影响，因为功能性矫治器依赖于下颌骨前伸姿势位，改变肌肉纤维定位和肌肉收缩发挥牙性和骨性效应。

患者依从性

功能性矫治器治疗可能影响口腔健康相关的生活质量。在前瞻性研究中记录了使用口外弓治疗中可能出现这类的损害[60]。患者依从性保证最佳治疗结果的实现。功能性矫治器主要在青少年时期使用，矫治器的依从性要求不尽相同，患者并不完全依从医生，或不能完全理解治疗的必要性和潜在益处。治疗动机常常来自于父母、同伴或医生等外界因素。固定式功能性矫治器不能自行摘除，与可摘式功能性矫治器相比，患者依从性提高，治疗时间缩短。

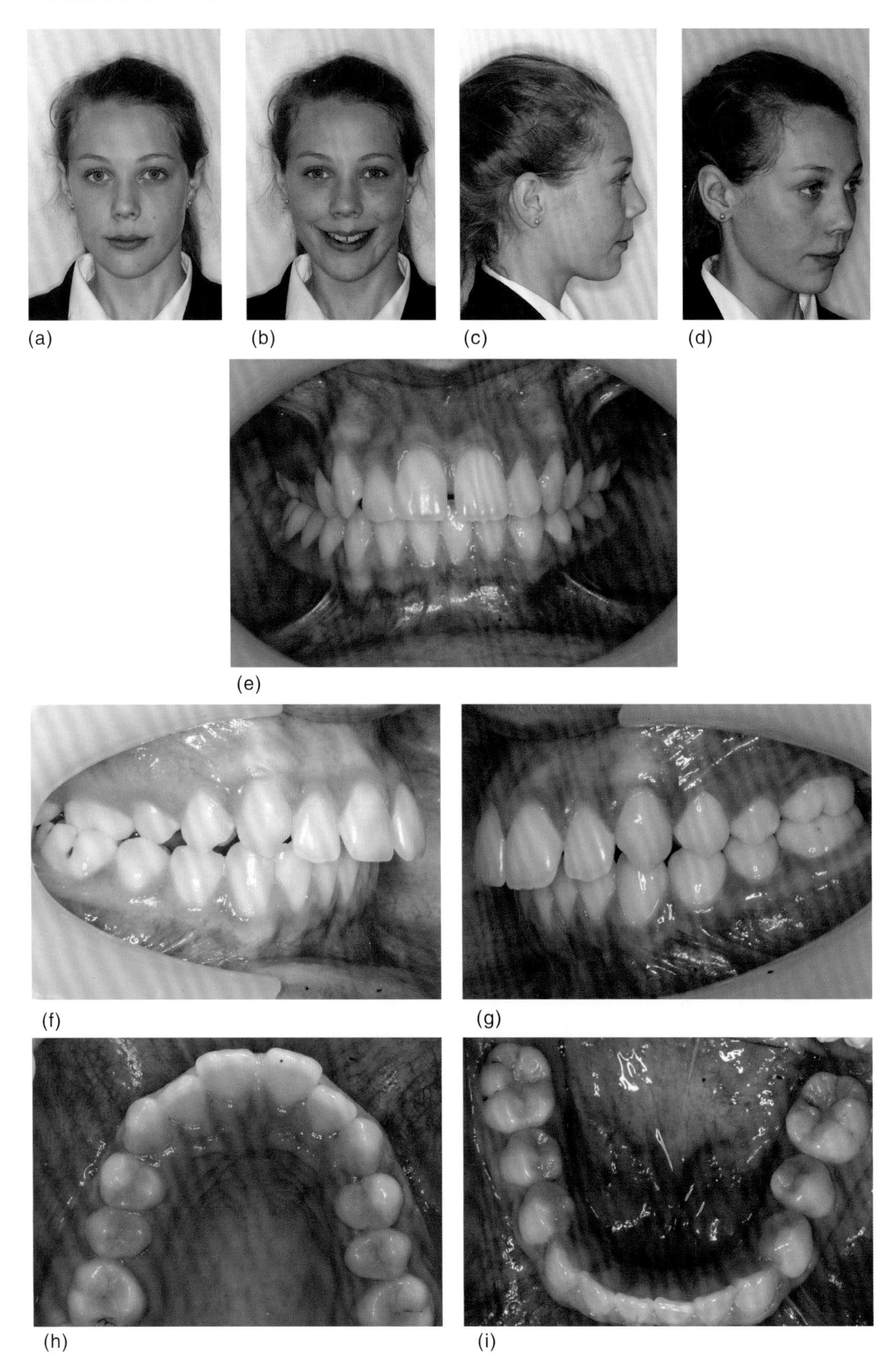

图 4.2 12 岁女性患者骨Ⅱ类，安氏Ⅱ类。错殆情况复杂，深覆盖 8mm，上下前牙列排列不齐且伴随单侧后牙反殆（a~i）。使用改良双殆垫矫治器治疗 9 个月改善Ⅱ类咬合关系。同时扩大上颌牙弓解决横向关系不调（j~l）。依然存在反殆趋势，这将在随后的固定矫治阶段解决（m~o）。主动矫治的总时间为 20 个月。上牙弓使用 Hawley 保持器联合上下牙弓的固定舌侧丝保持（p~x）

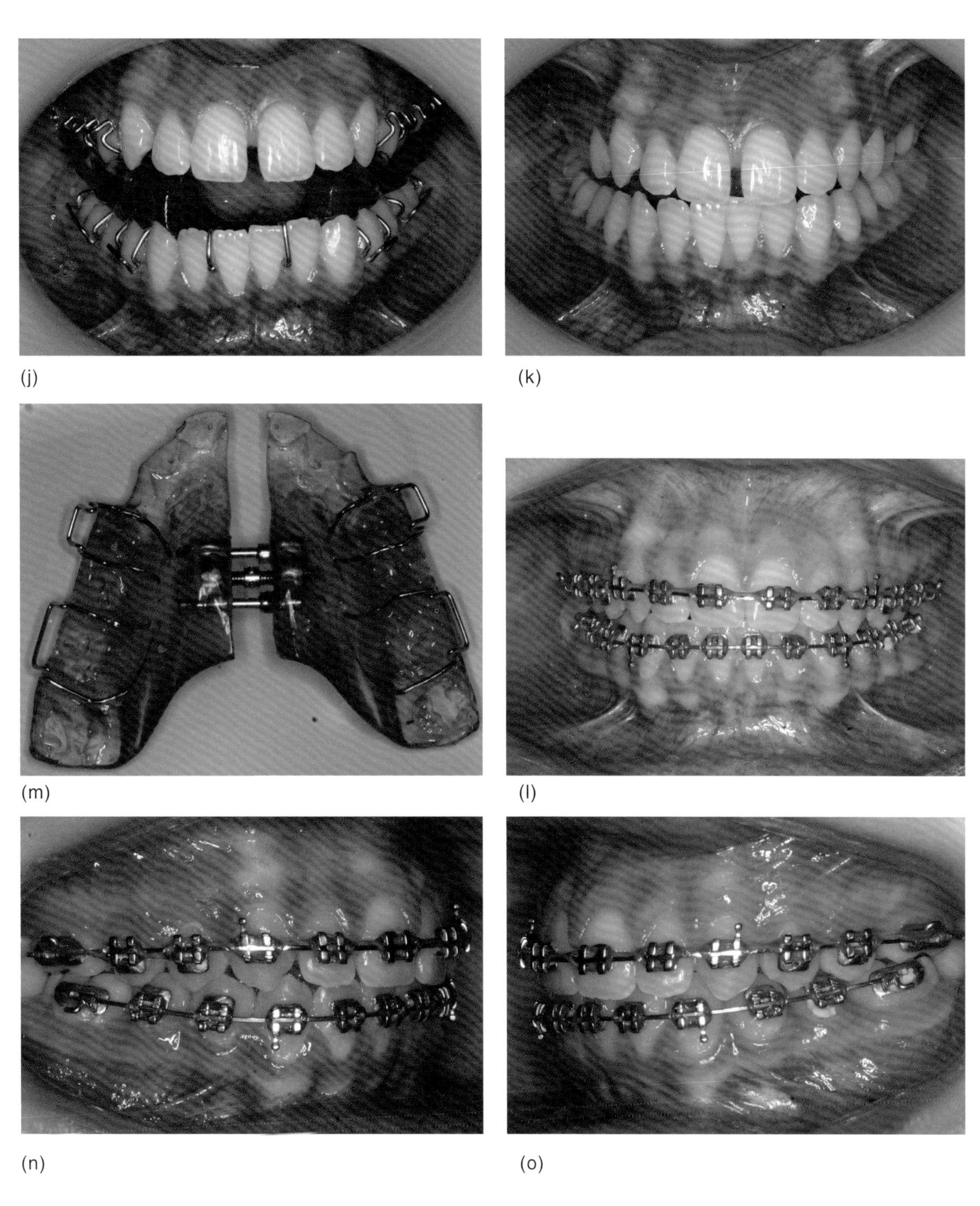

(j) (k) (m) (l) (n) (o)

图 4.2　（续）

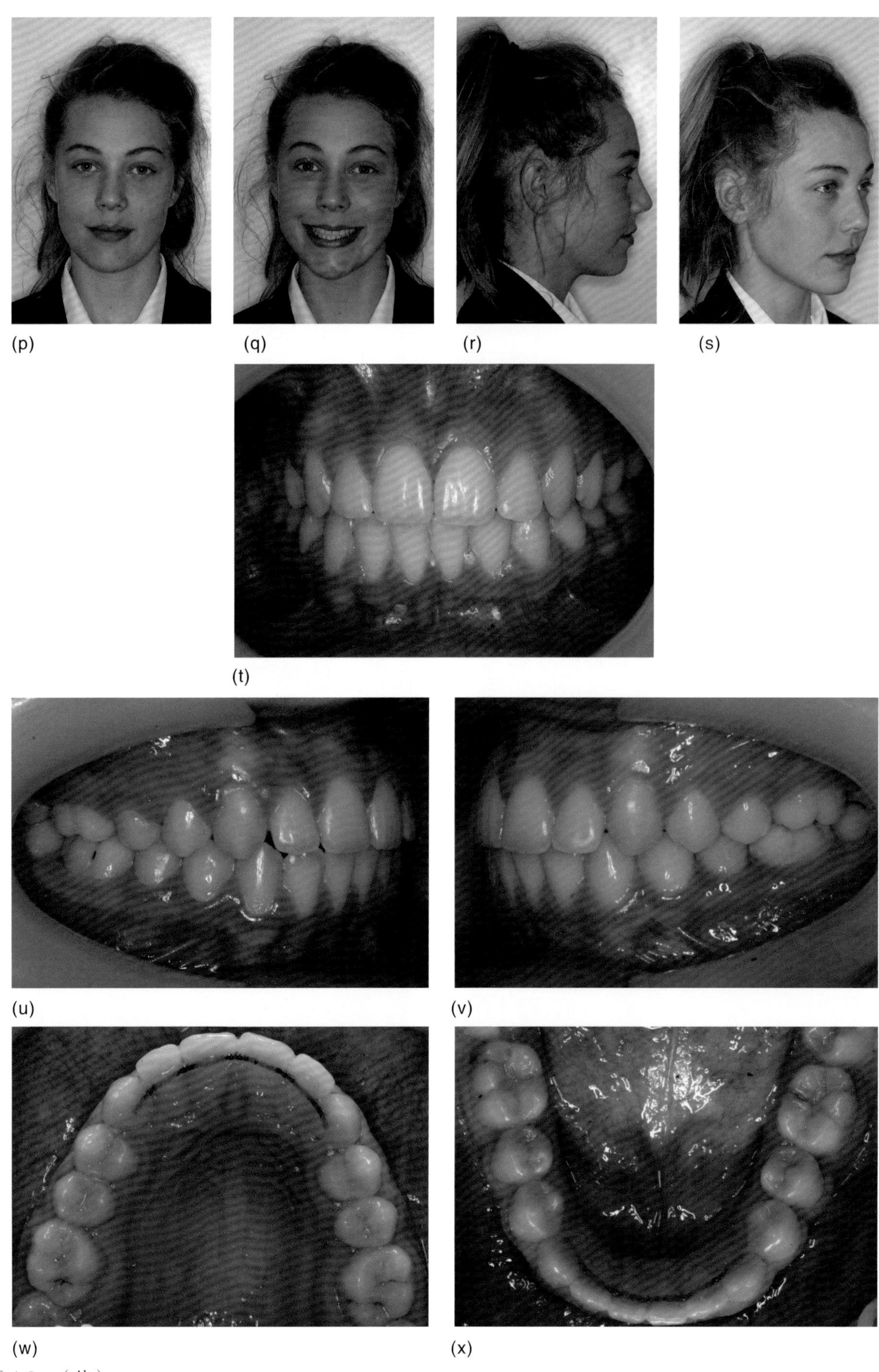

图 4.2 （续）

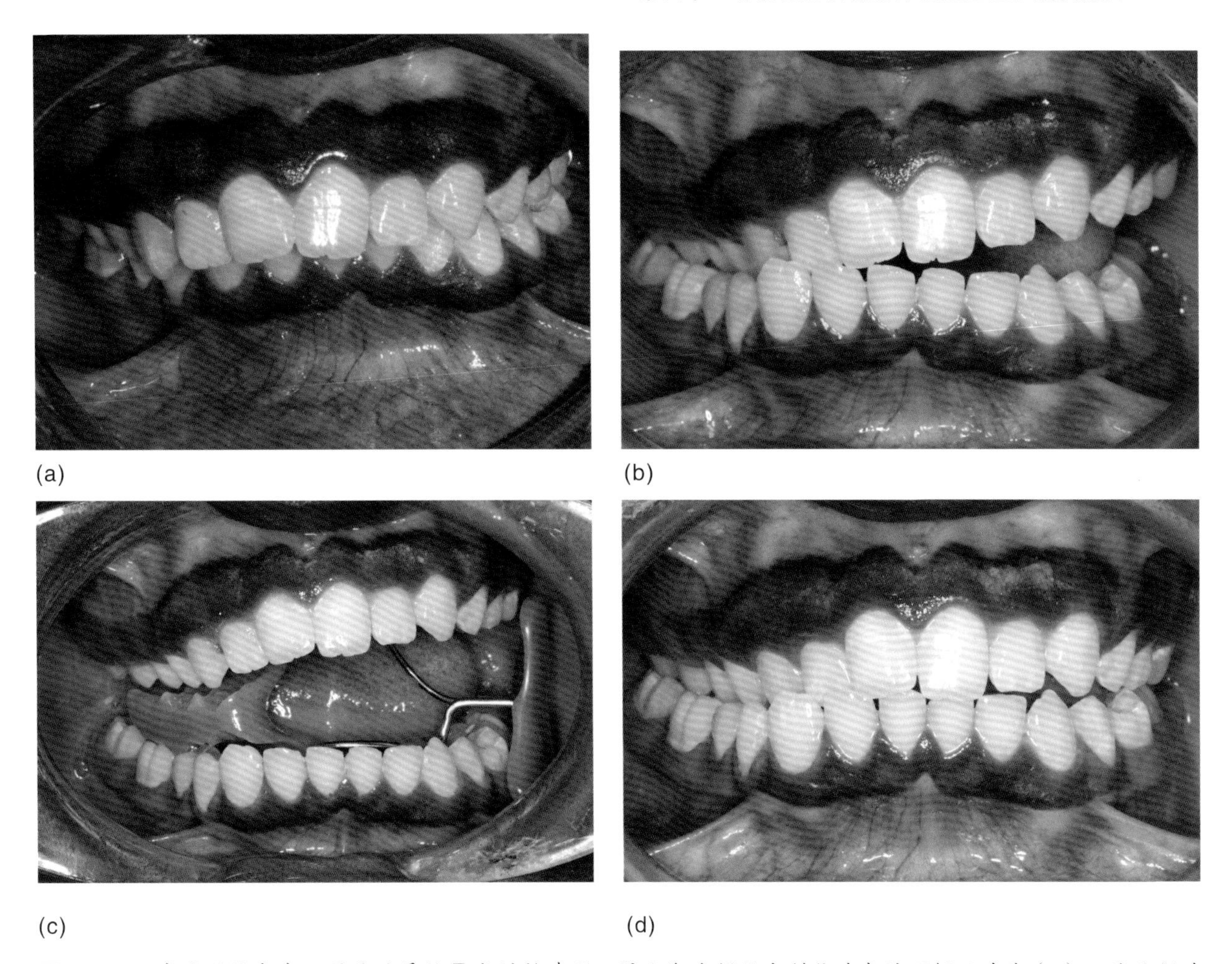

图 4.3　12 岁的男性患者，严重的骨性Ⅱ类错𬌗畸形，婴儿期左侧髁突创伤造成的下颌不对称（a）。这已经造成了上颌的倾斜；同时开口受限（见第十一章）。他在青春期接受了下颌骨牵张成骨治疗骨性Ⅱ类错𬌗畸形和下颌不对称，左侧下颌升支长度增加同时患侧明显开𬌗（b）。覆盖右侧咬合面的混合式矫治器用于矫治Ⅱ类错𬌗，同时促进上颌左侧牙列的垂直向生长。矫治器仅右侧有𬌗板，而左侧空开（c,d），随后使用固定矫治器解决颊侧咬合问题

患者可自行摘戴的矫治器可能是间歇性或偶尔佩戴，错𬌗矫治的总时间可能会增加。

Herbst 矫治器与双𬌗垫矫治器的随机对照研究发现，固定式功能性矫治器治疗失败率为 13%[65]。然而，可摘式功能性矫治器的主动治疗时间普遍较长，平均戴用时间为 11.2 个月，而 Herbst 矫治器的平均治疗时间为 5.81 个月。在双𬌗垫矫治器治疗的患者中，有 1/3 的患者未完成治疗。Read 等[62]报告固定式双𬌗垫矫治器，平均治疗时间为 5.1 个月，不依从率为 6%。

评估可摘式功能性矫治器的佩戴比较复杂。Sahm 等[63]在 Bionator 矫治器治疗中使用了微电子监控发现对于正畸医生所要求的佩戴时间，实际可达到 50% ~60% 的水平。此外，Tulloch 等[36]报道依从性和治疗效果并无联系。依从性以患者报告的戴用矫治器情况和临床医生主观估计来衡量。在最近的对于 Hawley 保持器和功能性矫治器持续戴用时间、戴用模式的分析发现个体间存在差异和变化，在长达 18 个月的观察期内平均每天戴用 7h[64]。

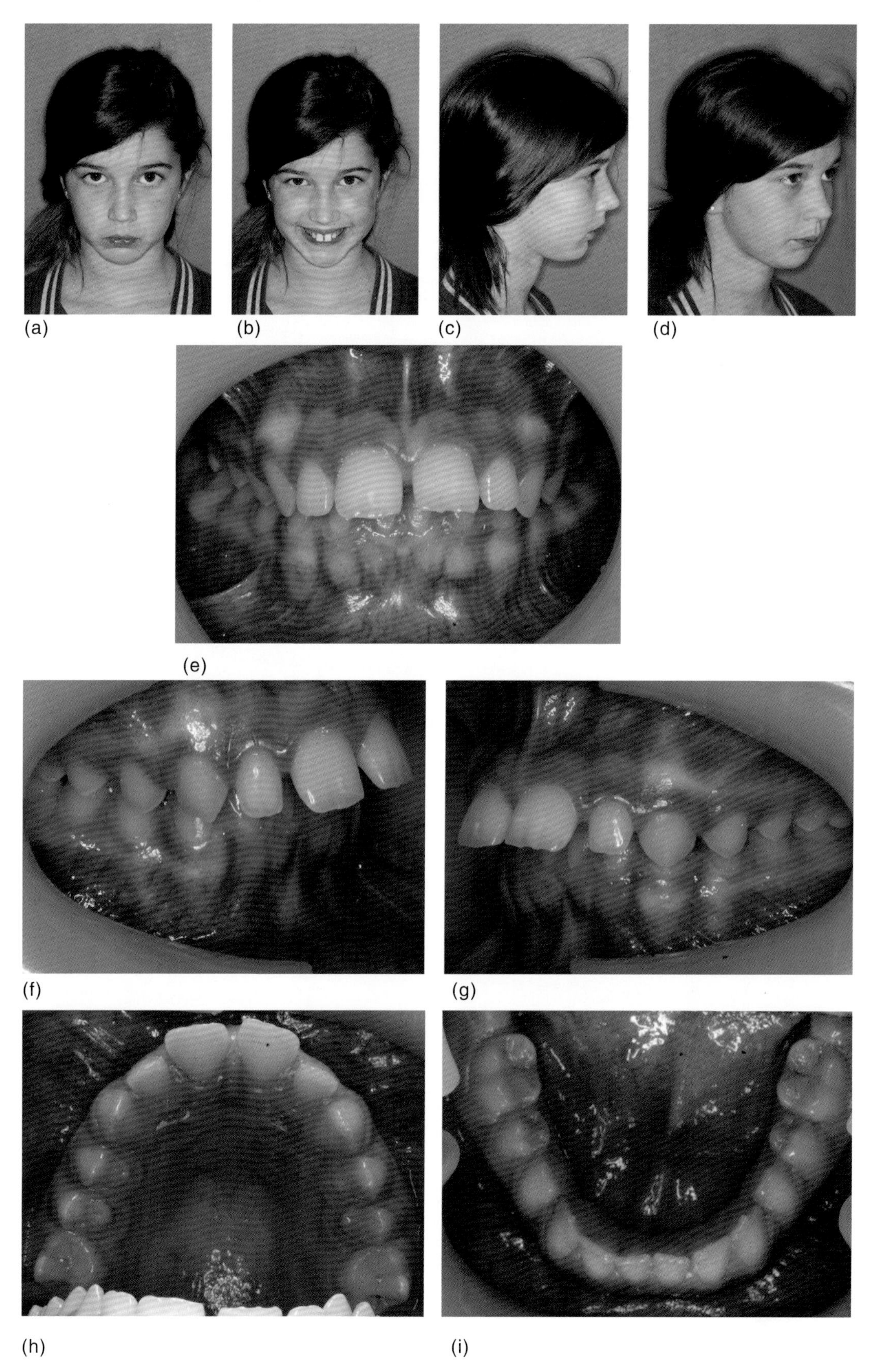

图 4.4 11 岁的女性患者，覆盖 12mm。磨牙关系为双侧Ⅱ类。上切牙间隙并且唇倾，与颌平面夹角 125°，下唇卷缩（a~i）。使用改良双粭垫矫治器矫治牙和骨的Ⅱ类关系。上颌唇弓以促进上切牙直立。唇弓加力与切牙腭侧基托调磨相结合（j~t）。深覆盖的纠正是骨和牙 – 牙槽骨的联合作用结果（u~ac）

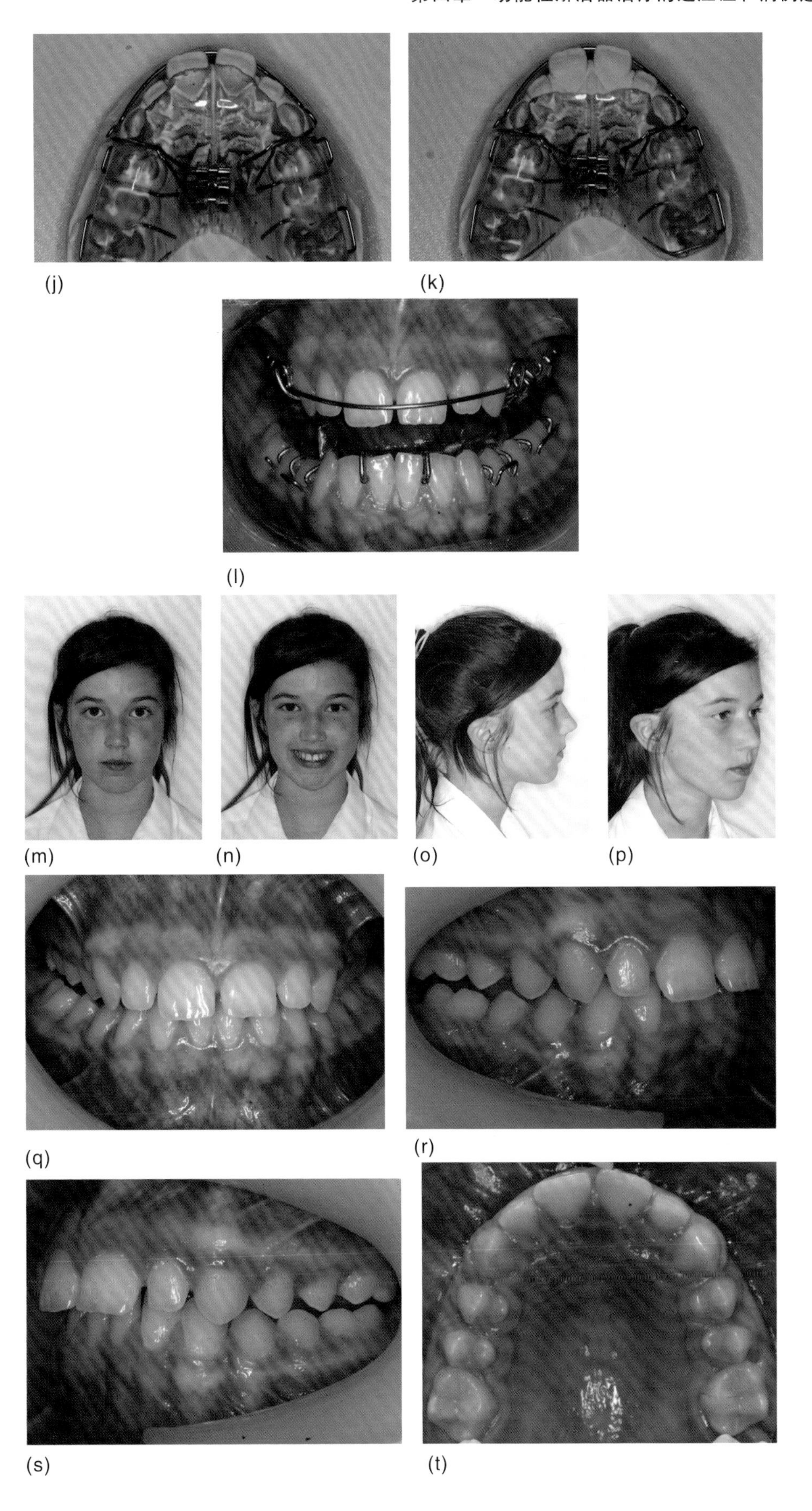

图 4.4　（续）

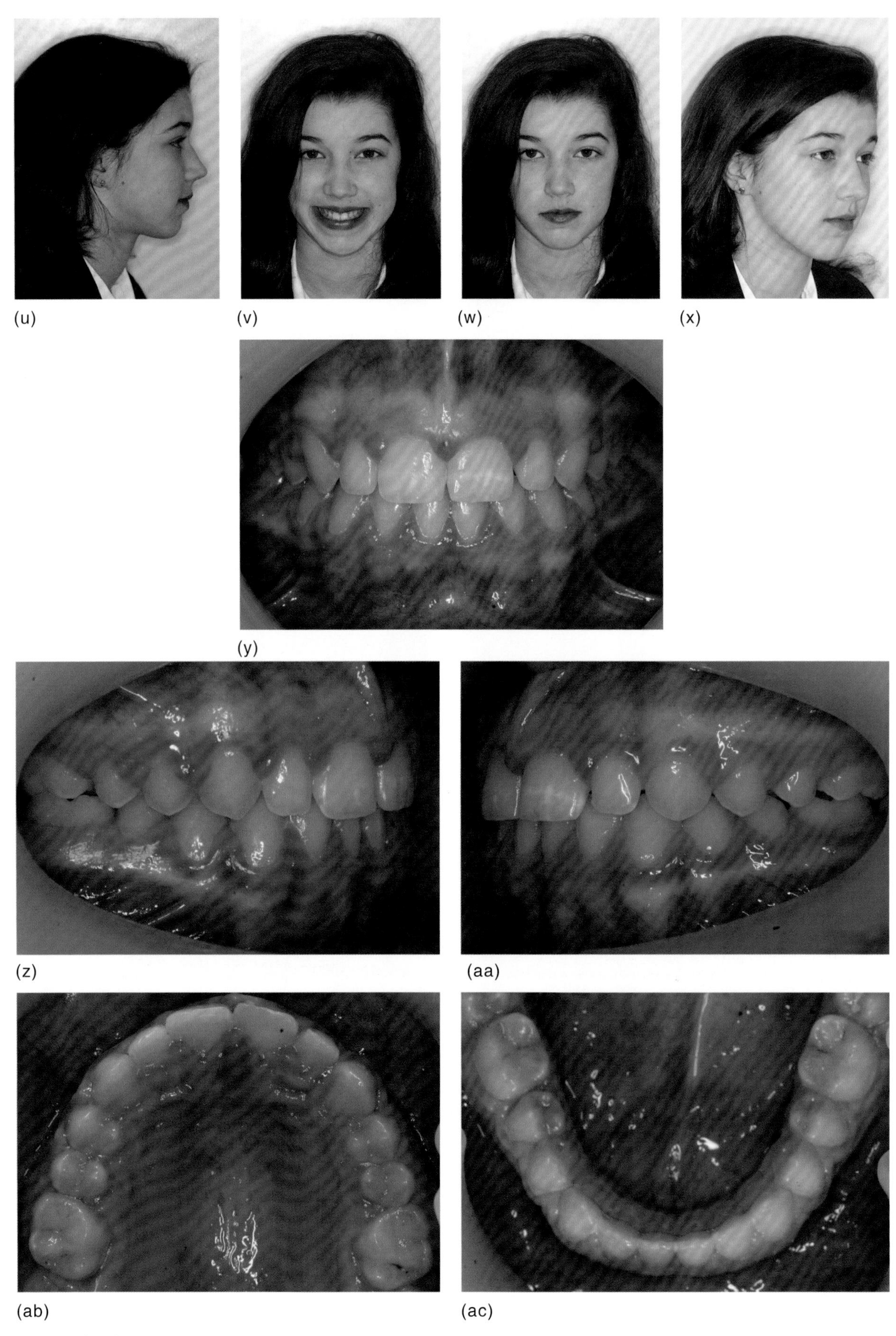

图 4.4 （续）

女性和交过费的人坚持戴用保持器的情况更好。在活动式功能性矫治器的前瞻性研究中，Tsomos 等[66]报告尽管在积极治疗时期规定戴用 14h，患者每天的戴用时间仍短于 9h。然而，在保持期医生规定患者每天戴用矫治器 8h，患者平均戴用时间每天可超过 9h。年龄小的患者依从更好，未发现性别与依从性之间的联系。在功能性矫治器治疗期间，患者的主观介入和矫治效果的出现，如强调深覆盖的改善是较好的激励手段[66]。

特殊矫治器的适应证

地域趋向性和个人偏好影响矫治器的设计，功能性矫治器的选择和特殊改良主要为治疗不同的骨性错𬌗畸形。前下面高较高和浅覆𬌗的高角型病例，通过矫治器限制上颌骨后部垂直向生长，达到限制后部旋转生长和面下高的增加的趋势（图 4.5，图 4.6）。这种“肌激动器效应”可使用力线方向通过上颌骨阻力中心的高位牵引头帽实现，阻力中心位于上颌前磨牙牙根之间。van Beek 和 Teuscher 矫治器可与头帽联合使用产生这种效果。很多研究评估了这些矫治器的优点，但许多研究缺乏未治疗或阳性对照。有研究对比 van Beek 治疗组、Herbst 矫治器或肌激动器治疗组，发现咬合及面部改变基本相同。van Beek- 联合头帽可减轻上颌前突，而其他组出现更多的下颌骨前移，这也反映附加头帽的限制上颌发育作用。然而，这个研究缺乏参与者一致的基准线，在肌激动器组涉及个体垂直生长（平均 MMPA 值为 39°）。对头帽 - 肌激动器治疗组和未治疗组进行回顾性研究，肌激动器组中的咬合矫治伴随着平均 3.9mm 的前下面高增长；在对照组中相似的增长仅有 1.3mm[67]。在一个临床对照研究中，对比联合使用头帽或不使用头帽的双𬌗垫矫治器的治疗效果，发现头帽的主要效果是使上切牙内收而非控制前面部垂直高度[68]。

很多矫治器的改良，更有利于控制垂直向生长，如双𬌗垫矫治器、Bionator 矫治器[69]或 Herbst 矫治器都有改良型。在高角型病例提倡使用改良型双𬌗垫矫治器，通过覆盖后牙区来阻止末端磨牙萌出和转矩指簧保持上颌切牙理想的根转矩。也可以联合使用头帽进行垂直向控制。一项前瞻性研究中证实[70]，使用改良矫治器后，前下面高和全面高比例的增长减少，尽管这个组全面高相对未联合头帽组有相对较大的增长（6.2mm 比 4.9mm）。

正畸矫治控制垂直向面部生长的能力有限，容易造成垂直向面高增加[71]。Ⅱ类错𬌗畸形中有明显骨不调或者面部垂直高度过大，则提示不能使用功能性矫治器而选用其他的方法纠正Ⅱ类关系。可以考虑拔牙矫治或者使用口外牵引，限制垂直方向的增加同时促进矢状错𬌗的矫正。

有利的牙颌面改变包括：前下面高减低，覆𬌗增加，牙齿的颊侧萌出和抑制切牙萌出。多种矫治器可以实现这一矫治目标，包括中部空开的肌激动器、双𬌗垫矫治器和固定功能性矫治器（图 4.7）。中部空开的肌激动器的塑料帽覆盖在下切牙区，起到引导下颌骨前移姿势位及限制下切牙萌出的作用（图 4.8）。

当 Spee 曲线过深时，后牙区可见明显的空开，后牙萌出最终减小深覆𬌗。Twin Block 矫治器减小覆𬌗的原理与此不同。Twin Block 是增加下前面高，下颌磨牙近中萌出和抑制切牙萌出。后牙区𬌗垫抑制下后牙的萌出。矫治器去除后，开𬌗逐渐关闭，巩固深覆𬌗减小的效果，改善牙尖交错咬合关系。矫治器的设计者提倡在治疗期间逐渐调磨上𬌗垫，减小后牙区的开𬌗[72]，最终达到去掉矫治器时有良好的牙尖交错咬合关系。

小　结

功能性矫治器正在全世界广泛的流行，应用于有深覆盖的生长发育期骨Ⅱ类患者，尤其在垂直方向上是均角或低角型病例显示最佳的疗效。而且，很多特殊设计的矫治器也可以应用于垂直向发育过大或者过小的患者。

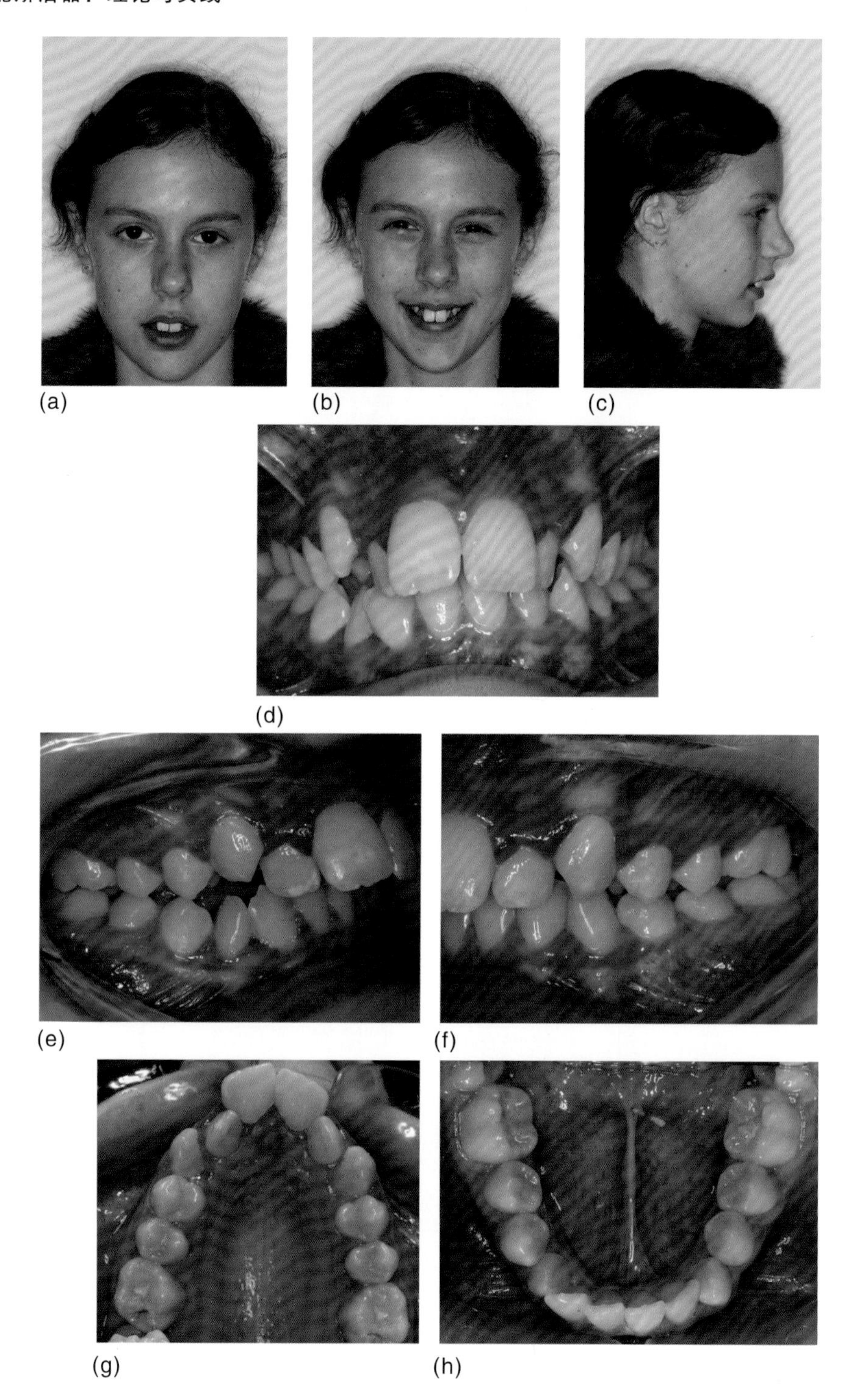

图 4.5 12 岁的女性患者，正畸医师诊断为深覆盖。从口外看，她有中度的骨性Ⅱ类错䅎伴较大的下前面高及 FMPA。自然状态下，开唇露齿，上切牙唇下暴露 6mm，微笑时暴露牙龈 3mm。上下颌牙列拥挤，覆盖为 12mm（a~h）。治疗目的包括：改善骨性Ⅱ类错䅎和切牙关系。避免面部垂直向增高，过度生长可能造成开唇露齿加重，而且从咬合角度来看，并不需要减小覆䅎。使用双䅎垫矫治器时，可能会出现垂直向进一步增高的风险，利用头帽来控制垂直向生长。既使用了头帽，垂直向进一步增长也很难控制。因此，在这个案例中使用了 Dynamax 矫治器联合矫形力头帽（i,j）。头帽限制颌骨垂直向生长，也可以限制下前面高的增加，头帽可以和多种特殊功能性矫治器联合使用，例如：Teuscher、van Beek、Dynamax 矫治器。使用 Dynamax 矫治器治疗了 9 个月，固定矫治器治疗拔除 4 个第二前磨牙以减轻牙列拥挤。功能性矫治器在固定矫治牙排齐阶段继续戴用，避免很多活动式功能性矫治器所要求的暂时稳定期（k~n）。固定矫治器治疗 18 个月排齐牙弓（o~q），关闭拔牙间隙并形成稳定的牙尖交错咬合，利于Ⅱ类䅎关系矫治的稳定。图 r~y 展示最终效果

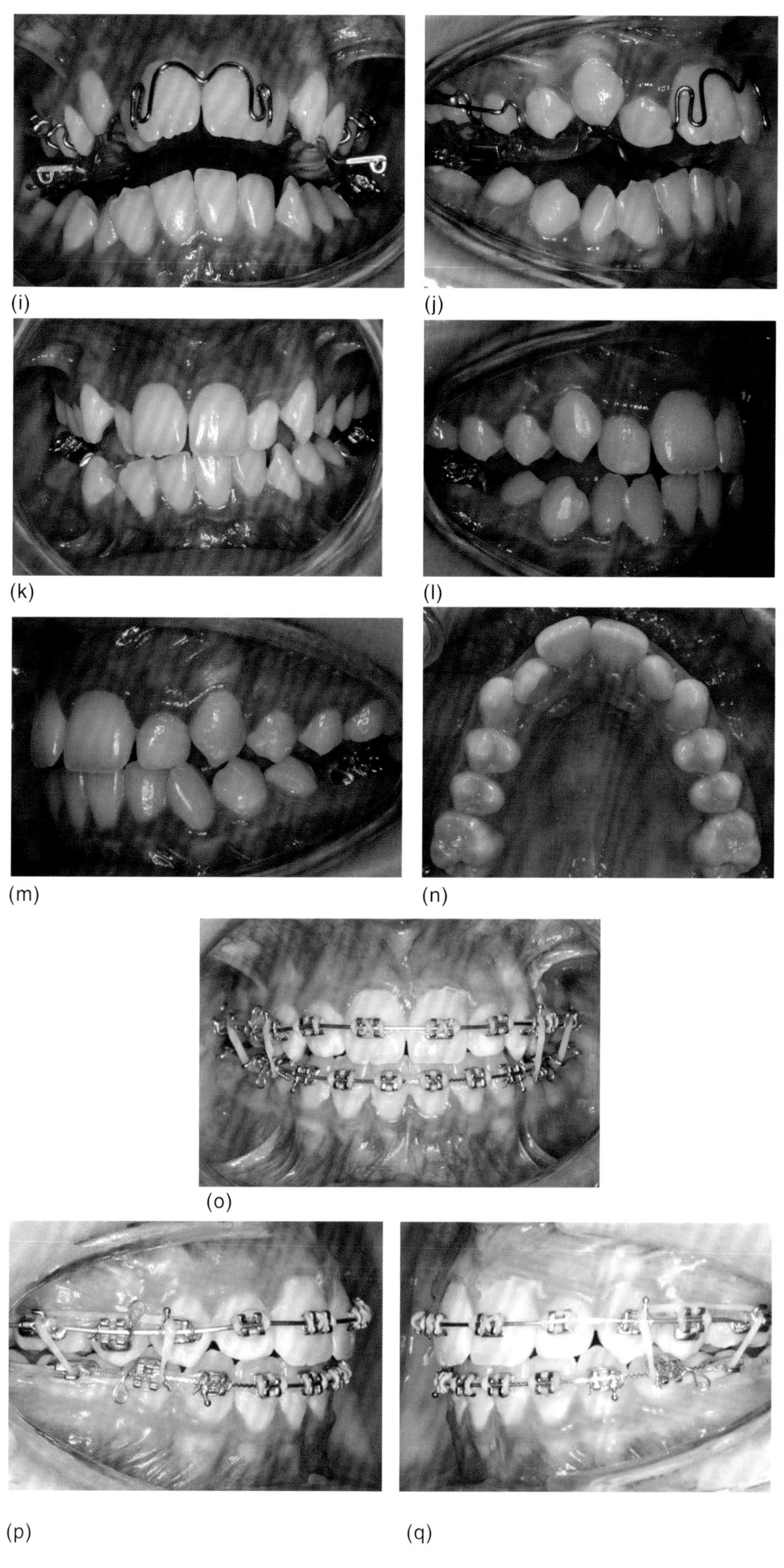

图 4.5　（续）

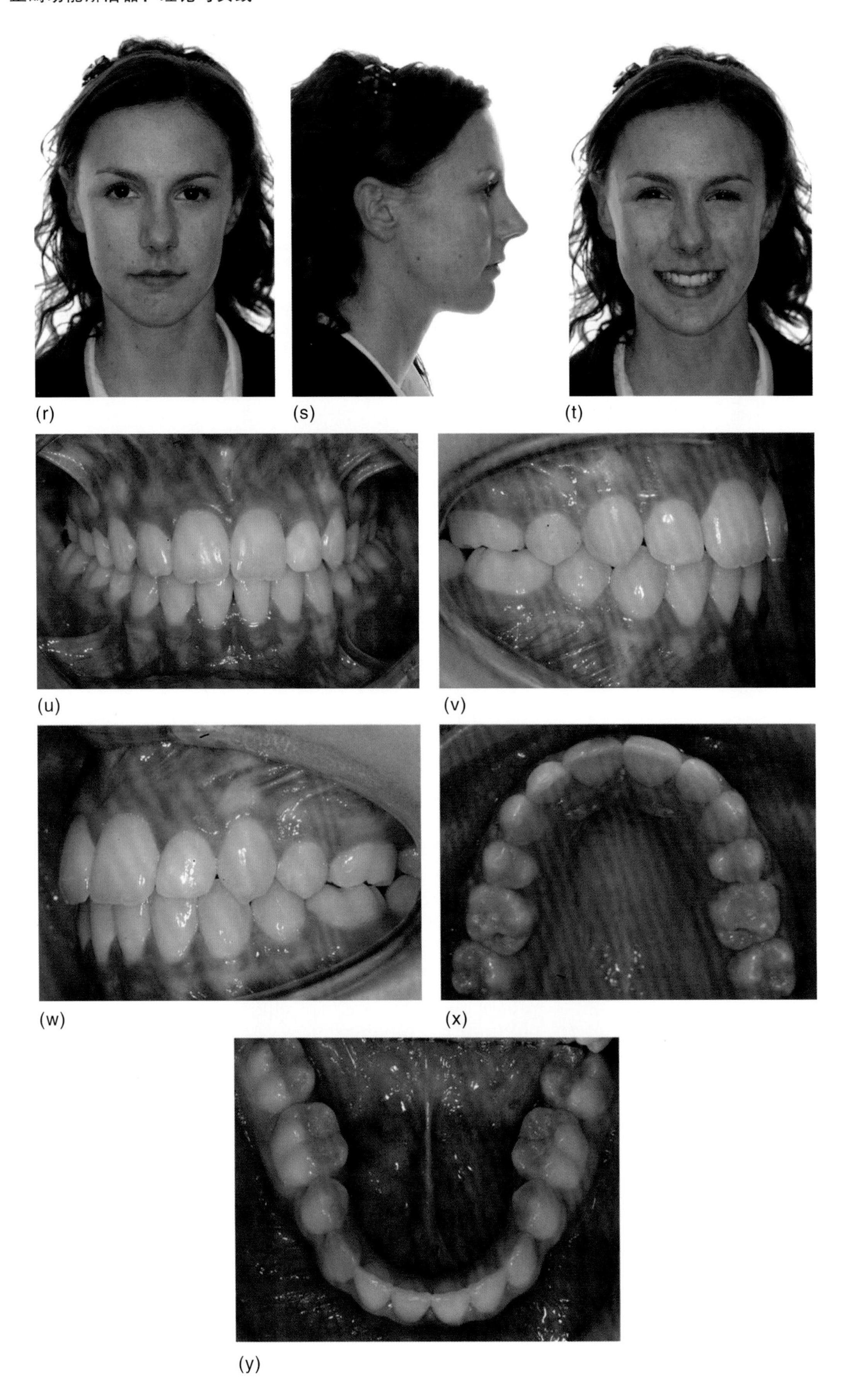

图 4.5 （续）

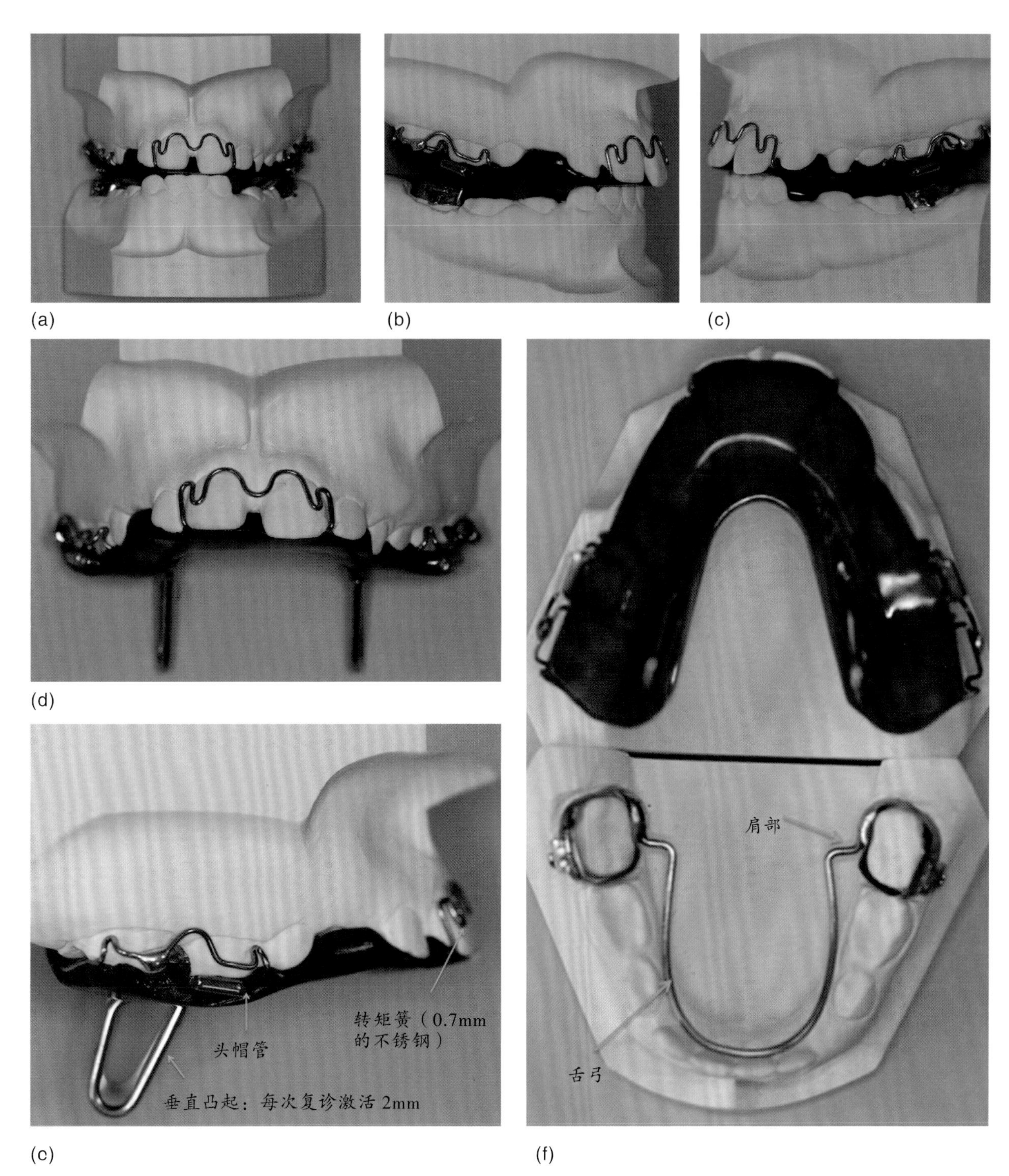

图 4.6　dynamax 矫治器（a~f）包括：改良的下颌舌弓，这个舌弓有一个台阶，接触上颌的垂直突出部分。下颌前移 3~4mm，从而引起神经肌肉反射。垂直突每 2 个月增加约 2mm，Ⅱ类错船逐渐纠正。上颌组件包括在上颌中切牙处用 0.7mm 的不锈钢丝弯制转矩簧，限制不期望的切牙内倾，因此可促进下颌最大程度的向前发育。上颌中线处的钢丝用来水平向的扩展，病例治疗的开始即开始加力。上颌的装置还包括 1 层 1mm 厚后牙粭垫，以打开咬合，促进矢状向的矫正。通过限制垂直打开，上颌垂直向的生长限制理论上能促进下颌生长，减少下颌后下旋转。尽管只有很少的证据支持，但头帽的使用能对上颌垂直向生长控制有额外的作用

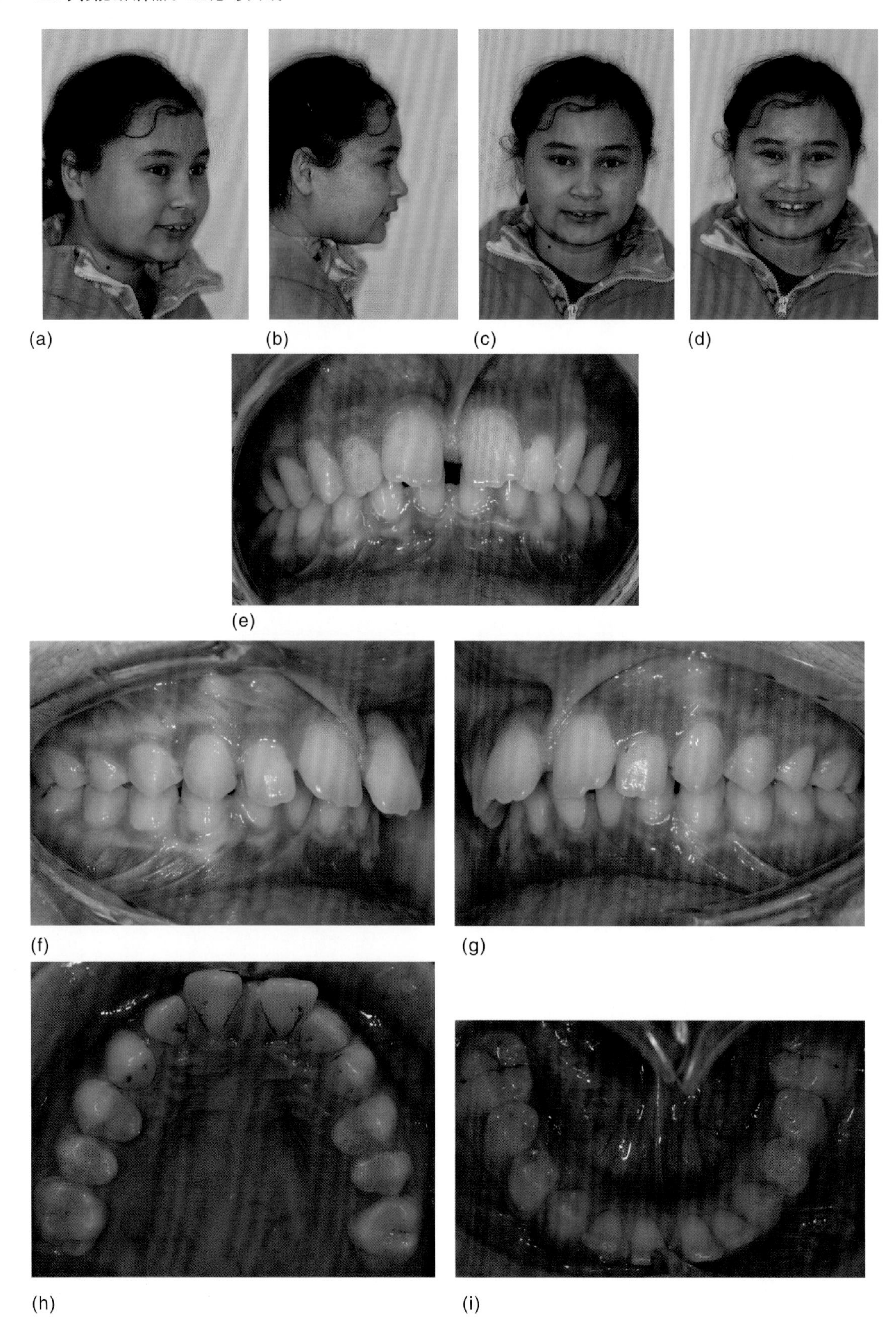

图 4.7 牙列散在间隙和上，下切牙唇倾，下中切牙与下颌平面角度达 113°（a~i）。使用改良 Twin Block 矫治器纠正Ⅱ类错殆，打开咬合。在下颌部分，片段固定矫治器与功能性矫治器联合直立下切牙，去代偿促进Ⅱ类错殆最大程度的骨矫正（j）。最后，经过 12 个月的固定矫治精细调整咬合（k~s）

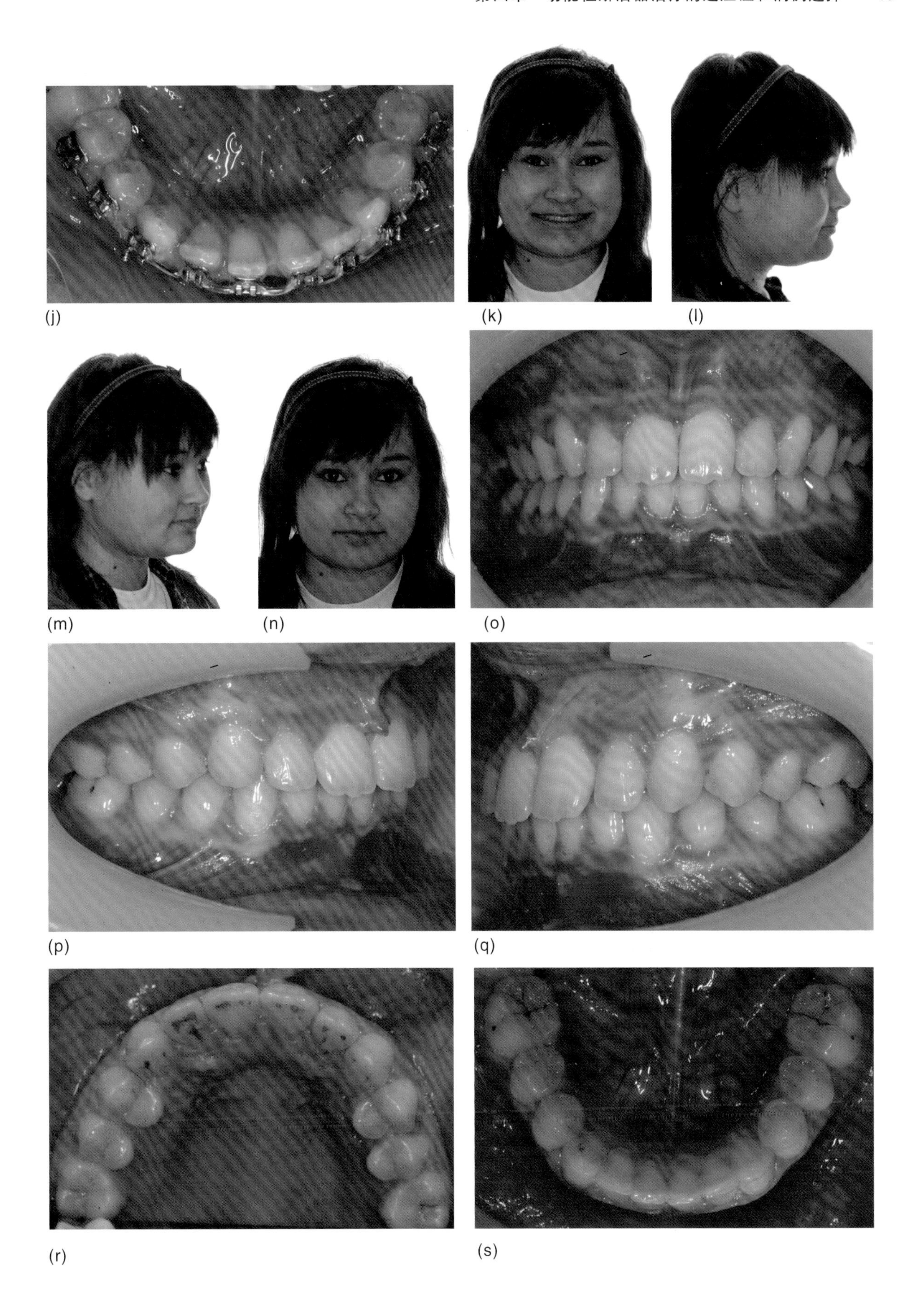

图 4.7　（续）

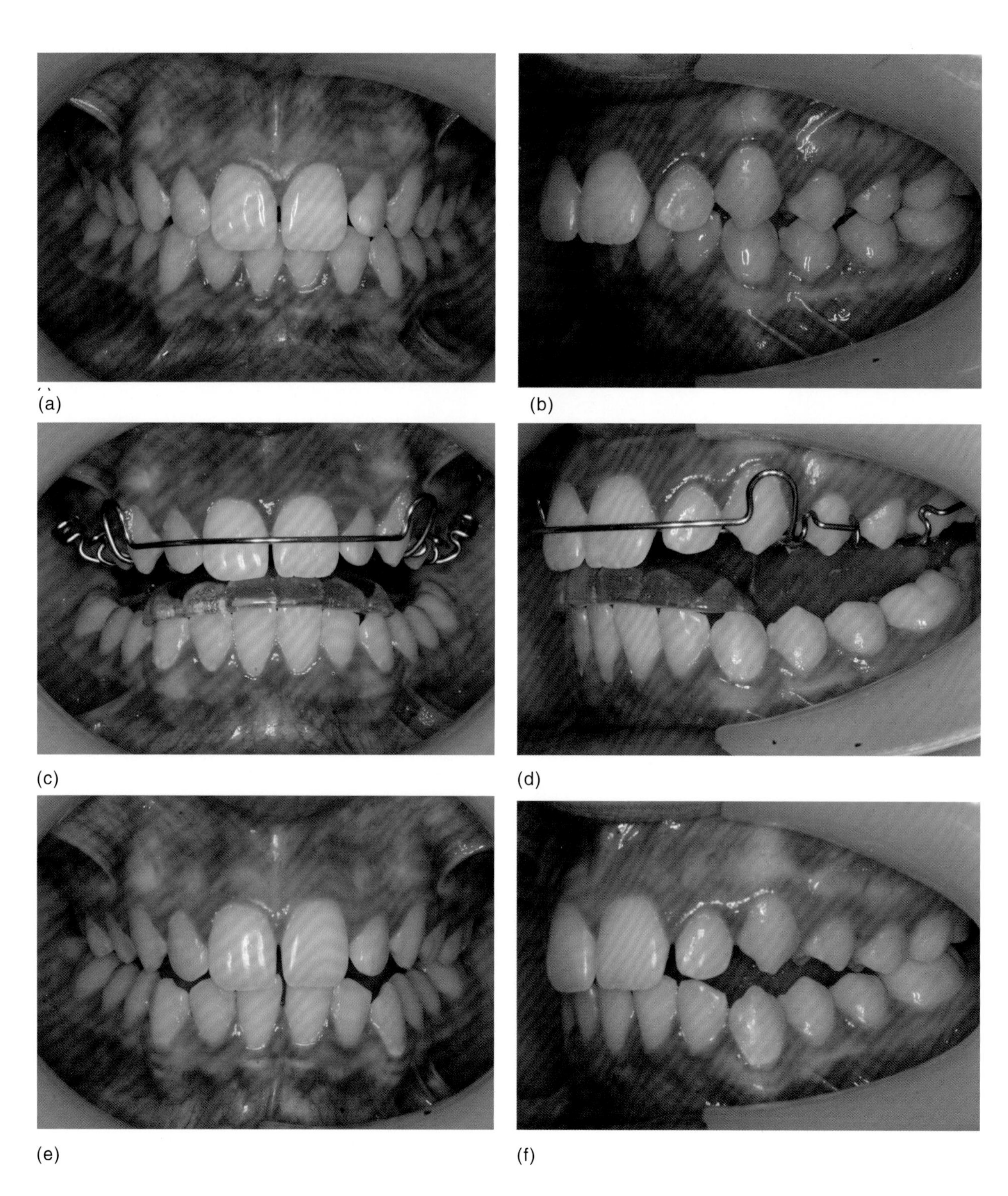

图 4.8　中部空开的激动器（a~d），下颌切牙帽用以打开后牙咬合，减小深覆𬌗（e，f）。去除矫治器 12 个月后，可见后牙稳定建𬌗（g，h）。0.8mm 的硬钢丝弯制的支架与𬌗支托，1mm 腭侧丝位于上颌尖牙舌隆突之间（i~n）。唇弓用 0.9mm 的不锈钢丝弯制。在上颌尖牙及前磨牙区可见与上颌腭部相贴合的基托（1），上颌前牙区无基托

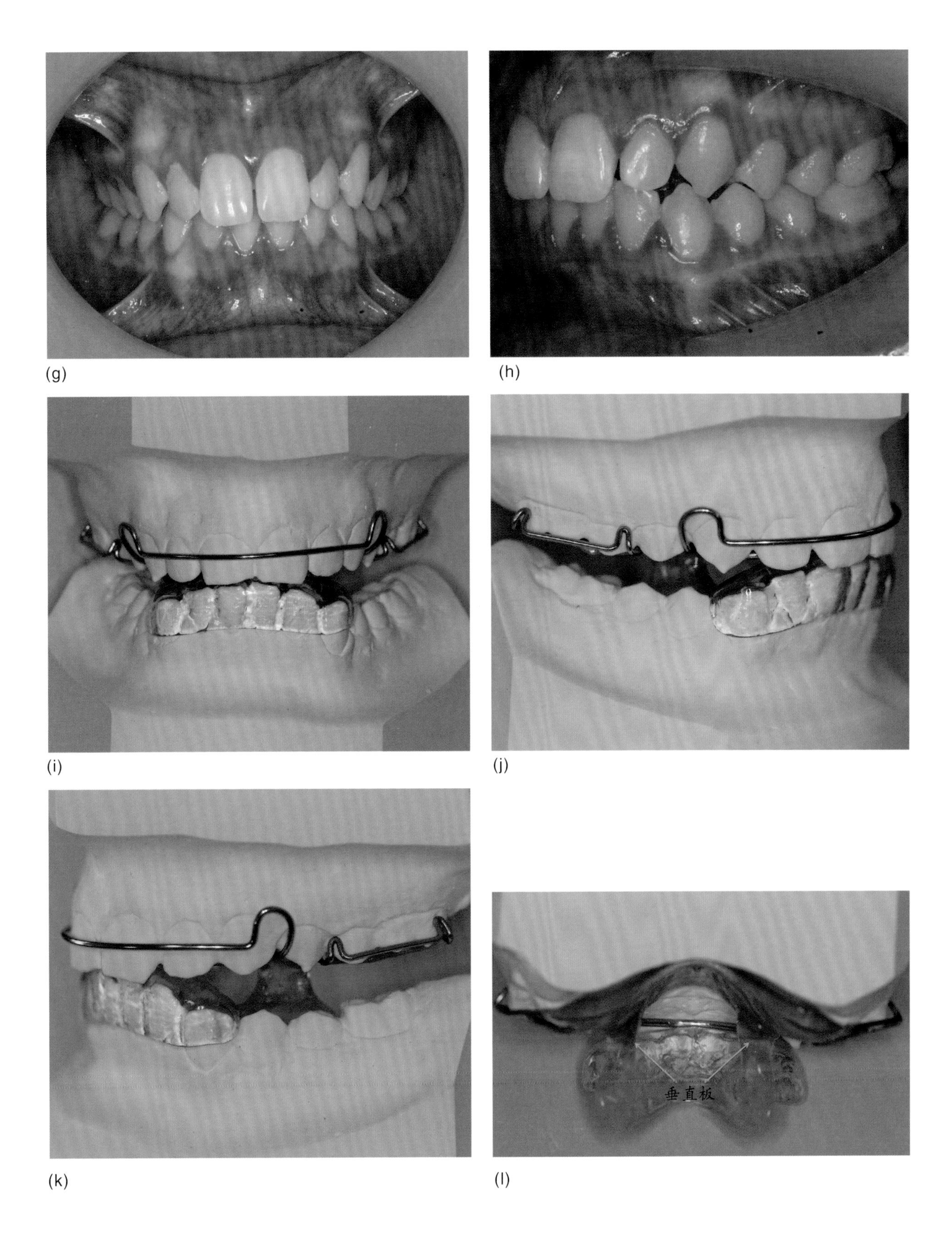

图 4.8 （续）

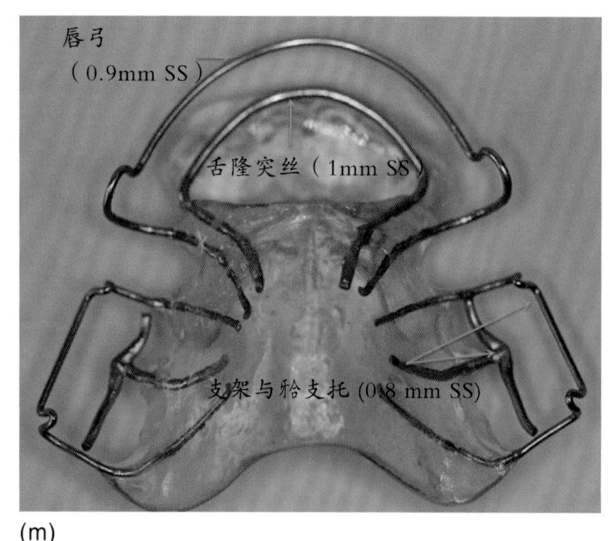

(m)

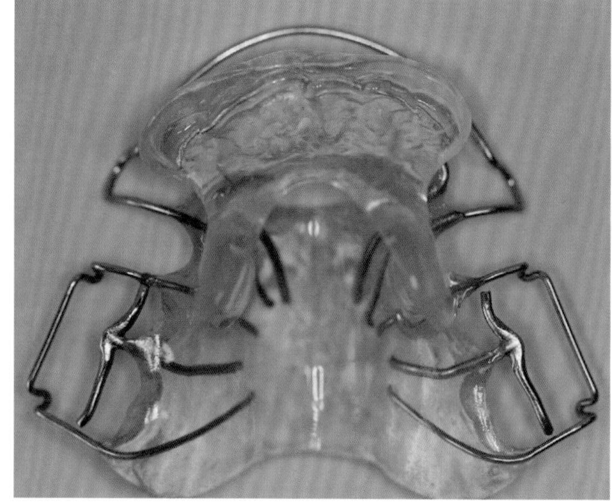

(n)

图 4.8 （续）

参考文献

[1] Keim RG, Gottlieb EL, Nelson AH, et al. 2008 JCO study of orthodontic diagnosis and treatment procedures: Part 1 Results and trends. J Clin Orthod, 2008, 32: 625-641.

[2] Lee R, MacFarlane T, O'Brien K. Consistency of orthodontic treatment planning decisions. Clin Orthod Res, 1999, 2: 79-84.

[3] Ribarevski R, Vig P, Vig KD, et al. Consistency of orthodontic extraction decisions. Eur J Orthod, 1996, 18: 77-80.

[4] Baccetti T, Franchi L, Stahl F. Comparison of 2 comprehensive Class Ⅱ treatment protocols including the bonded Herbst and headgear appliances: A double-blind study of consecutively treated patients at puberty. Am J Orthod Dentofacial Orthop, 2009, 135: 698.e1-10.

[5] Sullivan PG. Prediction of the pubertal growth spurt by measurement of standing height. Eur J Orthod, 1983, 5: 189-197.

[6] Tanner JM, Whitehouse RH, Takaishi M. Standards from birth to maturity for height, weight, height velocity, and weight velocity: British children, 1965. Arch Dis Child, 1966, 41: 454-471.

[7] http://www.rcpch.ac.uk.

[8] Houston WJB. The current status of growth prediction: A review. Br J Orthod, 1979, 6: 11-17.

[9] Hunter WS, Baumrind S, Popovich F, et al. Forecasting the timing of peak mandibular growth in males by using skeletal age. Am J Orthod Dentofacial Orthop, 2007, 131: 327-33.

[10] Franchi L, Baccetti T, McNamara JA Jr. Mandibular growth as related to cervical vertebral maturation and body height. Am J Orthod Dentofacial Orthop, 2000, 118: 335-40.

[11] Baccetti T, Franchi L, McNamara JA Jr. An improved version of the cervical vertebral maturation (CVM) method for the assessment of mandibular growth. Angle Orthod, 2002, 72: 316-23.

[12] Nestman TS, Marshall SD, Qian F, et al. Cervical vertebrae maturation method morphologic criteria: Poor reproducibility. Am J Orthod Dentofacial Orthop, 2011, 140: 182-8.

[13] Pasciuti E, Franchi L, Baccetti T, et al. Comparison of three methods to assess individual skeletal maturity. J Orofac Orthop, 2013, 74: 397-408.

[14] Proffit WR. The timing of early treatment: An overview. Am J Orthod Dentofacial Orthop, 2006, 129: S47-9.

[15] O'Brien K, Wright J, Conboy F, et al. Early treatment for Class Ⅱ Division 1 malocclusion with the Twin-block appliance: A multi-center, randomized, controlled trial. Am J Orthod Dentofacial Orthop, 2009, 135: 573-9.

[16] Cura N, Saraç M. The effect of treatment

with the Bass appliance on skeletal Class Ⅱ malocclusions: A cephalometric investigation. Eur J Orthod, 1997, 19: 691-702.

[17] Malmgren O, Omblus J, Hägg U, et al. Treatment with an orthopedic appliance system in relation to treatment intensity and growth periods: A study of initial effects. Am J Orthod Dentofacial Orthop, 1987, 91: 143-151.

[18] Omblus J, Malmgren O. Dental changes in the mandible during initial Bass appliance therapy. Eur J Orthod, 1998, 20: 17-23.

[19] Hägg U, Pancherz H. Dentofacial orthopaedics in relation to chronological age, growth period and skeletal development: An analysis of 72 male patients with Class Ⅱ division 1 malocclusion treated with the Herbst appliance. Eur J Orthod, 1988, 10: 169-176.

[20] Baccetti T, Franchi L, Toth LR, et al. Treatment timing for Twin-block therapy. Am J Orthod Dentofacial Orthop, 2000, 118: 159-170.

[21] Konik M, Pancherz H, Hansen K. The mechanism of Class Ⅱ correction in late Herbst treatment. Am J Orthod Dentofacial Orthop, 1997, 112: 87-91.

[22] Ruf S. Pancherz H. Orthognathic surgery and dentofacial orthopedics in adult Class Ⅱ Division 1 treatment: Mandibular sagittal split osteotomy versus Herbst appliance. Am J Orthod Dentofacial Orthop, 2004, 126:140-152.

[23] Broadbent BH Sr, Broadbent BH Jr, et al. Bolton standards of dentofacial development growth. St Louis, MO: CV Mosby, 1975.

[24] Riolo ML, Moyers RE, McNamara JA, et al. An atlas of craniofacial growth. Ann Arbor, MI: Center for Human Growth and Development, University of Michigan, 1974.

[25] Popovich F, Thompson GW. Craniofacial templates for orthodontic case analysis. Am J Orthod, 1977, 71: 406-420.

[26] Ricketts RM, Bench RW, Hilgers JJ, et al. An overview of computerized cephalometrics. Am J Orthod, 1972, 61: 1-28.

[27] Johnston LE. A simplified approach to prediction. Am J Orthod, 1975, 49: 1-14.

[28] Björk A. Prediction of mandibular growth rotation. Am J Orthod, 1969, 55: 585-599.

[29] Ari-Vivo A, Wisth PJ. An evaluation of the methods of structural growth prediction. Eur J Orthod, 1983, 5: 199-207.

[30] Leslie LR, Southard TE, Southard KA, et al. Prediction of mandibular growth rotation: Assessment of the Skieller, Björk, and Linde-Hansen method. Am J Orthod Dentofacial Orthop, 1998, 114: 659-667.

[31] von Bremen J, Pancherz H. Efficiency of early and late Class Ⅱ Division 1 treatment. Am J Orthod Dentofacial Orthop, 2002, 121: 31-37.

[32] Fleming PS, Qureshi U, Pandis N, et al. An investigation of cephalometric and morphological predictors of successful twin block therapy. Aust Orthod J, 2012, 28: 190-196.

[33] Reynolds M, Reynolds M, Adeeb S, et al. 3-d volumetric eval-uation of human mandibular growth. Open Biomed Eng J, 2011, 5: 83-89.

[34] Patel HP, Moseley HC, Noar JH. Cephalometric determinants of successful functional appliance therapy. Angle Orthod, 2002, 72: 410-417.

[35] Caldwell S, Cook P. Predicting the outcome of twin block functional appliance treatment: A prospective study. Eur J Orthod, 1999, 21: 533-539.

[36] Tulloch JF, Phillips C, Koch G, et al. The effect of early intervention on skeletal pattern in Class Ⅱ malocclusion: A randomized clinical trial. Am J Orthod Dentofacial Orthop, 1997, 111: 391-400.

[37] Illing HM, Morris DO, Lee RT. A prospective evaluation of Bass, Bionator and Twin Block appliances: Part 1 - The hard tissues. Eur J Orthod, 1998, 20: 501-516.

[38] Yaqoob O, DiBiase AT, Fleming PS, et al. Use of the Clark Twin Block functional appliance with and without an upper labial bow: A randomized controlled trial. Angle Orthod, 2011, 82: 363-369.

[39] Patel HP, Moseley HC, Noar JH. Cephalometric determinants of successful functional appliance therapy. Angle Orthod, 2002, 72: 410-417.

[40] Fleming PS, Qureshi U, Pandis N, et al. An investigation of cephalometric and morphological predictors of successful twin block therapy. Aust Orthod J, 2012, 28: 190-

196.
[41] Caldwell S, Cook P. Predicting the outcome of twin block functional appliance treatment: A prospective study. Eur J Orthod, 1999, 21: 533-539.
[42] Franchi L, Baccetti T. Prediction of individual mandibular changes induced by functional jaw orthopedics followed by fixed appliances in Class Ⅱ patients. Angle Orthod, 2006, 76: 950-954.
[43] Baccetti T, Franchi L, Stahl F. Comparison of 2 comprehensive Class Ⅱ treatment protocols including the bonded Herbst and headgear appliances: A double-blind study of consecutively treated patients at puberty. Am J Orthod Dentofacial Orthop, 2009, 135: 698.e1-10.
[44] Harrison JE, O'Brien KD, Worthington HV. Orthodontic treatment for prominent upper front teeth in children. Cochrane Database Syst Rev, 2007, 18: CD003452.
[45] Meazzini MC, Mazzoleni F, Bozzetti A, et al. Does functional appliance treatment truly improve stability of mandibular vertical distraction osteogenesis in hemifacial microsomia? J Craniomaxillofac Surg, 2008, 36: 384-389.
[46] Dyer FM, McKeown HF, Sandler PJ. The modified twin block appliance in the treatment of Class Ⅱ division 2 malocclusions. J Orthod, 2001, 28: 271-280.
[47] Van Spronsen PH, Weijs WA, Valk J, et al. A comparison of jaw muscle cross-sections of long-face and normal adults. J Dent Res, 1992, 71: 1279-1285.
[48] Ingervall B, Helkimo E. Masticatory muscle force and facial morphology in man. Arch Oral Biol, 1978, 23: 203-206.
[49] Kreiborg S, Jenson B, Moller E, et al. Craniofacial growth in a case of congenital muscular dystrophy. Am J Orthod, 1978, 74: 207-215.
[50] Hall BK, Herring SW. Analysis and growth of the musculoskeletal system in the embryonic chick. J Morphol, 1990, 206: 45-56.
[51] Herring SW, Lakars TC. Craniofacial development in the absence of muscle contraction. J Craniofac Genetics Devel Biol, 1981, 1: 341-384.
[52] Byrd K, Stein ST, Sokoloff AJ, et al. Craniofacial alterations following electrolytic lesions of the trigeminal motor nucleus in actively growing patients. Am J Anat, 1990, 189: 93-110.
[53] Hunt N, Shah R, Sinanan A, et al. Northcroft memorial lecture 2005: Muscling in on malocclusions: Current concepts on the role of muscles in the aetiology and treatment of malocclusion. J Orthod, 2006, 33: 187-197.
[54] Adams GR, Hather BM, Baldwin KM, et al. Skeletal muscle myosin heavy chain composition and resistance training. J Appl Phys, 1993, 74: 911-915.
[55] Korfage JA, Koolstra JH, Langenbach GE, et al. Fiber-type composition of the human jaw muscles: (Part 1) Origin and functional significance of fiber-type diversity. J Dent Res, 2005, 84: 774-783.
[56] Van Dyck C, Dekeyser A, Vantricht E, et al. The effect of orofacial myofunctional treatment in children with anterior open bite and tongue dysfunction: A pilot study. Eur J Orthod, 2015, July 1 (epub).
[57] Al-Khateeb SN, Abu Alhaija ES, Majzoub S. Occlusal bite force change after orthodontic treatment with Andresen functional appliance. Eur J Orthod, 2015, 37: 142-146.
[58] Antonarakis GS, Kjellberg H, Kiliaridis S. Predictive value of molar bite force on Class Ⅱ functional appliance treatment outcomes. Eur J Orthod, 2012, 34: 244-249.
[59] Antonarakis GS, Kjellberg H, Kiliaridis S. Bite force and its association with stability following Class Ⅱ /1 functional appliance treatment. Eur J Orthod, 2013, 35: 434-441.
[60] Kadkhoda S, Nedjat S, Shirazi M. Comparison of oral-health-related quality of life during treatment with headgear and functional appliances. Int J Paediatr Dent, 2011, 21: 369-373.
[61] O'Brien K, Wright J, Conboy F, et al. Effectiveness of treatment for Class Ⅱ malocclusion with the Herbst or twin-block appliances: A randomized, controlled trial. Am

J Orthod Dentofacial Orthop, 2003, 124: 128-137.

[62] Read MJ, Deacon S, O'Brien K. A prospective cohort study of a clip-on fixed functional appliance. Am J Orthod Dentofacial Orthop, 2004, 125: 444-449.

[63] Sahm G, Bartsch A, Witt E. Micro-electronic monitoring of functional appliance wear. Eur J Orthod, 1990, 12: 297-301.

[64] Cornelius-Schott T, Schlipf C, Glasl B, et al. Quantification of patient compliance with Hawley retainers and removable functional appliances during the retention phase. Am J Orthod Dentofacial Orthop, 2013, 144: 433-440.

[65] Tsomos G, Ludwig B, Grossen J, et al. Objective assessment of patient compliance with removable orthodontic appliances: A cross-sectional cohort study. Angle Orthod, 2014, 84: 56-61.

[66] Cirgic E, Kjellberg H, Hansen K, et al. Adolescents' experience of using removable functional appliances. Orthod Craniofac Res, 2015, 18: 165-174.

[67] Marşan G. Effects of activator and high-pull headgear combination therapy: Skeletal, dentoalveolar, and soft tissue profile changes. Eur J Orthod, 2007, 29: 140-148.

[68] McDonagh S, Moss JP, Goodwin P, et al. A prospective optical surface scanning and cephalometric assessment of the effect of functional appliances on the soft tissues. Eur J Orthod, 2001, 23: 115-126.

[69] Ibitayo AO, Pangrazio-Kulbersh V, Berger J, et al. Dentoskeletal effects of functional appliances vs bimaxillary surgery in hyperdivergent Class Ⅱ patients. Angle Orthod, 2011, 81: 304-311.

[70] Parkin NA, McKeown HF, Sandler PJ. Comparison of 2 modifications of the twin-block appliance in matched Class II samples. Am J Orthod Dentofacial Orthop, 2001, 119: 572-577.

[71] Gkantidis N, Halazonetis DJ, Alexandropoulos E, et al. Treatment strategies for patients with hyperdivergent Class Ⅱ Division 1 malocclusion: Is vertical dimension affected? Am J Orthod Dentofacial Orthop, 2011, 140: 346-355.

[72] Clark W. Design and management of Twin Blocks: Reflections after 30 years of clinical use. J Orthod, 2010, 37: 209-216.

第五章
双殆垫矫治器的临床应用

Twin Block 矫治器最初在 1977 年由 William Clark 发明[1]，此后经过了不断地改良和简化，绝大部分的改良工作是由发明者 William Clark 完成的[2]。Twin Block 矫治器初始的设计是用于配合 Concorde 面弓来使用的，该设计使得 Concorde 面弓可以与矫治器的下颌部分之间安放弹性牵引，从而改善面部矢状向和垂直向关系。这种设计的基本原理是促进下颌在 24h（包含睡眠时间）都保持前伸姿势[1]。最初上下颌间导斜面相互交错成 45°，现在普遍推荐使用 70° 的导斜面角度。最初也推荐使用横跨上颌两侧第一磨牙的唇弓，但考虑到美观问题及患者依从性，如今这一设计不再认为是必要的[2]。

近 30 年来，Twin Block 矫治器在英国已经成为应用最多的活动功能性矫治器[3]。它的优点有：

- 有效：对于覆盖的减小尤为有效。
- 简洁、价廉：这种矫治器制作相对简单，技工室成本较低。
- 多功能：Twin Block 矫治器允许同期配合扩弓器使用并且依据垂直骨面型和咬合矫治的需要可以同时配合口外弓进行多种设计。
- 患者耐受性较好。

然而 Twin Block 矫治器显著的不足之处主要在于其活动性矫治器的属性。在Ⅱ类错殆关系矫治中需要良好的患者依从性，同时，就其与固定矫治器的联合使用来看，能力有限。Twin Block 矫治器固定形成的变化体确实出现了[4]，但这些变化体尚处于前瞻性课题的研究中[5-6]。

病例选择

一般特点

Twin Block 矫治器需要一定萌出高度的牙齿作为矫治的支抗部位以及用于矫治器进行固位，因此，Twin Block 矫治器尤其适合替牙列晚期或者年轻恒牙的患者。部分松动的乳牙或部分萌出的恒牙会在一定程度上妨碍精细印模的制取，因此造成的戴用矫治器时不密合及松脱也将极大地妨碍地患者全天候戴用。一般而言，完全萌出的第一前磨牙和第一恒磨牙可使矫治器达到最佳固位。如果口内第二乳磨牙尚未脱落，矫治器应该避开该牙，否则在功能矫治期间会导致该牙的片状脱落。在后期的固定矫治阶段，应考虑到剩余间隙的利用。理想情况下，患者应该足够成熟，能充分理解矫治目标以及对下颌充分达到前伸位的必要性有足够的认识。然而患者的年龄因素与功能矫治器的接受情况，以及对于功能矫形治疗效果的相关性，有不同的数据[7]。不过在所有功能性矫治器中，Twin Block 矫治器的患者依从性是较好的，有关报道显示非依从患者所占比例在 10% 以下[8]。

骨性特点

由于这类矫治器主要治疗下颌骨的后缩，下颌处于前伸位置时应考虑整体的美观性。此外，理想的矫治效果也应该兼顾垂直方向以及磨牙前后向关系的明显改善。如果下颌前伸矫治导致过分的上下唇闭合不全，这也许是矫治中增加了面前部垂直高度，此时选用 Twin Block 矫治器就不恰当了。

软组织特点

正如 Fränkel 对功能调节器的描述，Twin Block 矫治器的另一个目标是促进前部口腔的闭合[9]。颏唇沟较深的患者在下颌骨处于向前、向下位置时，下唇未能充分展开。此时，患者和正畸医生将会纠正这一点从而改善面部外观[10]。唇部闭合不全，尤其是合并上切牙咬下唇的患者通常同时存在下颌后缩的情况。在矫治期间，这些情况将得到改善，同时可认为唇部闭合的矫治对于后续咬合矫治的长期稳定性有利。然而，当颏唇沟缺失伴有唇肌松弛时，表明骨型垂直向高度增加，这种情况将妨碍 Twin Block 的矫治。

牙性特征

Twin Block 矫治器在戴用全固定性矫治器后将难以固位。一些上下颌唇面的排齐整平工作可以在用 Twin Block 矫治器配合其他活动性矫治器或配合片段弓固定矫治器之前完成（图 5.1）。上颌切牙的严重错位或舌倾将妨碍下颌前伸位所需的咬合记录，所以在戴用 Twin Block 矫治器之前应解决上切牙错位及舌倾的问题。对于Ⅱ类 2 分类𬌗关系的患者可以使用上颌片段弓固定矫治器或腭中份扩弓簧来增加上颌中切牙的唇倾程度[11]。

取印模

高质量的藻酸盐印模对于 Twin Block 矫治器的制作是必要的。其他功能性矫治器需要记录软组织形状从而确定矫治器的扩展范围，但 Twin Block 矫治器由于是牙支持式矫治器，上述的要求对其来说并不需要。

咬合记录

当矫治器就位后，其下颌𬌗垫需要和上颌𬌗垫前部良好贴合，从而很好地维持下颌前伸姿势，否则下颌位置将维持在向下而不是向前的姿势上，若下颌维持向下姿势，将不能达到Ⅱ类关系矫治所必需的前导下颌要求，同时患者戴用的舒适性降低，导致唇部闭合不全，最终丧失患者依从性。在上下颌牙列开𬌗至前伸下颌无障碍时进行咬合记录，从而确定这种导斜面相互交错的状态，通常情况下，这种状态在后牙达到 5mm 或以上的开𬌗[12-13]时可以达到（图 5.2）

此外，佩戴 Twin Block 矫治器后，若前牙打开的距离过大，将会妨碍进食及言语。但另一方面，尤其在夜间𬌗垫高度不足将妨碍下颌前伸，降低了前导下颌的有效性。使咬合打开至合适距离的一种方案是在切牙间嵌入一个预置的塑料计量尺。对于深覆𬌗患者，后牙开𬌗至一定程度可以引起下颌自然舒适地维持在前伸状态，而这一角度是可以被测量的。另一种方案是在牙弓间使用增厚的𬌗垫或蜡铸𬌗垫。这种方法需要测量前磨牙区段蜡的厚度，通常为 5~7mm。

目前，围绕一次前导下颌和逐步前导下颌两种方案的优点，存在相当大的分歧和争议。直观来看，初始最大的前导下颌相较于逐步前导下颌来说，将实现较大程度的软组织伸展改建，从而产生更多之前声称的牙性改变。但是基于前瞻性研究的结果，这两种方法在牙性和骨性矫治变化的比例来看没有显著的差异[13-15]。因此，一次最大化前导下颌由于临床操作简便而被优先选用。如同 Clark 提倡的一次最大前导下颌 10mm 的单期矫治，Twin Block 矫治器用于单期矫治Ⅱ类错𬌗畸形中较为有效。深覆盖患者还需要进一步的椅旁或技工室的再激活（磨改），从而达到进一步下颌前导[16]。

矫治器设计

Clark 原始的设计是上下颌导平面相互交错成 45°，这一角度随后被改良成为 70°，以求达到更好的上下𬌗垫接触及更好的下颌前伸位置。上颌部分包含了唇弓，但目前基本抛弃了这种设计。由于矫治器的治疗使得下唇在休息时的位置减小，从而使得上颌切牙得以直立。

除此之外，相较于原始的 Twin Block 矫治器设计，目前更倾向于流线型的设计，这样的改变可以在减少矫治器可见程度的同时增加了戴用的舒适性。矫治器的力量不是直接加载在上颌切牙上，其固位力通常来源于固位在上颌第一磨牙上的卡环和已充分萌出的第一前磨牙的附加卡环。如果单个卡环在佩戴过程中容易折断，增加卡环的数量可以提供充足的固位力。然而 Clark 提倡使用三角卡环而不是 Adam 卡环，因为前者在可提供很好固位力的同时减少反复调整的需要，从而减低了折断的风险[2]。

下颌部分在第一前磨牙上增加了 Adam 卡

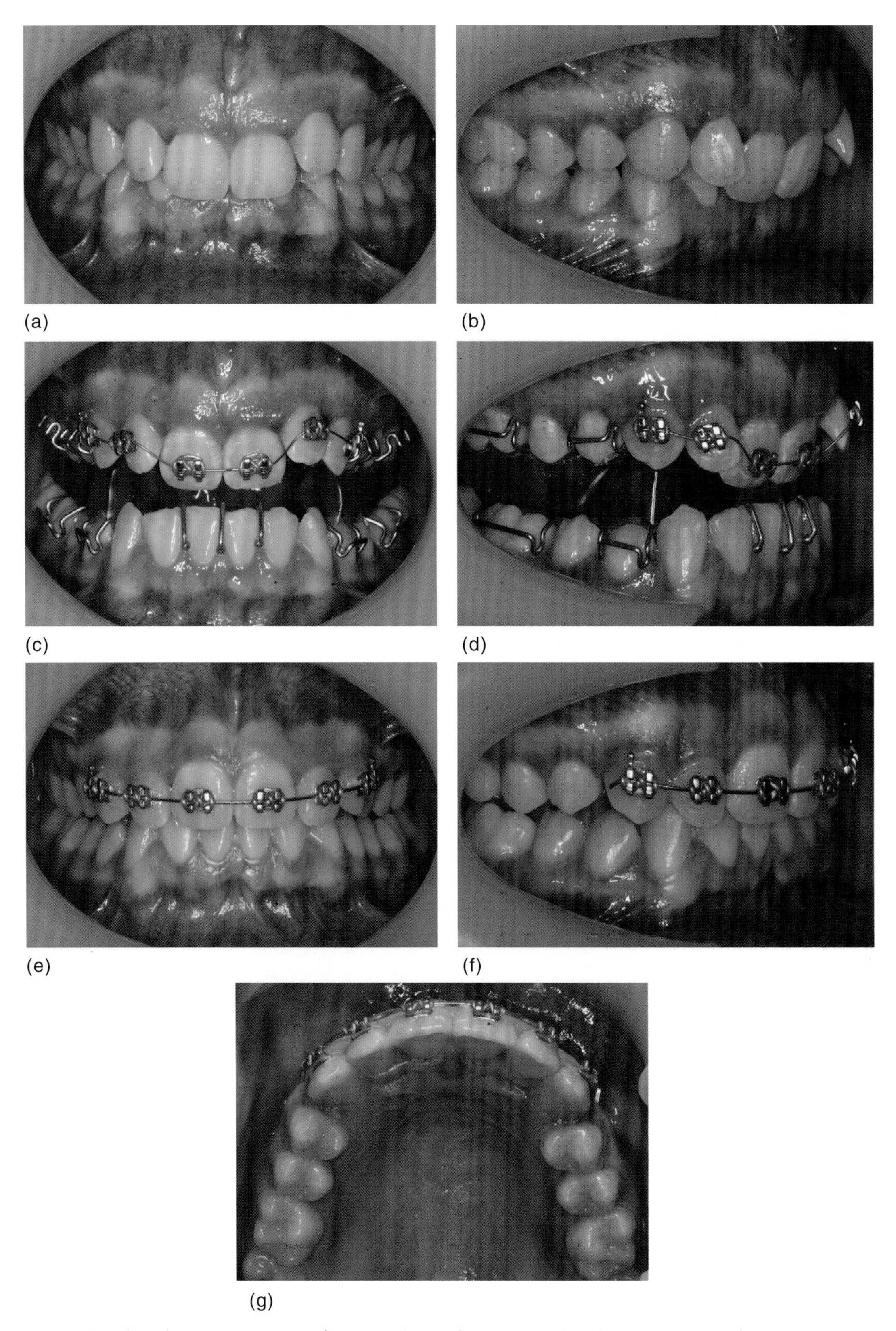

图 5.1 该图中患者存在Ⅱ类2分类错𬌗畸形，合并上颌中切牙舌倾（a,b）。联合使用改良 Twin Block 矫治器和片段弓固定矫治器，通过固定矫治器改善上颌切牙（c,d）。随后Ⅱ类错𬌗关系矫治与上前牙排齐整平同时进行（e~g）。h~i 展示另一个相似的病例。部分的固定矫治器配合不锈钢方丝使用从而更充分地表达了转矩（m~o）。矫正上颌切牙代偿不全和磨牙关系，磨牙和尖牙关系达到了过矫治，通过8个月的矫治达到了后牙开𬌗状态（p~s）。在功能矫治期，利用片段固定矫治器使上颌尖牙的旋转移动和前磨牙达到一致。或者在综合矫治的固定矫治期可以更简单地完成这一矫治。矫治后咬合关系见于 t~x

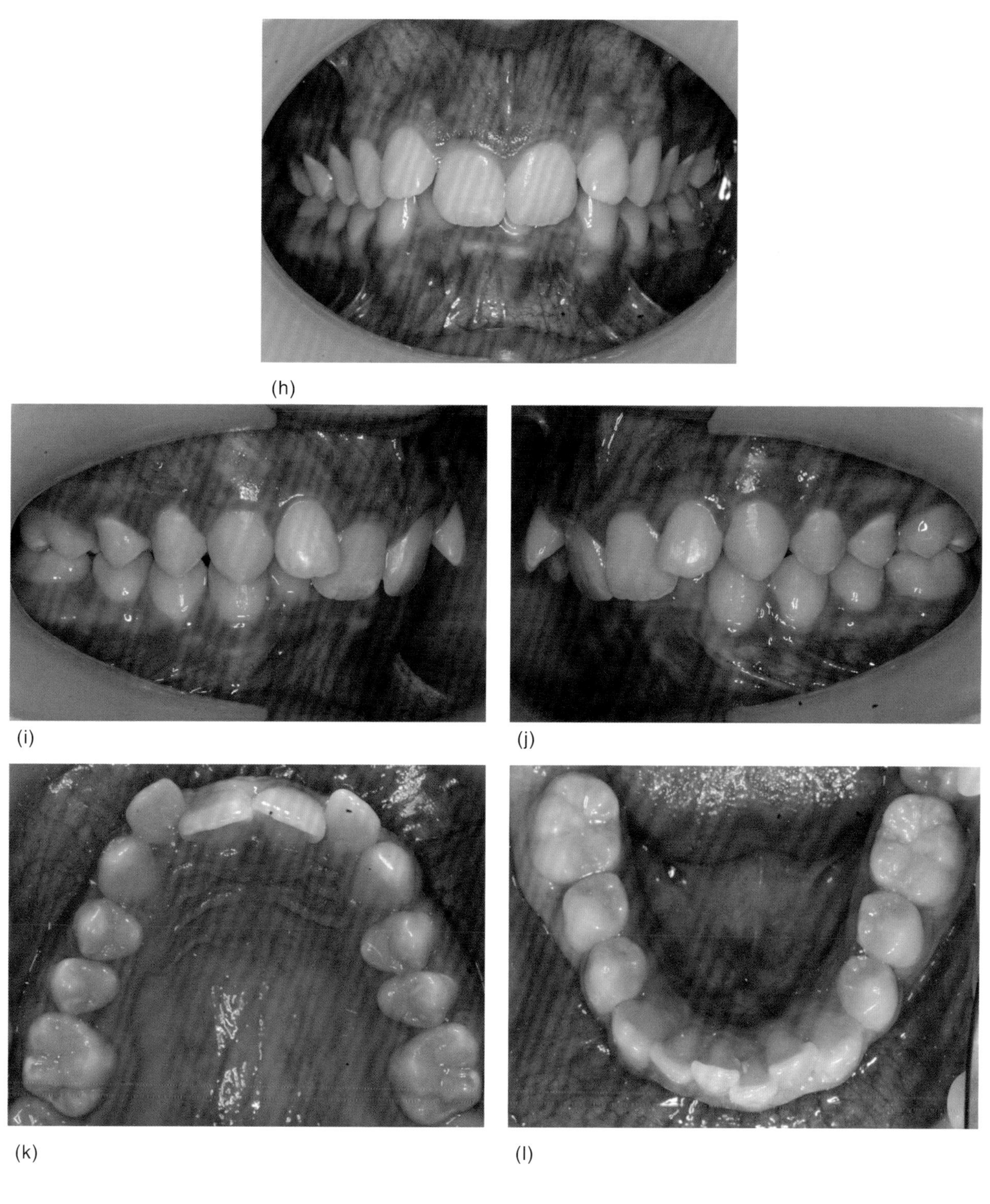

图 5.1 （续）

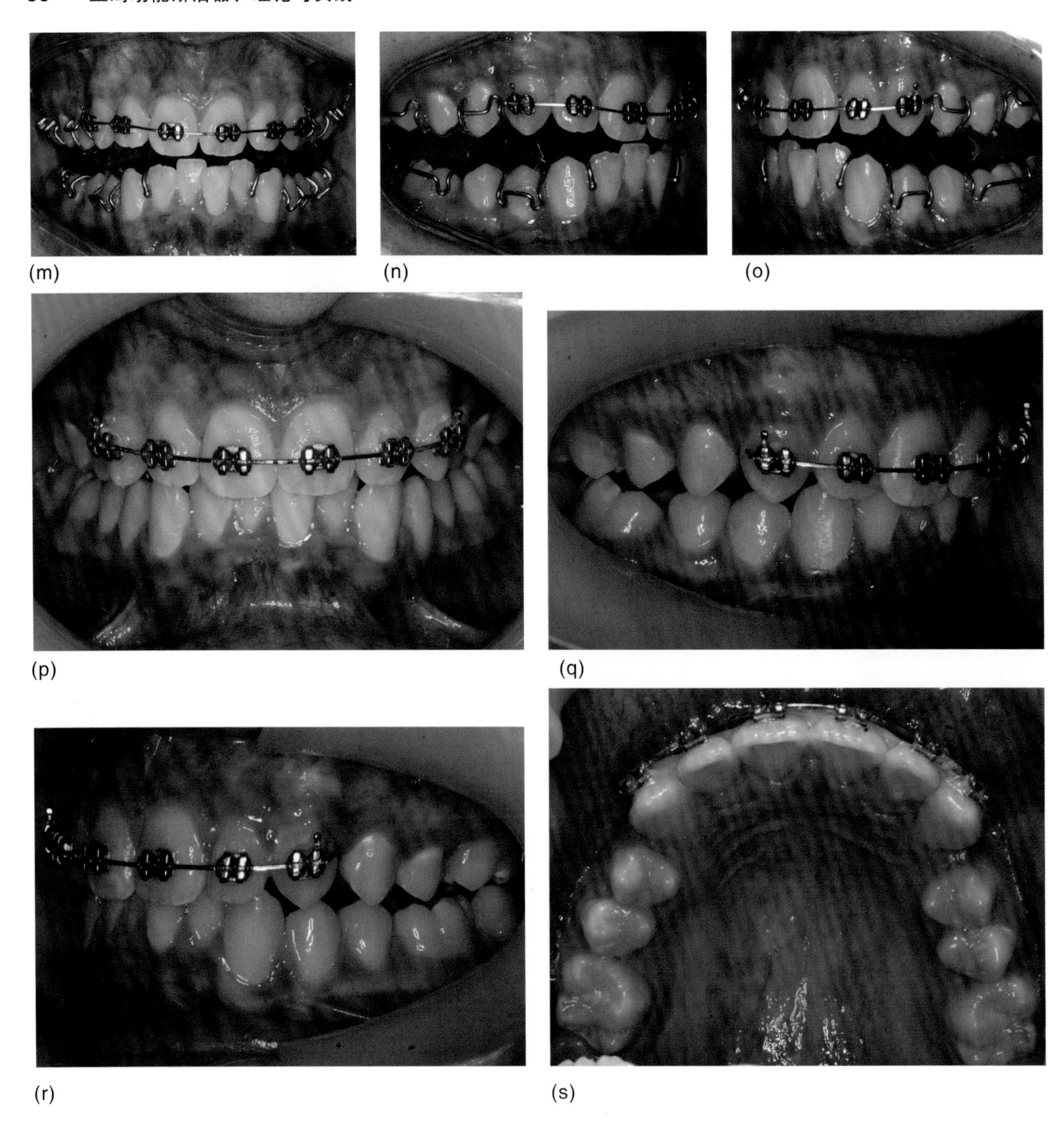

图 5.1　（续）

环，卡环通常是由 0.7mm 的不锈钢丝弯制而成。在牙列发育早期，第一乳磨牙可以安置卡环，如果确实需要被绕开也是可行的，因为有前部提供充分的固位将保证整个矫治器有充分的固位力（图 5.3，图 5.4）。Clark 没有推荐在下颌第一磨牙上使用卡环，但是建议将下颌第一磨牙包含在矫治器内。利用下颌切牙上放置球形卡环或者第一磨牙上放置 Adam 卡环来提供额外固位力的方法被广泛使用。丙烯酸𬌗垫包绕下颌切牙切缘，这可以提高下颌部分的固位，但这也促进了菌斑滞留产酸从而增加了牙齿脱矿的风险。限制下颌切牙前倾的方法也被广泛建议，包括使用下颌唇弓。然而，当下颌牙存在拥挤、间隙不足时，在功能矫治期间，下颌唇弓的使用将会限制下颌切牙的直立。另一种替代方案是在矫治器下颌部分使用后牙支抗，将第一磨牙纳入设计中，从而限制作用于下切牙的力，这主要是由于下颌切牙缺少足够的支抗作用，并且缺少抵抗前倾的能力。下颌切牙可能出现前倾是 Twin Block 矫治的特点[12-15]。

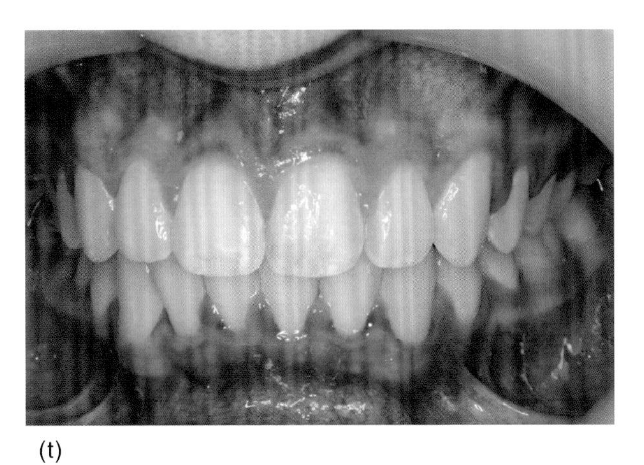

(t)

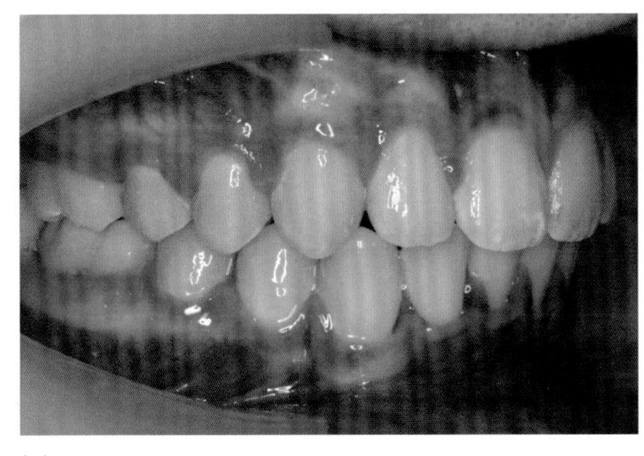

(u)

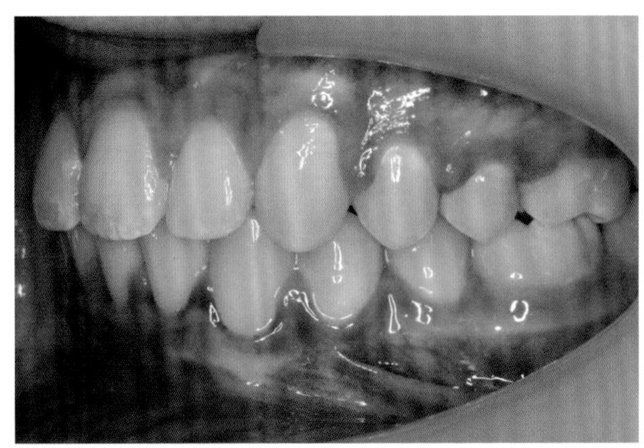

(v)

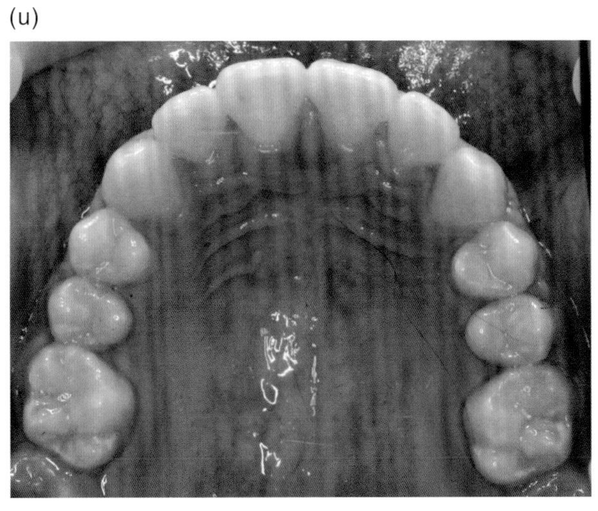

(w)

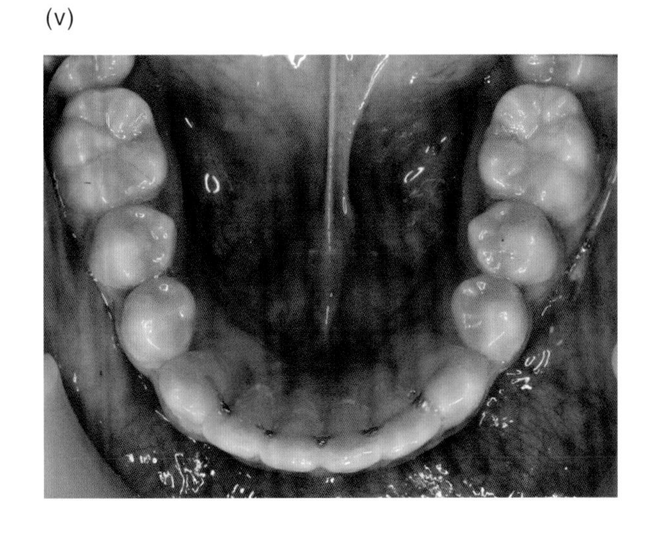

(x)

图 5.1 （续）

Twin Block 矫治器主要适用于垂直向高度正常或减低的患者，促进垂直向的改建。这些改建包括：

- 第二磨牙的咬合止点：这主要针对第二磨牙萌出有限的病例。这将进一步导致覆𬌗减少，增加面下部高度[17]。
- 口外弓颊管：这种颊管将安置在矫治器上颌部分的前磨牙区段，并且可以和口外高位牵引合用，限制上颌生长或者垂直向生长。然而这种联合使用的有效性尚缺乏足够的证据[18]。
- 转矩簧：转矩簧的使用往往是为了在Ⅱ类错𬌗的功能矫治阶段，维持上颌切牙的美观的前倾程度。就美学考量而言，高角病例根据咬合平面的方向，其上颌切牙应该相对直立。

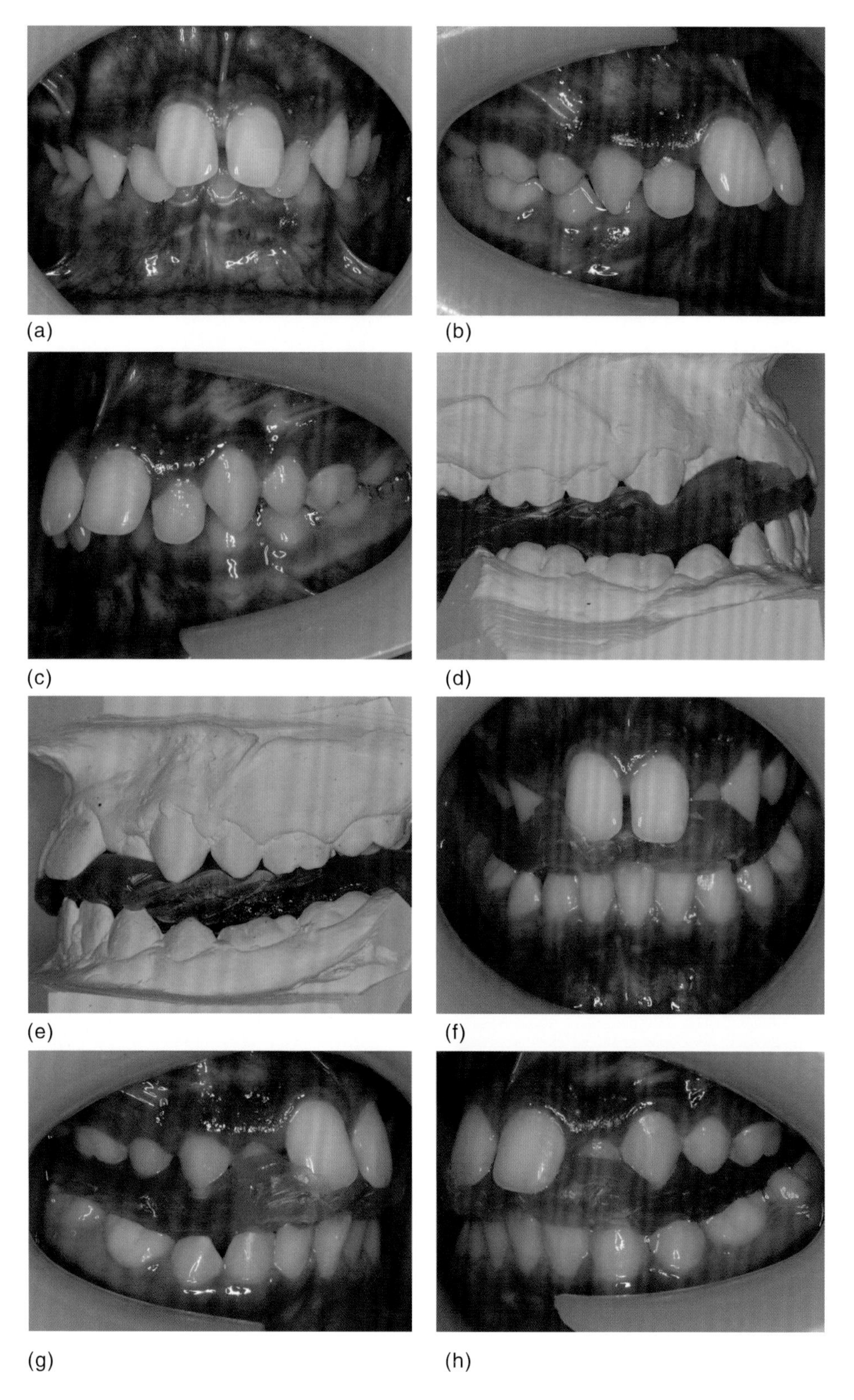

图 5.2 深覆 𬌗、深覆盖伴深 Spee 曲线患者的咬合记录蜡型（a~c）。前牙区打开 2~3mm 的咬合，前磨牙区使用 6~7mm 厚蜡片可以在不过度打开前牙咬合的条件下保证足够的 𬌗 垫高度（d~h）。图 i~k 展示了蓝色丙烯酸塑料 Exacto 咬合棒 TM 的使用。丙烯酸塑料在前牙区有 2mm 厚，并且有上牙区沟槽和下表面。上颌切牙被置于三个沟槽中的一个，来控制下颌骨前移的程度。下颌切牙插入下表面的单一沟槽内。前牙区 2mm 的厚度可控制垂直向咬合较早地打开，形成患者可良好耐受且舒适的矫治器。在这个例子中并未较早地实现完全就位，导致前磨牙区相应的高度增长（k）。一个更深入的研究显示（l）较早地实现完全就位，相应地发生最小的（2mm）咬合打开。在减少磨牙区域蜡层厚度之前，前磨牙区域的蜡层厚度是最重要的，反映了咬合曲线的方向和深度

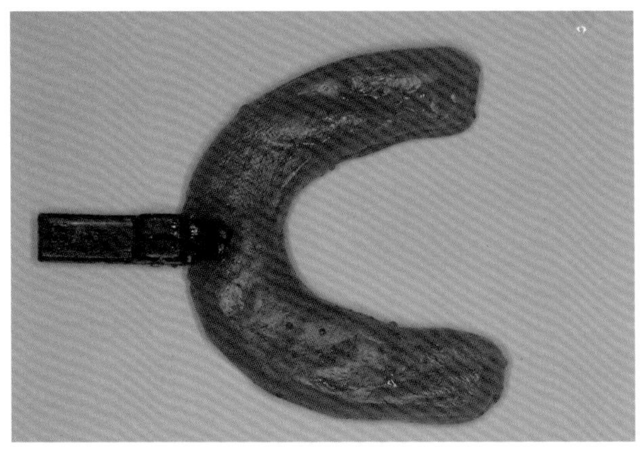
(i)

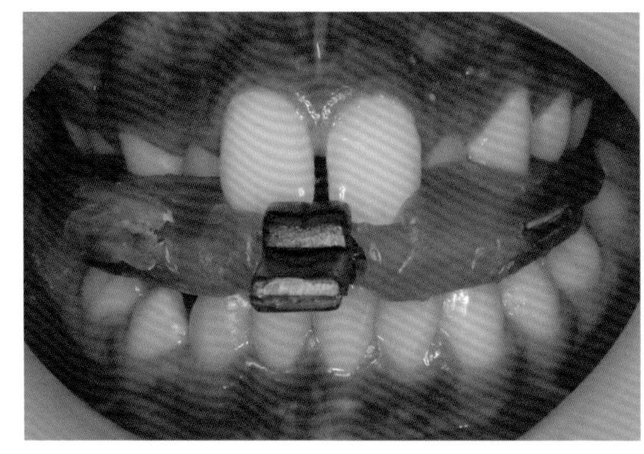
(j)

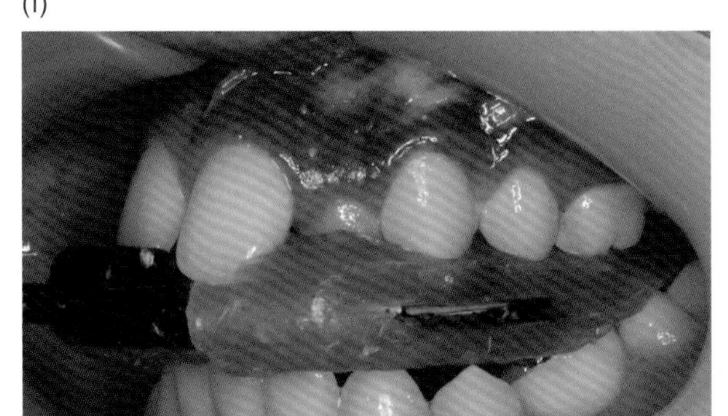
(k)

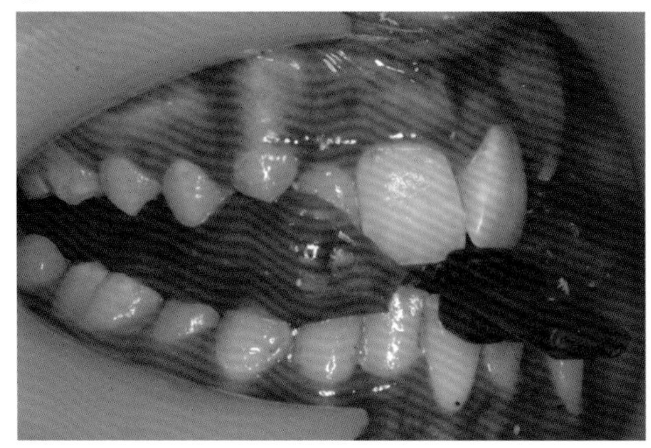
(l)

图 5.2 （续）

转矩簧旨在抵消治疗中上切牙的倾斜，这与其他高角型功能性矫治器使用口外弓的目的一致[18]。其他高角型功能性矫治器包括 Teuscher 矫治器和 Van Beek 矫治器。

上颌矫治器通常包括腭中份螺旋扩弓器，允许一定程度上的上颌弓扩展。依据有关规定，允许的扩弓速度是每周 0.2~0.5mm。上颌弓扩展的需要应在治疗前模型以及前导下颌至理想切牙关系位置进行预先估计，因为横向关系不调可能与前后向关系不调有一定关系。由于包含了上颌中份螺旋扩弓器，这将导致矫治器上颌部分更易折断、破损，包括中线部分的破损，这需要投入更多的技工室工作来解决。

佩戴矫治器

矫治器上、下颌组分将被分别佩戴并确定固位情况。患者在戴用后，下颌殆垫将位于上颌殆垫前方，此时患者可以舒适地达到下颌向下向前的位置。

上牙列的殆垫。如果效果不佳，很可能是由于殆垫太深或垂直打开过度。正畸医生可以在椅旁实现殆垫厚度的降低；但如果咬合打开太少或者斜面倾斜度不足，应该重新进行咬合记录。从治疗开始就全天候戴用矫治器的效果是令人满意的，但通常情况下初戴矫治器会让患者在进食时取下，然后在再次复诊时让患者全时间佩戴。一些临床医生提倡逐渐增加矫治器的戴用时间，然而，也有证据表明任何一种戴用方式都有其相对应的优点。

复　诊

患者戴用矫治器几周后，言语功能基本恢复正常，患者会习惯于向前的姿势并且出现侧方的小程度开殆。颊区开殆的出现是切牙无阻力萌出以及垂直向生长以及矫治器的咬殆垫限制牙弓颊段牙齿萌出的结果。

当矫治器明确地全天候戴用后，上牙弓可用螺旋扩弓器适当地进行扩展。然而扩弓往往

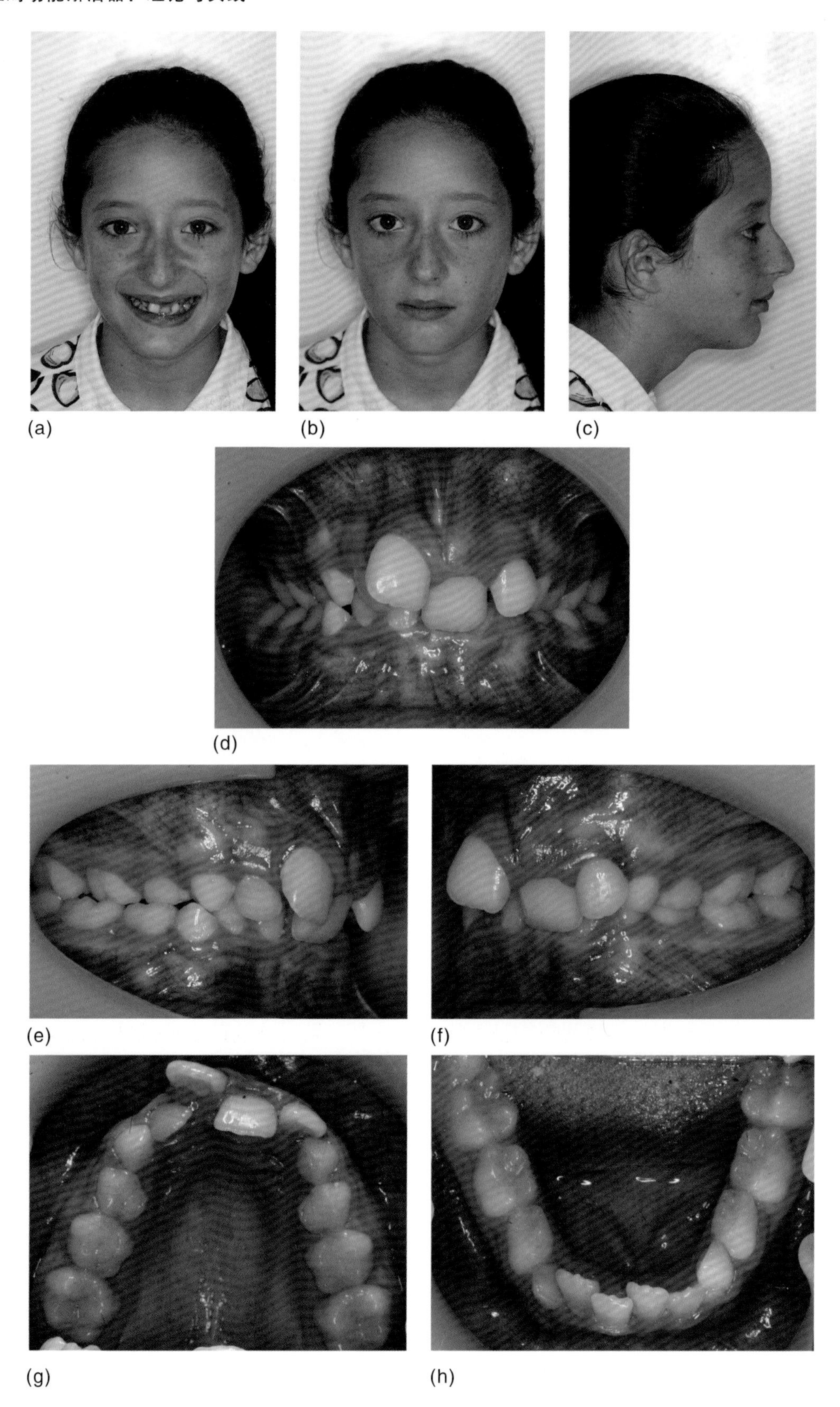

图 5.3 这是一个 10 岁的女性患者，混合牙列期，由于右上前牙唇倾以及下前牙拥挤，深覆盖达 10mm（a~h）。在阻断性矫治时期伴随使用 Twin Block 矫治器以矫治Ⅱ类错𬌗畸形，同时配合固定矫治器排齐上切牙。上颌第一恒磨牙和第一乳磨牙作为固位，下颌则使用了从前部唇弓连于下颌第一磨牙的 Adam 支架（i~l）。使用矫治器治疗 9 个月后，上颌使用了固定舌侧丝保持，以确立恒牙列和恒牙列的最终治疗效果（m~t）

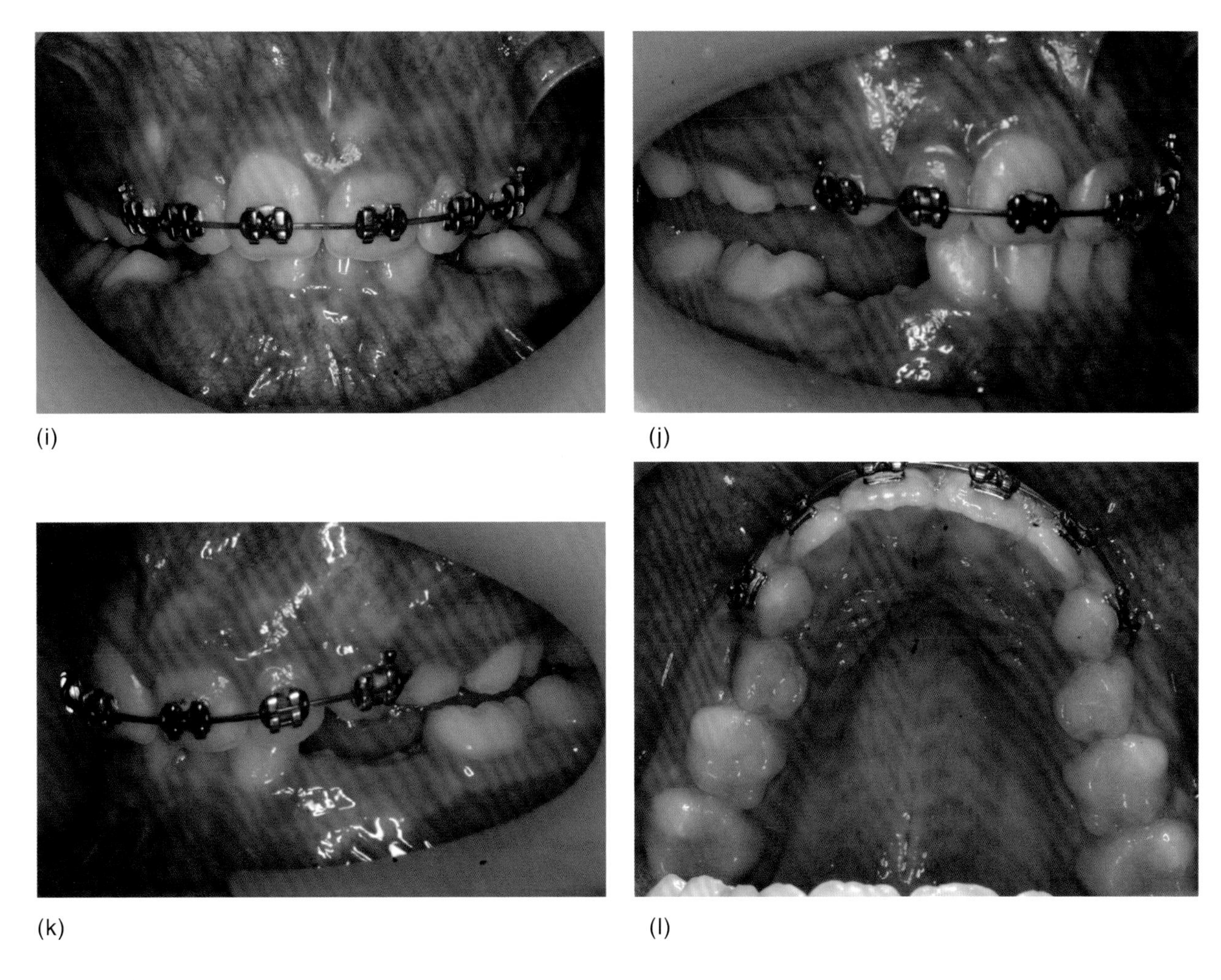
(i) (j) (k) (l)

图 5.3 （续）

是不稳定的，因此可以较早地进行扩弓并在随后的矫治期间进行一段时期的巩固治疗以稳定水平向的扩弓效应。

位于上颌切牙后方的丙烯酸塑料基托可能在扩弓期间进行调整，这样允许切牙进行有限的自发性排齐，或者通过下唇覆盖于上颌切牙的唇侧形成的压力，来使得上颌切牙直立起来。根据最初错殆畸形的严重性的不同，在最初的6个月的功能性矫治器治疗后，预期达到6周的间隔期可减少2mm覆盖。

在6个月内，可期望达到深覆盖的完全矫治并出现显著的侧方开殆。若覆盖减少未达预期，矫治失败，表明患者没有利用殆垫达到适合的前伸位置，因此需要增加殆垫厚度或殆垫的额外前导的。

在纠正深覆盖之后，尽管在去除矫治器之后侧方开殆可能会自发性关闭，但是仍然需要调改下颌殆垫以促进下颌第一磨牙萌出（图5.5）。侧方开殆的解决方案最好是使用固定矫治器（图5.6，图5.7）。

然而，Clark 推荐对于 Twin Block 上颌殆垫部分进行连续适当的调磨修改从而防止矫治过程中开殆的形成，同时限制矫治后错殆畸形的复发，并且为颞下颌关节的适应改建提供稳定合适的条件。如果下颌第一磨牙在下颌第二前磨牙之前近中移位，就会存在下颌第二恒前磨牙可用间隙减少的风险，进而易导致下颌第二前磨牙区域局部拥挤以及错位的发生。

有研究者的临床研究表明，全天候佩戴活动矫治器9个月及15个月两组患者，去除矫治器3个月后，出现了由于上下颌前磨牙及磨牙萌出导致后牙开殆间隙减小的现象[19-20]。在上述两种情况下，后牙开殆都会连续的自发地关闭，并且之前戴用矫治器时的习惯姿势也都将不复存在。普遍发现全天候戴用活动矫治器一年后覆盖关系的复发都不会超过1mm，后

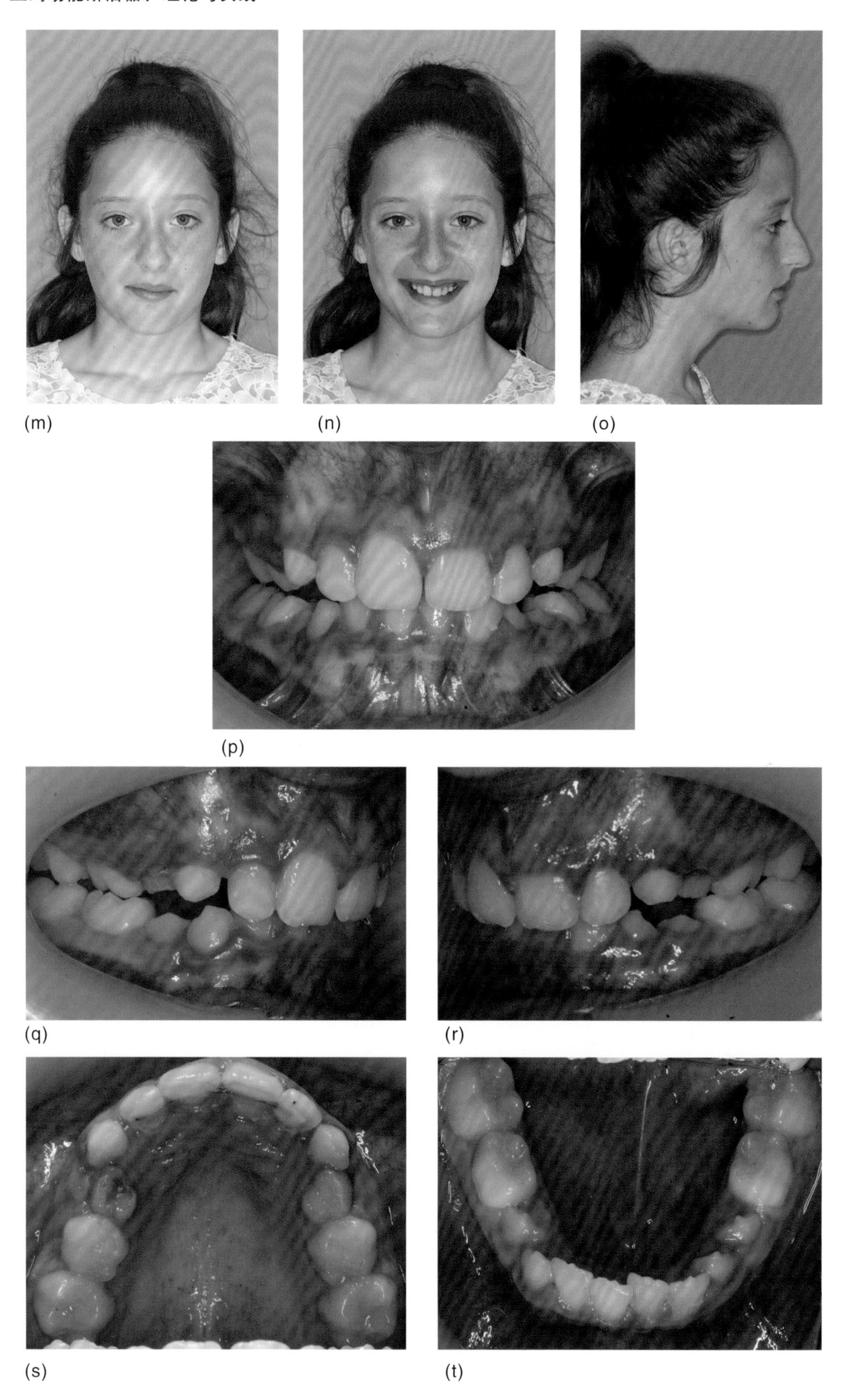

图 5.3 （续）

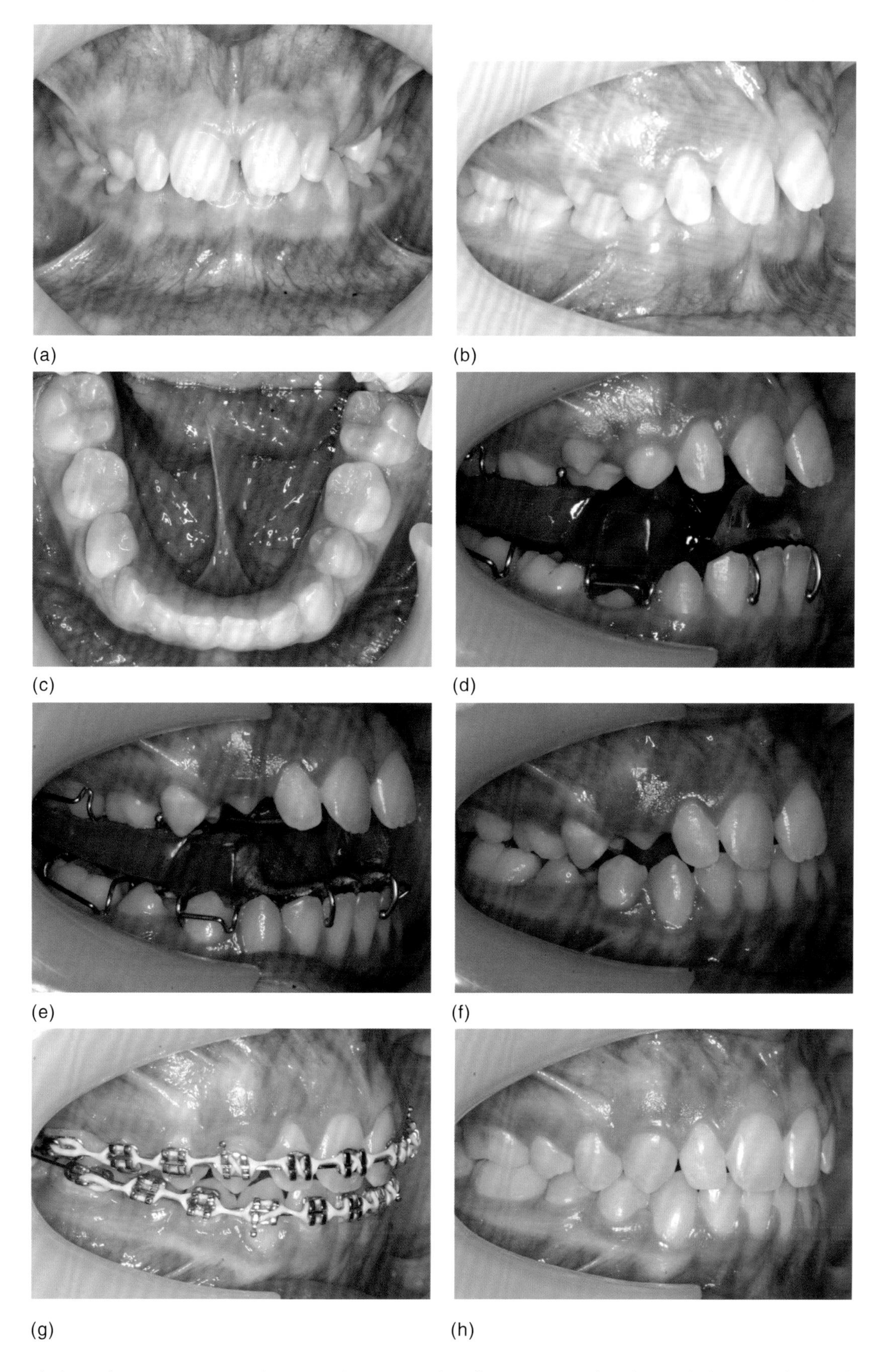

图 5.4　患者 13 岁，女性，处于混合牙列后期，伴随牙齿发育不全，由于第一前磨牙未萌出因而在上颌第一磨牙区放置了球形卡环。右侧下颌第一前磨牙接近萌出，在设计中包含了 Adam 卡环，在后续牙进一步萌出时使用以提供固位力（a~h）

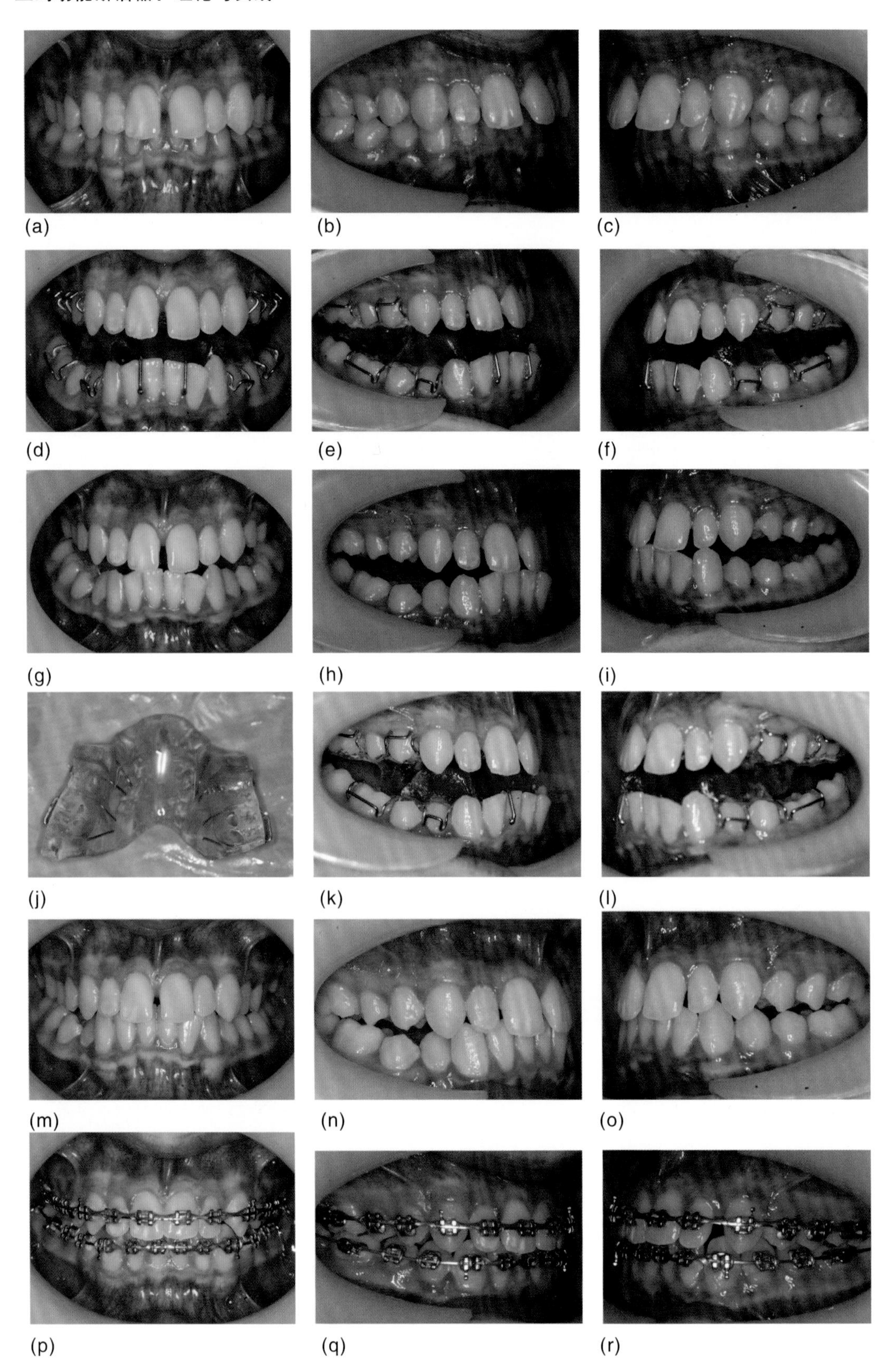

图 5.5　患者 12 岁，男性，存在安氏Ⅱ类 1 分类切牙关系，处于恒牙早期。有约 12mm 的深覆盖关系，后牙Ⅱ类错𬌗关系（a~c）。利用改良的 Twin Block 一步前移下颌以消除深覆盖并达到过矫治的状态，即双侧后牙为Ⅲ类关系。由于现有的𬌗垫依靠卡环固位于下颌第一恒磨牙，双侧后牙处于明显的开𬌗状态。上颌的𬌗垫逐次调磨，在固定矫治器阶段前使后牙开𬌗减少。j~o：图片发生在部分时间戴用 Twin Block 矫治器 6 周以后的时间。p~u：进一步的固定矫治器矫治，未使用上下牙弓间的弹力牵引。v~x：最终矫治后结果

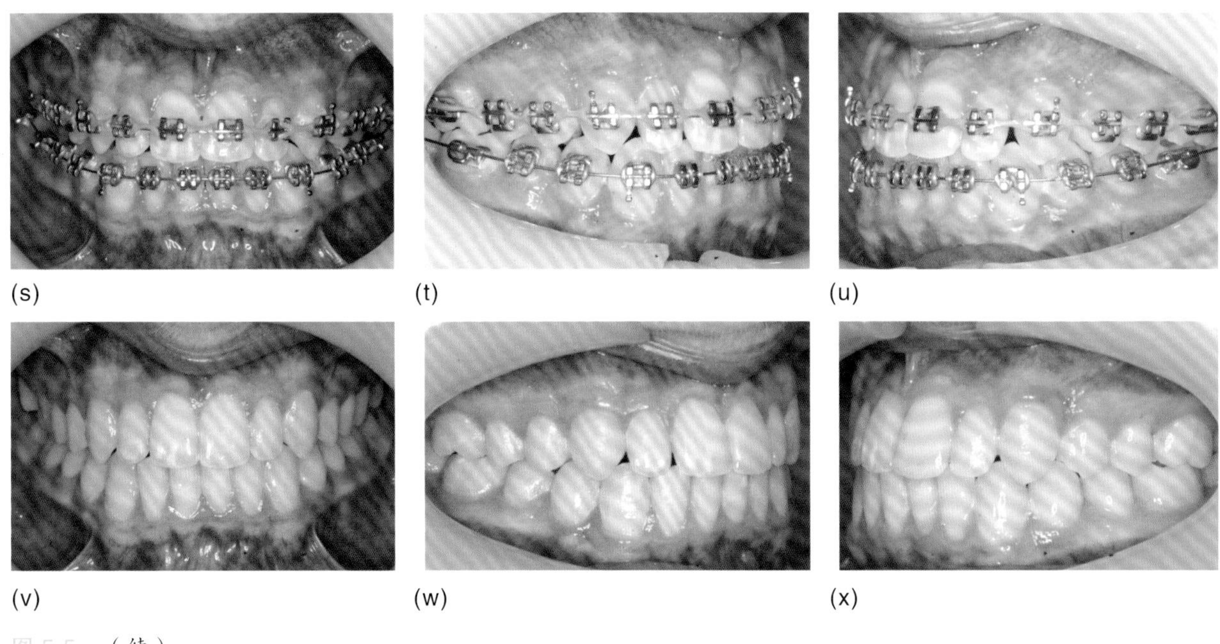
(s) (t) (u)
(v) (w) (x)

图 5.5　（续）

牙开𬌗关系以及磨牙的前后向关系在为期 3 个月的观察期间都保持稳定。此时无论单纯去除活动矫治器亦或是继续进行下阶段的固定矫治都可以顺利继续进行。

矫治器的破损

根据 35 例接受矫治患者的 56 处矫治器破损情况的分析，矫治器的破损通常都会出现在下颌部分[13]。这些破损情况一般不会导致矫治器的永久破坏，但是需要将破损的部件进行维修或者替换上更坚固的配件。因此，对于 Twin Block 矫治器来说，一般的破损对于矫治过程来说不会造成太大的影响，是可以解决的，甚至在椅旁就可以完成维修调整或者不需要技工室维修。全天候戴用现有的矫治器，即使有破损也不间断，对于功能矫治是非常有利的。长时间去除活动矫治器将导致覆盖的明显复发。此外，对于备用替代的活动矫治器戴用时，需要有一段时间的适应、再熟悉过程，此后才能进一步加力或调整。

覆盖及反覆盖

颞下颌关节允许下颌向前运动的幅度为 9~11mm[21]，因此在治疗结束后应该注意检查下颌前伸幅度是否减少。在治疗时，下颌会习惯性前伸，而这有时会被误认为是下颌的代偿性生长。假设下颌姿势位时的覆盖与最大前伸时的覆盖之间的差异在治疗结束后并未减少或维持在初始位置，则可以认定对覆盖关系矫正的估计值不是姿势性的而是真实的。只有在下颌骨髁突以及关节窝的关系改建达到稳定后，矫治后关系才能稳定维持（图 5.8）。

保　持

在活动性矫治器与固定矫治器治疗时，快速的覆盖关系矫治需要一定时间的维持从而防止复发[22-23]，临床实践中被广泛接受的保持方式是戴用 12 个月的功能性矫治器。保持器戴用的时间取决于主动矫治阶段以及保持阶段的相对比例，而这又随着临床治疗及功能性矫治器的选择而不同。例如，O'Brien 等研究发现，对于佩戴 15 个月的功能性矫治器完成覆盖关系的矫治后[24]，在保持期间，原始覆盖关系矫治 10mm 左右时平均有 1mm 的复发[19]。

固定矫治的间隙管理

每个患者个体都有其各自独特的生长发育模式以及对于治疗的不同反应程度。这些在

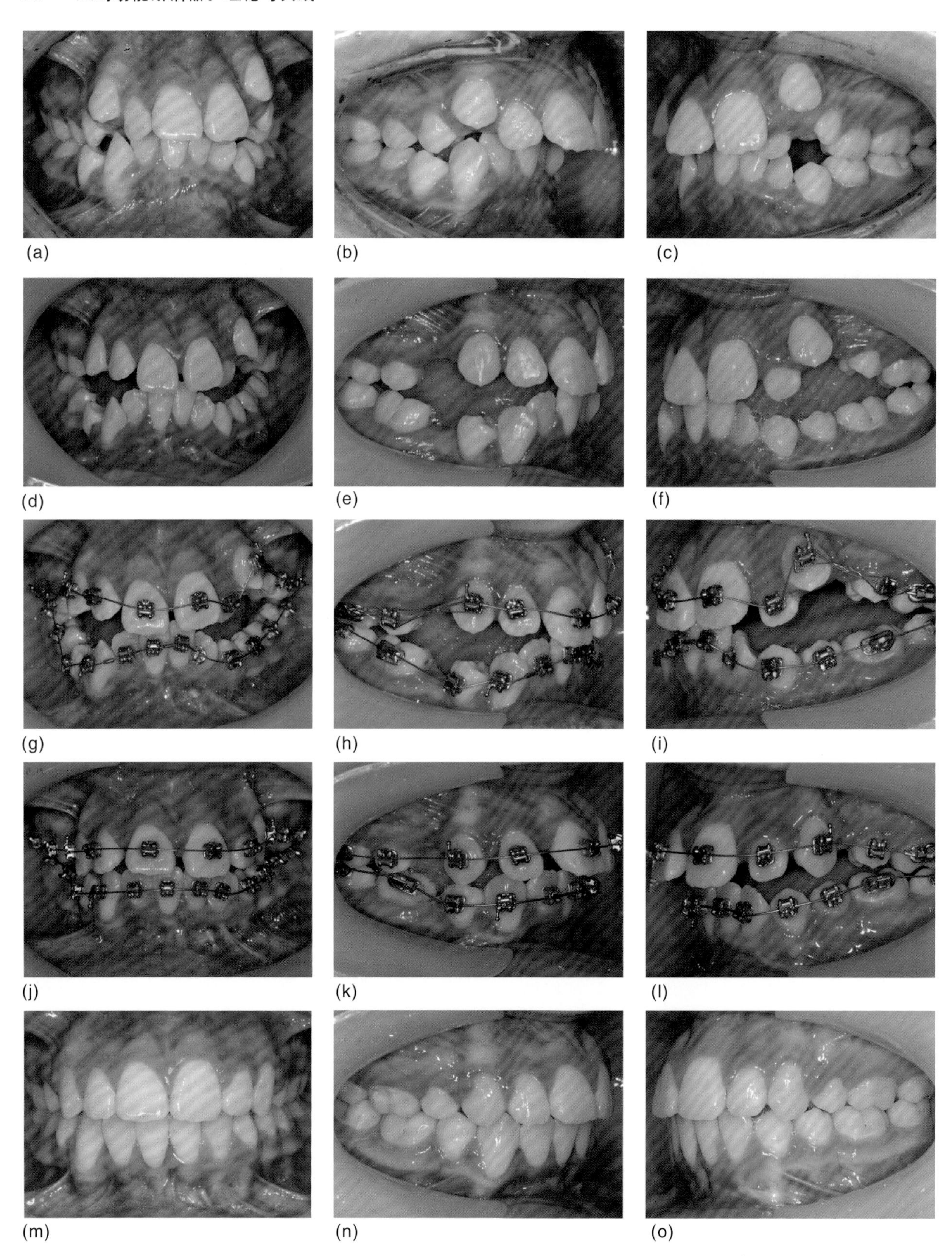

图 5.6 这名女性患者处于青春期，存在Ⅱ类错殆畸形以及约 12mm 的深覆盖关系，佩戴了一定时间的 Twin Block 矫治器，在功能矫治期间，没有进行殆垫调磨，可见后牙区的开殆状况（a~f）。随即进行了固定矫治器矫治，由于患者牙列拥挤程度以及存在中线不调，因此需要长时间戴用固定矫治器，在这个过程中允许后牙自发调整开殆情况（g~i）。在 10~12 周，后牙的开殆情况得到了自发性的调整（j~l）。固定矫治器治疗完成了后牙牙尖交错的咬殆关系，提高了稳定性（m~o）

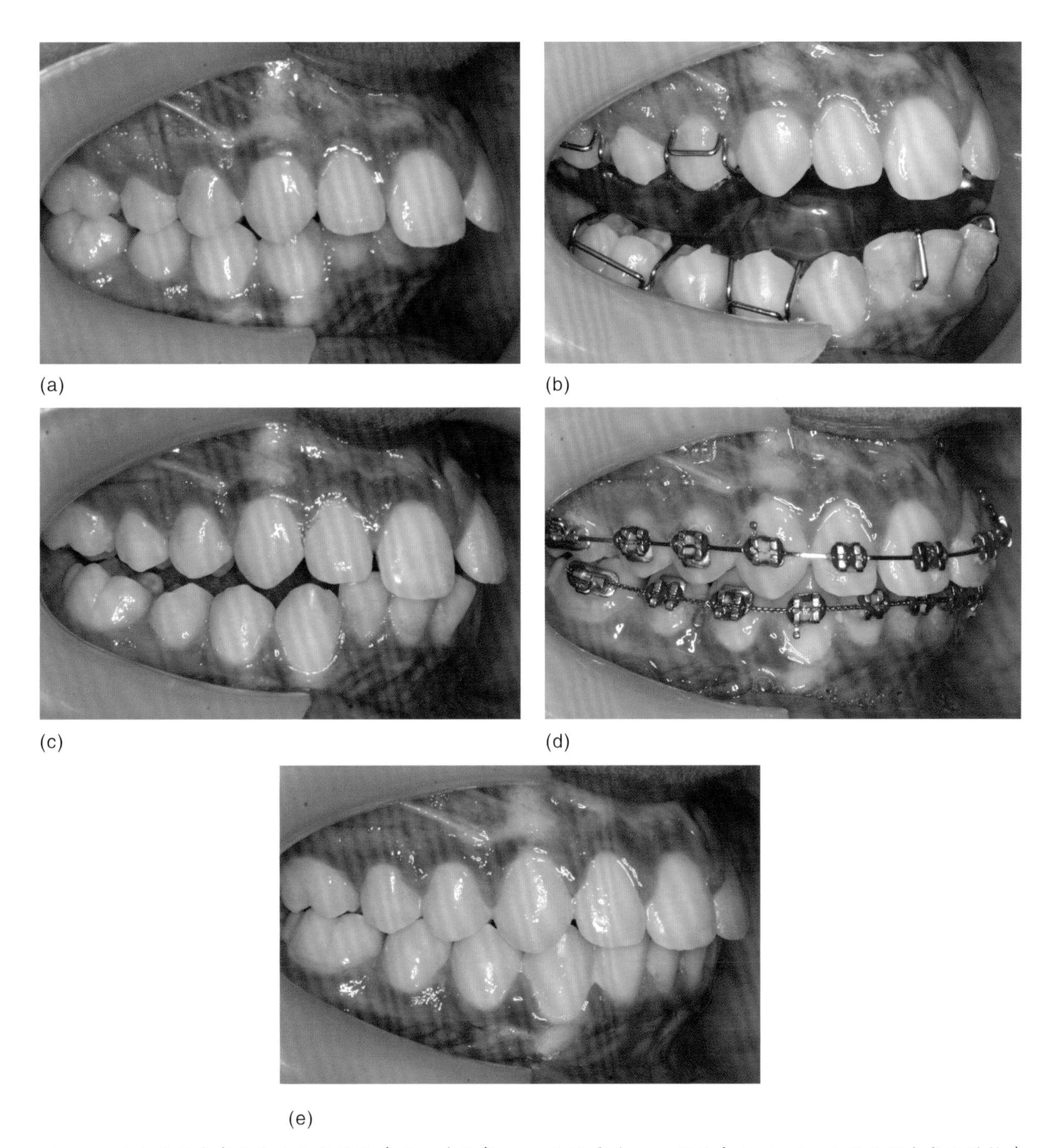

(a) (b) (c) (d) (e)

图 5.7　这个病例存在Ⅱ类 1 分类错殆畸形，并且有 9mm 的深覆盖。a：用改良 Twin Block 矫治器完成了错殆畸形的矫治。殆垫相对较浅，随着殆垫的逐次磨除，后牙开殆得到了有限的改善（c、d）。在固定矫治器矫治期间后牙开殆完全消除（d,e）。由于矫治程度相对较小，以及存在较合理的牙尖交错关系，因此，下颌髁突的改建相应较早较稳定。

类似的情况，也是较浅的约 5mm 的殆垫图（f~i）。上下殆垫间是 45° 角，而不是如 Clark 推荐的大于 70° 的角度。尽管如此，患者自觉戴用，前伸位置得到了维持，后牙开殆程度被降到了最小

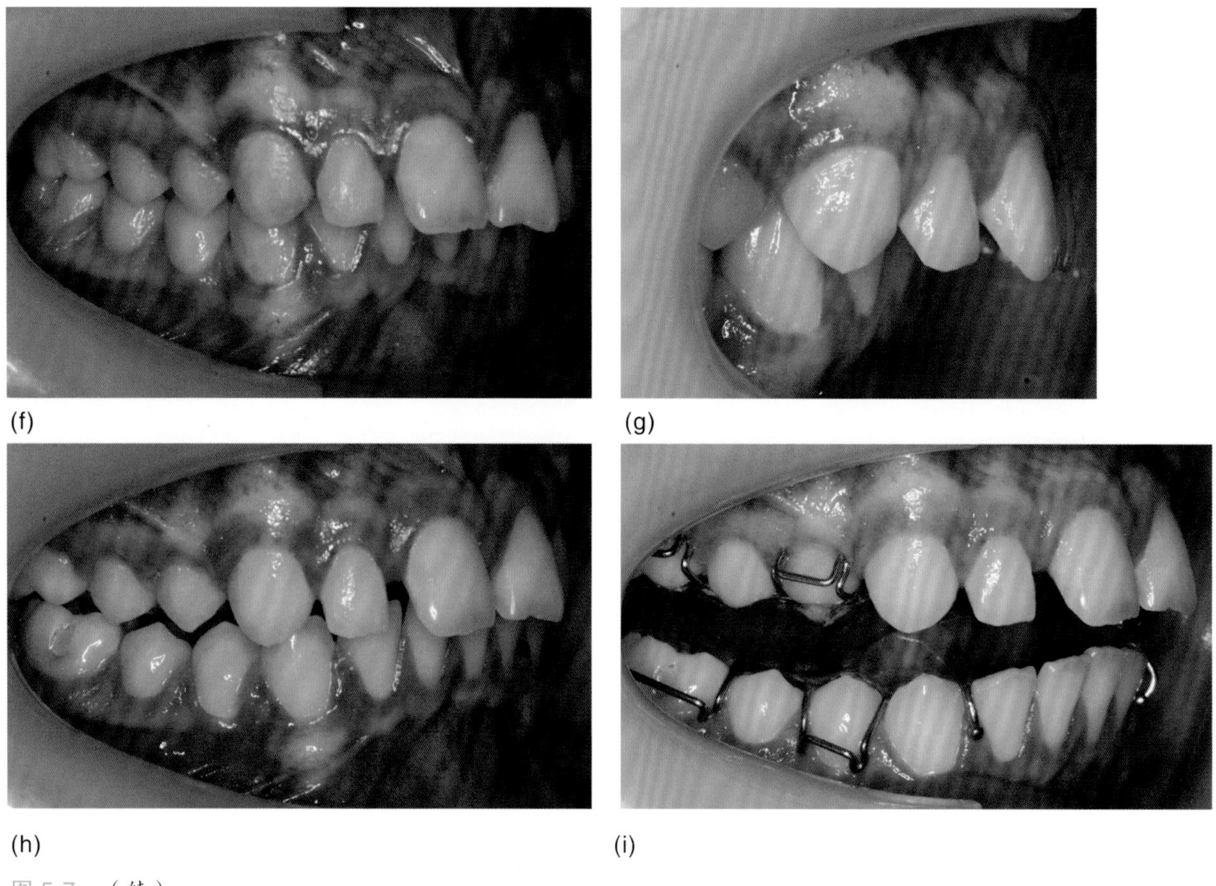

图 5.7 （续）

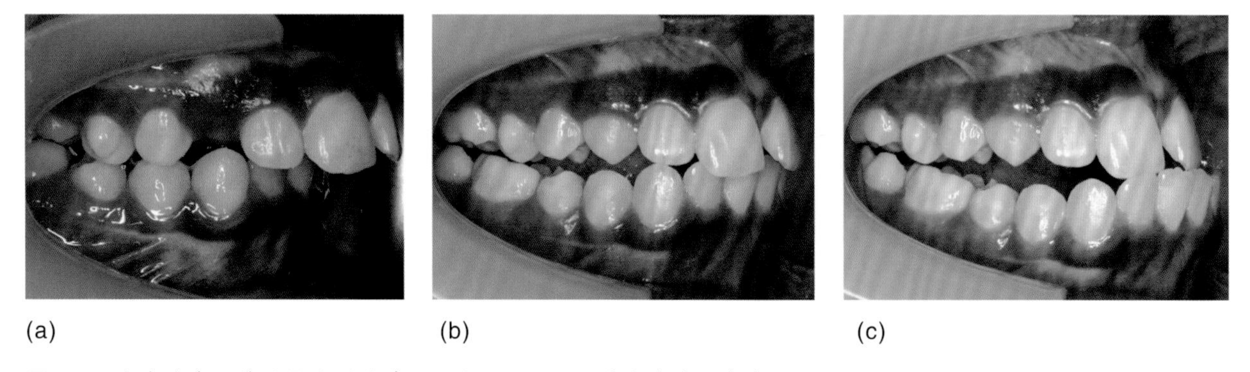

图 5.8 患者存在显著的Ⅱ类错𬌗畸形，伴 10mm 的深覆盖（a）。在戴用 9 个月的 Twin Block 矫治器后完成矫治，此时后牙呈开𬌗，磨牙关系被过矫治（b）。在下颌最大前伸位时，反覆盖为 3mm，确认Ⅱ类错𬌗矫治是有效的而且并不是被姿势位所掩饰

相似的病例，也是存在轻微的深覆盖（d~f），亦是用 Twin Block 矫治器矫治（g~i），获得了Ⅱ类关系地完全的纠正（j~l），最大前伸时反覆盖达到 6mm，是真正有效的改变（m、n）

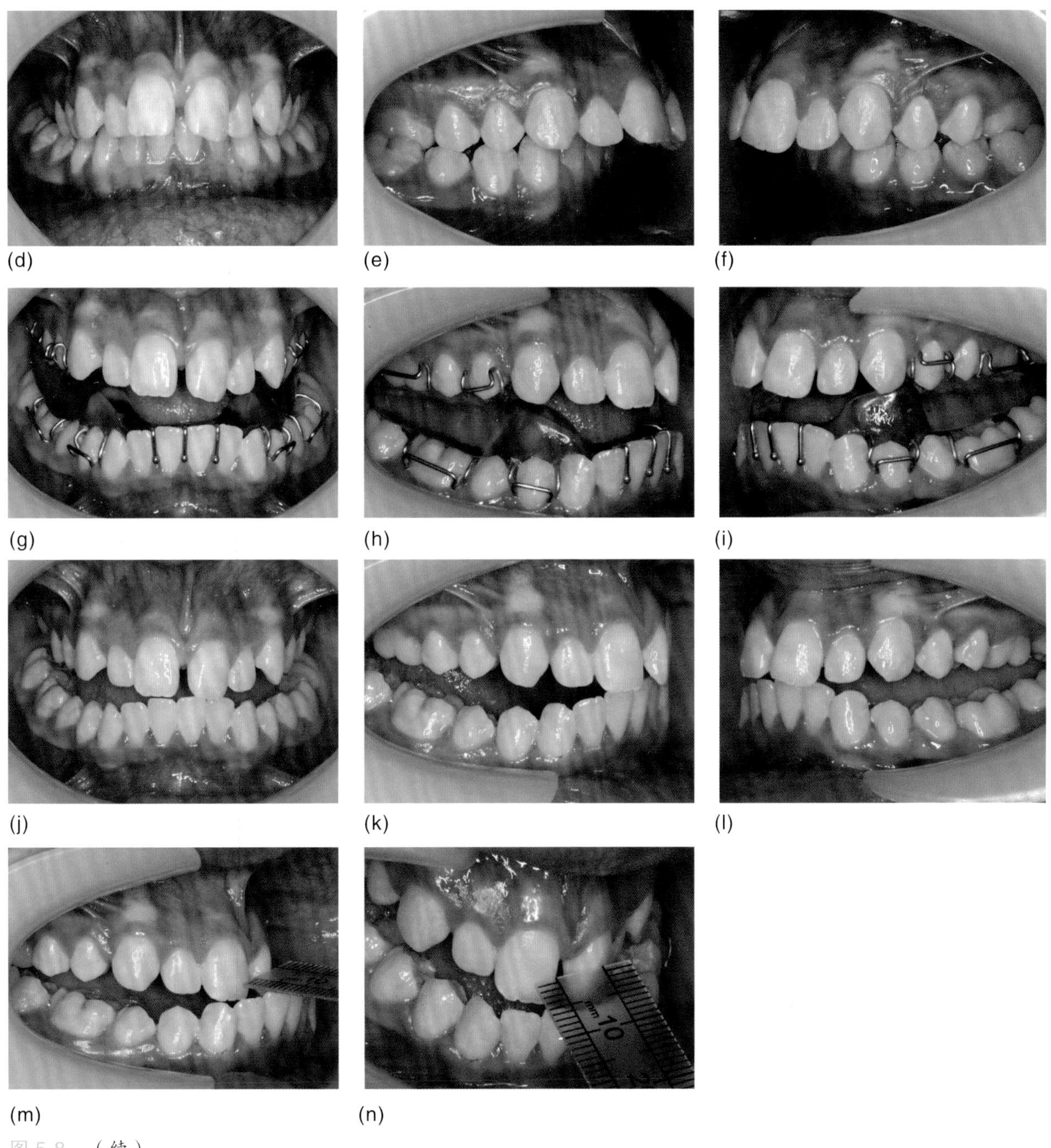

图 5.8 （续）

活动矫治期结束后最好通过头影测量来判断、评估，在下切牙内收变化时更应该重视。一些预料之外的牙体唇倾等因素也该被纳入固定矫治可用间隙的计划评估中。如果过度的下切牙牙体唇倾伴随着显著的牙列拥挤，拔牙后矫治的效果会更加稳定，美观性也会更好。Twin Block 矫治器相对于其他的活动性功能性矫治器，下切牙唇倾的程度是相似的。

治疗后的保持

当完成固定矫治器的矫治后，患者固有的骨性关系不调将有自我改建的倾向。一般来说，理想的牙尖交错咬合关系对于稳定的保持效果十分有利。然而，大多数患者在治疗后下颌骨的生长发育将减少。夜间戴用 Twin Block 矫治器对于维持前后向关系是有效的，但是在垂直方向上，后牙压低可能会出现咬合加深以及损害后牙牙尖交错咬合的风险，从而导致复发以及前后向矫治不能完全达到预期，因此固定矫治应当建立和维持稳定的后牙牙尖交错咬合关系。使用肌激动器或者 Bionator 矫治器来代替 Twin Block 进行保持也是为了这个目的。

小　结

在混合牙列后期或恒牙列早期，佩戴 Twin Block 矫治器对于前后向关系不调的错𬌗畸形矫治是有效的。它是一种针对Ⅱ类错𬌗畸形的可全天佩戴的多用途矫治器。在佩戴 6 个月内对于改善覆盖关系非常有效。由于在去除矫治器前，后牙仍处于开𬌗状态，所以需要充足的保持时间来维持矫治后的效果。一般来说更适合于在固定矫治期之前利用活动的功能性矫治器完成生长改建的矫治，然而在固定矫治期时的前期也应充分考虑到复发的因素。

参考文献

[1] Clark WJ. The twin block traction technique. Eur J Orthod, 1982, 4: 129-138.

[2] Clark W. Design and management of Twin Blocks: Reflections after 30 years of clinical use. J Orthod, 2010, 37: 209-216.

[3] Chadwick SM, Banks P, Wright JL. The use of myofunctional appliances in the UK: A survey of British orthodontists. Dent Update, 1998, 25: 302-308.

[4] Clark WJ. New horizons in orthodontics & dentofacial orthopedics: Fixed Twin Blocks & TransForce lingual appliances. Int J Orthod Milwaukee, 2011, 22: 35-40.

[5] Giuntini V, Vangelisti A, Masucci C, et al. Treatment effects produced by the Twin-block appliance vs the Forsus Fatigue Resistant Device in growing Class Ⅱ patients. Angle Orthod, 2015, 85: 784-789.

[6] Read MJ, Deacon S, O'Brien K. A prospective cohort study of a clip-on fixed functional appliance. Am J Orthod Dentofacial Orthop, 2004, 125: 444-449.

[7] Baccetti T, Franchi L, Toth LR, et al. Treatment timing for Twin-block therapy. Am J Orthod Dentofacial Orthop, 2000, 118: 159-170.

[8] Illing HM, Morris DO, Lee RT. A prospective evaluation of Bass, Bionator and Twin Block appliances. Part 1 - The hard tissues. Eur J Orthod, 1998, 20: 501-516.

[9] Fränkel R. A functional approach to orofacial orthopaedics. Br J Orthod, 1980, 7: 41-51.

[10] Sattarzadeh AP, Lee RT. Assessed facial normality after Twin Block therapy. Eur J Orthod, 2010, 32: 363-370.

[11] Dyer FMV, McKeown HF, Sandler PJ. The modified Twin Block appliance in the treatment of class Ⅱ division 2 malocclusions. J Orthod, 2001, 28: 271-280.

[12] Lund DI, Sandler PJ. The effects of Twin Blocks: A prospective controlled study. Am J Orthod Dentofacial Orthop, 1998, 113: 104-110.

[13] Gill DS, Lee RT. Prospective clinical trial comparing the effects of conventional Twin-block and mini-block appliances: Part 1. Hard tissue changes. Am J Orthod Dentofacial Orthop, 2005, 127: 465-472.

[14] Banks P, Wright J, O'Brien K. Incremental versus maximum bite advancement during twin-block therapy: A randomized controlled clinical trial. Am J Orthod Dentofacial Orthop, 2004, 126: 583-588.

[15] Sharma AA, Lee RT. Prospective clinical trial comparing the effects of conventional Twin-block and Twin-block appliances: Part 2. Soft tissue changes. Am J Orthod Dentofacial Orthop, 2005, 127: 473-482.

[16] Carmichael GJ, Banks PA, Chadwick SM. A modification to enable controlled advancement of the Twin Block appliance. Br J Orthodont, 1999, 26: 9-14.

[17] Dixon M, Jones Y, Mackie IE, et al. Mandibular incisal edge demineralization and caries associated with Twin Block appliance design. J Orthod, 2005, 32: 3-10.

[18] Parkin NA, McKeown HF, Sandler PJ. Comparison of 2 modifications of the twin-block appliance in matched Class Ⅱ samples. Am J Orthod Dentofacial Orthop, 2001, 119: 572-527.

[19] Lee RT, Barnes E, DiBiase A, et al. An extended period of functional appliance therapy: A controlled clinical trial comparing the Twin

Block and Dynamax appliances. Eur J Orthod, 2014, 36: 512-521.

[20] Lee RT, Kyi CS, Mack GJ. A controlled clinical trial of the effects of the Twin Block and Dynamax appliances on the hard and soft tissues. Eur J Orthod, 2007, 29: 272-282.

[21] Chateau M, Petit H, Roche M, et al. Functional orthopedics: The 'four pieces' and Class II treatment. Am J Orthod, 1983, 84: 191-203.

[22] Pancherz H, Hansen K. Occlusal changes during and after Herbst treatment: A cephalometric investigation. Eur J Orthod, 1986, 8: 215-228.

[23] Chayanupatkul A, Rabie AB, Hägg U. Temporomandibular response to early and late removal of bite-jumping devices. Eur J Orthod, 2003, 25: 465-470.

[24] O'Brien K, Wright J, Conboy F, et al. Effectiveness of early orthodontic treatment with the Twin-block appliance: A multicenter, randomized, controlled trial. Part 1: Dental and skeletal effects. Am J Orthod Dentofacial Orthop, 2003, 124: 234-243.

第六章
坚固的固定式功能性矫治器

Peter Miles

Ⅱ类错𬌗畸形矫治可以选择一期或者分期治疗，相比于有创性的操作（如手术治疗），非拔牙矫治配合头帽和口外弓、可摘式功能性矫治器（例如 Twinblock 以及肌激动器等）或固定式功能性矫治器（例如 Herbst，MARA-Allesee Orthodontic Appliances，Sturevant，WI 等）结合托槽的综合治疗的双期矫治可能是更佳的治疗选择。现在利用固定矫治配合头帽和（或）弹性牵引的综合治疗越来越流行，但这种方式需要患者更好的配合及更高的依从性。为了减少患者的依从性对治疗效果的影响，可以选择Ⅱ类关系固定式功能性矫治器（例如 Forsus FRD-3M Unitek，Monrovia，CA；Jasper Jumper-American Orthodontics，Sheboygan，WI）。坚固固定式功能性矫治器包括 Herbst 和 MARA，这些将在本章进行探讨。可摘式功能性矫治器（通常称作Ⅱ类关系矫治器）将在第七章讨论。

功能性矫治器通常通过使牙弓变化和移动下颌骨的位置发挥作用[1]。固定式功能性矫治器 Herbst 及 MARA 更符合上述对功能性矫治器的要求。然而对于非刚性矫治器（例如 Forsus 和弹性牵引），引导下颌向前的功能同样可以实现。虽然功能性矫治器可以促进组织的改建生长，但是部分临床研究发现随着时间的推移功能性矫治器引发的生长加速逐渐消失[2-4]，因此或许功能性矫治器更恰当的应该称其为Ⅱ类关系矫治器，现行主流仍称其为固定式功能性矫治器。

Herbst 矫治器

Herbst 矫治器是目前为止被研究最多的固定式功能性矫治器，它的矫治期一般为期 6~8 个月[5]。它是以被发明者 Emil Herbst 的名字命名，他于 1905[6] 年首次描述了该矫治器。随后 Herbst 矫治器出现了各种各样的形式，例如以牙冠黏结固定，带环固定或者铸造金属夹板固定。此外还有黏接式丙烯酸夹板和可摘式的类型。

Herbst 设计的特点就是有坚固的颊侧套管，使无论功能期还是静息期时 Herbs 都可以持续性地前导下颌。下颌设计通常包括一个舌弓，上颌设计一般包括横腭弓，这些都帮助维持上下牙弓形态，避免潜在不期望的牙体移动和倾斜，例如下颌支抗牙的近中倾斜移动以及上颌磨牙的颊侧扭转。正如其他的功能性矫治器，在某些情况下需要进行上牙弓的扩弓治疗，因为在下颌前导时可能发生上下牙弓横向关系不调。因此，在安装颊侧套管之前就应该完成对上牙弓的扩弓治疗。是否需要进行扩弓治疗，可以让患者尽量前伸下颌，看能否到达上下切牙切缘切对切的关系后再评估（图 6.1）。

为了治疗能达到最好的效果，通常建议矫治器能前导下颌至上下前牙切对切的关系[7]。然而部分研究表明逐步前导下颌将带来更好的骨性关系变化[8-9]。逐步前导下颌可以根据已知矫治量利用预成型的间隙垫片来逐步引导。在回顾性对照研究发现逐步前导与一次前导相比，逐步前导法对于下颌矢状关系的改善比一次前导有约 2.9mm 的优势[8]。例如逐步前导矫治多用 Herbst 配合头帽式矫治器进行，疗程约 12 个月，与标准的 Herbst 矫治器矫治 10 个月取得的效果进行对比后发现，两组的差异多来自于前者的上颌骨有 1~1.5mm 的远中移动和头帽矫治效应，此外还与多出的 2 个月矫治时间以及头帽对上颌骨的抑制效应有关。其他的研究表明骨性变化的量在利用 Herbst 矫治器逐步前导下颌治疗中会更大[10]。然而有研究得出了相反的结论。结果的偏倚与研究

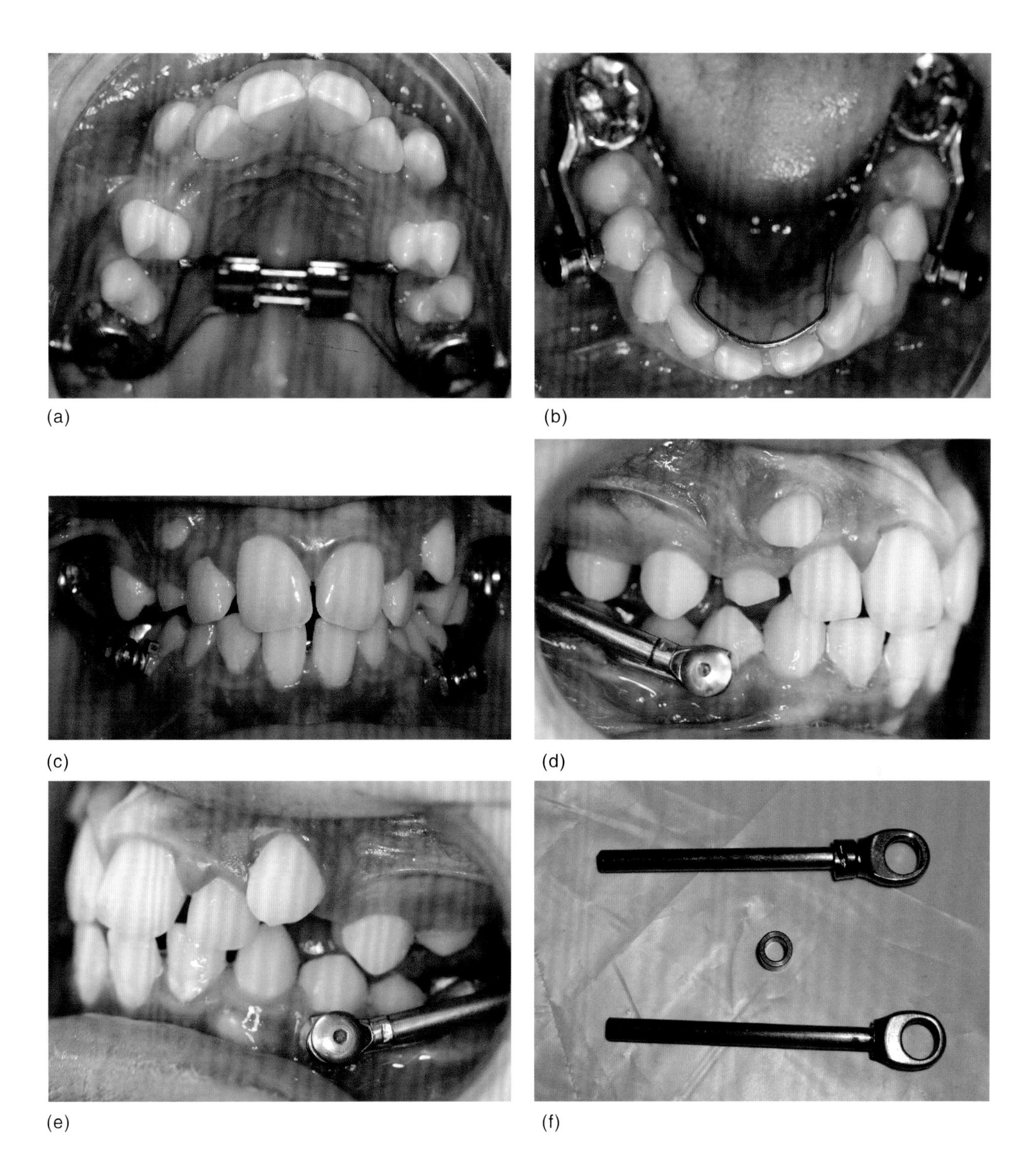

图 6.1　这个 Herbst 矫治器以上颌磨牙牙冠作为支抗（a、b），推下颌向前。上颌的组成部分包含反向腭弓，以便维持牙弓形态并且减少磨牙对颊黏膜的磨损。部分病例需要横向扩展牙弓宽度，从而协调上下颌牙弓宽度。如图 a 为使用到的扩弓装置。扩弓将在装置侧臂之前完成。侧臂由上颌的金属套管以及下颌的金属杆组成（c~f）。如果在扩弓完成之前装置侧臂，将导致金属套管与金属杆之间不协调及患者不适。金属杆在治疗期间可以通过增加预成型的金属垫片激活从而引导下颌前伸（f）。下颌的组成部分包括舌弓（b），延伸到下切牙，防止下颌磨牙的近中倾斜

中心、种族、治疗时间的不同有关。与此相反，也有证据关于可摘式功能性矫治器的文献，包括对 Twin Block 矫治器的临床研究表明，逐步前导下颌治疗与一次最大前导下颌治疗的治理效果并无显著的统计学差异[11]。由于现有的关于逐步前导下颌治疗效果的证据有限以及以往的研究缺少对患者舒适性研究，临床上对矫治方式的选择还有待进一步研究。

依据 Herbst 矫治器设计的不同选择，可以采用带环固定或直接粘接的方式。粘接时通常需要不锈钢牙冠的固位。带环的设计通常在上下颌第二恒磨牙。下颌第一前磨牙也可以设计带环，因为下颌前导的中心点位于这个区域。矫治器下颌部分可以利用下颌舌弓来加强，𬌗支托可以被设计在下颌第一磨牙的远中从而控制下颌第二磨牙的萌出。在上颌部分，枢轴可以被焊接在上颌第一磨牙的牙冠上。带环可以加在上颌第一前磨牙从而提高固位及增加矫治器的耐久性。

预置矫治器逐渐发展并逐步市场化，比如 HanksHerbst 矫治器（American Orthodontics, Sheboygan, WI）配置了适合磨牙的带环。它包含了可伸缩式的黏附，从而减少部件脱落的风险。现在越来越多的尝试希望增加矫治器前导下颌的距离以及增加装置的舒适性和耐久性。这个伸缩式设计也有利于更好的固位，减少对口腔后部的占位，从而减少了对下颌运动的影响，同时也减少了口腔溃疡的发生。传统式的 Herbst 矫治器有套管与活塞管脱离的现象，现在利用滑动式垫片可避免这一情况。

矫治骨性Ⅱ类错𬌗的机制

对于 Herbst 矫治器，它的设计初衷是为了增加下颌骨的生长发育。与未接受治疗的对照组相比，研究发现 Herbst 矫治器矫治使用 6 个月可以使下颌骨增加约 2mm 的长度，同时减少约 5mm 的覆盖关系。有一项研究[7]表明 Herbst 矫治器对于下颌磨牙矫治移动距离平均约 6.7mm，其中 2.2mm 的移动要归功于下颌骨生长，此外还有 2.8mm 的上颌磨牙远中移动，约 1mm 下颌磨牙的近中移动。约 5.2mm 的覆盖关系矫治主要依赖于约 2.2mm 的下颌骨长度增长以及 1.8mm 的下颌切牙近中移动。因此，这个研究中骨性变化与牙性变化看起来程度相同。

Ⅱ类错𬌗畸形病例同时会伴发深覆盖。一项研究针对了对较小范围的下颌前导（<7mm，平均约为 5.9mm）和大范围前导下颌的病例（>9.5mm，平均约 11.2mm）使用 Herbst 矫治器配合直丝弓矫治器进行对比[12]，发现大范围前导下颌的病例在矫治过程中表现出了更明显的下切牙唇倾和突出，这些变化有时出现在直丝弓矫治期间，但是大多数还是出现在较大范围前导下颌期间。在使用 Herbst 矫治器矫治过程中，小范围的前导下颌组内 ANB 角大概减小了 1.3°，大范围前导下颌组减小了 1.9°。在之后的直丝弓矫治完成后，ANB 角分别减少了 1° 和 1.3°。因此对覆盖关系的矫治看起来更多的是依赖于下颌切牙的唇倾和突出。遗憾的是该研究没有头帽对上颌骨或磨牙远中移动影响的评估。

在短期治疗期间，Herbst 矫治器似乎对Ⅱ类错𬌗畸形的矫治是有效的，但是对于治疗效果是否能长期维持目前仍有争议。一项对混合牙列期利用 Herbst 矫治器配合后期 2×4 方丝弓矫治器矫治 8 个月的病例研究发现，在去除 Herbst 矫治器后跟踪随访了 16 个月，完成矫治初始覆盖减少了 8.3mm[13]，磨牙关系矫治约 7.5mm，但是在随访的 16 个月期间原有畸形存在一定程度的复发；对照矫治初始的测量数据，覆盖关系减少了 2.4mm，磨牙关系改变了 2.8mm。对使用 Herbst 矫治器矫治的病例进行为期 6 年的随访后发现，与 Herbst 矫治器有关的头帽对上颌骨抑制效应的复发主要发生在去除保持器的 6 个月内[14]。有 8 岁 8 个月的患者使用 Herbst 矫治器联合头帽牵引矫治 5 个月随后使用肌激动器保持 3~5 年，随后在 17 岁 4 个月时再评估发现原始下颌后缩的效应从 3.9mm 显著降低至 1.5mm[15]。对于矫治后 5.5mm 的覆盖减小量的维持很大部分来自于上颌骨持续的头帽牵引效应。Wigal[16]等也发现了 headgear 对上颌骨向前生长持续性的抑制这一现象。然而在结束固定矫治阶段之后，下颌骨的向前移动又会恢复到治疗前的水平。

对 Herbst 矫治器进行系统回顾性研究[17]的作者发现只有 3 篇文献符合他们的标准，但研究方法仍有待提升。下颌骨最大的骨性改变为2~3mm，同时存在很小的头帽对上颌骨的远移效应。对于Ⅱ类关系的矫治大多数为牙性改变，主要为上颌磨牙的远中移动及回收上颌切牙，除此之外还有下颌切牙的唇倾和下颌磨牙的近中移动。作者也比较了以往对粘接式和带环式Herbst矫治器的回顾性研究，发现二者并没有显著的差异。类似的，在比较石膏夹板式Herbst矫治器、前磨牙或磨牙粘接式Herbst矫治器之后发现：依据支抗丢失及复发情况来看，三者没有显著的差异。因此他们得出结论，临床上对Herbst矫治器设计的选择对于矫治的效果没有显著的临床差异[18]。

下颌切牙改变

一项包括24例平均年龄在13.2岁的安氏Ⅱ类1分类病例的研究中发现，在治疗期间下颌切牙平均有10.8°的唇倾，但是在Herbst矫治器治疗之后的6个月，下颌切牙唇倾减少了7.9°[19]，过了这个阶段只有少量的改变，在五年后，下颌切牙唇倾只有约2.6°。下颌前牙区间隙减少了0.6mm，相应的拥挤指数增加了0.9mm，这些变化发生在完成Herbst矫治后的6个月到5年的观察期内。但是作者认为下切牙的拥挤与正畸治疗及下切牙的直立无关，而与正常的颅面生长和咬合发育有关。

另一项研究观察了Herbst矫治配合直丝弓托槽的病例，结果发现在Herbst矫治期间，下颌切牙有显著的前移和唇倾[12]。当Herbst矫治器移除并粘接上托槽时，下切牙位置会出现一定程度的恢复。然而并没有发现在生长发育期（青春发育前期、青春期、青春发育后期）治疗与下切牙位置的内在关联。因此下颌切牙的前移和唇倾的趋势在使用Herbst矫治器治疗时会持续出现，但随时间会逐渐纠正。

目前认为与下颌切牙唇倾有关的变化是潜在的牙龈退缩[20]。有学者对98例平均年龄在12.8岁戴用Herbst矫治器的儿童进行评估，发现有不同程度的下颌切牙唇倾，平均唇倾8.9°，范围在0.5°~19.5°，但是只有3%出现了牙龈退缩的现象。没有发现下切牙唇倾程度与牙龈退缩程度之间的直接关联[21]，因此作者得出至少在儿童及青春期期间，短期的正畸治疗下切牙唇倾不会导致牙龈退缩。这一结论被另一项研究结果所支持，该研究发现对比那些利用直丝弓矫治Ⅱ类畸形时下切牙切端平均前移3.9mm的病例与没有使下切牙前移的病例[22]，没有发现两组存在显著的牙龈退缩差异。在一项回顾性研究中发现患者接受直丝弓矫治的不拔牙患者，没有发现正畸治疗与牙龈退缩有关的证据[23]，而较薄的牙龈生物型，可见的炎症及菌斑似乎可以更好地预测牙龈退缩。另一项[24]研究发现薄的游离龈缘及大幅度牙齿唇倾（大于95°）与牙龈退缩的风险增加有关。

一项关于牙龈退缩的系统性回顾研究中发现[25]，矫治器导致下颌切牙唇向移动与牙龈退缩没有明显关联。而与牙龈退缩有关的重要因素包括游离龈缘的厚薄、下颌联合部的宽窄、菌斑控制及刷牙方式。然而其他的回顾性研究发现[26]，在大部分研究中都存在牙齿倾斜移动范围越大，牙龈退缩越严重的现象，但是牙龈退缩程度与切牙唇倾及非唇倾移动的病例之间没有显著的关联，因此这一结论仍然得不到有力证据的支持。较薄的皮质骨显示了未治疗前存在高角骨面型[27]，以及较高速率的骨缝裂开[28]。因此当高角骨面型患者前移下颌切牙时，存在较高的潜在牙龈退缩风险。在正畸治疗的许多领域中，需要高质量的随机对照研究，薄的游离龈缘患者和高角骨面型患者在正畸治疗中更应该关注口腔卫生。

垂直向效应

成功的Ⅱ类错𬌗畸形的功能矫治说明了垂直向基骨关系与治疗效果相关，而高角型患者对功能性矫治器的颌骨矫形作用反应较差[29]。有评论指出在美国与英国对Ⅱ类错𬌗关系的临床研究中，病例应该被分成高角骨面型、正常骨面型、低角骨面型三种[30]。也有研究指出高角骨面型及长面型患者是功能性矫治器的禁忌人群，因为下颌后部生长会导致不良生长型[31-32]。基于这个前提，有学者建议Herbst矫治器更适合于深覆𬌗患者[33-34]，同时一些研究者建议高的下颌平面角和过大的面下部高度[35]是Herbst矫治器的禁忌。这一指征与大部分功能性矫治器类似。

传统的黏结式Herbst矫治器应用于正常

的垂直骨面型患者，头帽加强型塑料夹板式Herbst矫治器应用于垂直向增高的患者，上述两组患者在为期9个月的治疗后均达到了安氏Ⅰ类关系[36]。虽然作者声称头帽加强型塑料夹板式Herbst矫治器对于高角型患者能更好地控制垂直向变化，但是两组之间FMPA值只有很小的差别（约1°）。当测量24例安氏Ⅱ类1分类病例的下颌平面角，发现Herbst矫治器只轻度增加了0.4°，并且在去除Herbst矫治器后6个月，下颌平面角又回归到初始水平[19]。之后的5年随访中发现下颌平面角实际上又进一步减小，结果是下颌平面角总体减少约2.2°。当评估使用Herbst矫治器对10~14岁患者治疗期间对于下颌平面角的影响时，短期（6个月）或者长期（4.5~5年）的治疗对下颌平面角没有显著的影响，在治疗后还有一定的减少[37]。有趣的是在治疗前后垂直方向上没有发现明显的统计学差异。

同一组成员在其他的研究中观察了11~14岁的高角骨面型及低角骨面型Ⅱ类错𬌗畸形，骨性和牙性的变化独立于骨面型[32]。同样的，当使用塑料夹板式Herbst矫治器时，虽然面下部高度增加了2.4mm,但是Y轴和下颌平面角却没有变化，因此垂直向骨性生长型没有变化，这与其他的研究结果一致[38]。因为Herbst矫治器与其他功能性矫治器有相同的效应[20]，虽然增加了面下部前部高度，但是没有增加FMPA值，并且可以应用于软组织和唇部调整，对稳定及美观有长期的效应。

Herbst矫治时机

Herbst矫治推荐在生长发育高峰期之前或青春早期（图6.2~图6.4）进行，然而也有人推荐在替牙早期（如8岁）就开始进行[39]。在青春期之前进行矫治是最佳的治疗时机，随后的研究发现在生长高峰之后[40]，Herbst矫治器对覆盖关系及磨牙关系的矫治仍然有效，然而骨性改变很少，大部分来自于牙及牙槽骨改变。较晚治疗的病例组比较早的病例组有更大的覆盖关系改变（前者为8.4mm，后者为5.1mm），主要是由于较晚治疗组上切牙回收更明显，约2.1mm，下切牙前移约1.7mm。这一结论被Martin和Pancherz[12]的研究证实，他们的研究发现对下切牙有较大的前移和唇倾，平均为11.2mm，其他组研究中下颌切牙只有较少的前移和唇倾，平均为5.9mm。有回顾性研究对比了在混合牙列早期、混合牙列晚期和恒牙列期的安氏Ⅱ类1分类错𬌗畸形的治疗，结果发现恒牙列组的治疗更为有效[41]。青春期（平均年龄为13.5岁）与成年人（平均年龄20.7岁）患者接受Herbst矫治器在相同时的治疗时间里有同样的治疗效应[42]。同样的，比较成年人接受正颌外科和Herbst矫治Ⅱ类1分类时发现Herbst矫治器可以达到平均约4.1mm的磨牙关系改变及6.8mm[43]的覆盖关系改变。当然，正颌外科的骨性变化对磨牙关系及覆盖关系调整的贡献要大于Herbst矫治器，正颌外科分别为63%和80%，而Herbst矫治器分别为13%和22%。因此作者建议Herbst矫治器可以作为骨性Ⅱ类错𬌗畸形临界值患者在正颌外科治疗之外的替代选择，尤其是那些不以大的面型改变为主要目标的患者。

另一项研究比较了Herbst矫治器和正颌外科治疗成年人Ⅱ类错𬌗畸形，发现Herbst矫治器可以达到5.3mm的覆盖关系改变和2.3mm的磨牙关系改变。结论是Herbst矫治器可以作为骨性Ⅱ类错𬌗畸形临界值患者在正颌外科治疗之外的替代选择。可以明确的是，Herbst矫治器对成年人Ⅱ类错𬌗畸形的矫治是有效的[44]，尤其是那些骨性错𬌗畸形轻微的患者，牙及牙槽骨的变化足以解决患者的矫治要求（图6.5）。

软组织效应

在一项关于固定式功能性矫治器的系统性回顾研究中证实了Herbst对于凸面型的改善作用[45]。固定式功能性矫治器可以抑制上唇的向前生长。Menton发现固定式功能性矫治器对下唇的前后向关系和软组织没有较大的影响，并且软组织改变在没有生长活力的年轻成人和尚有生长活力的青春期患者来说是相似的[45]。

在近期的关于安氏Ⅱ类1分类畸形的随机对照研究中[46]，60例样本被随机的分到Herbst矫治器、Twin Block矫治器和空白对照

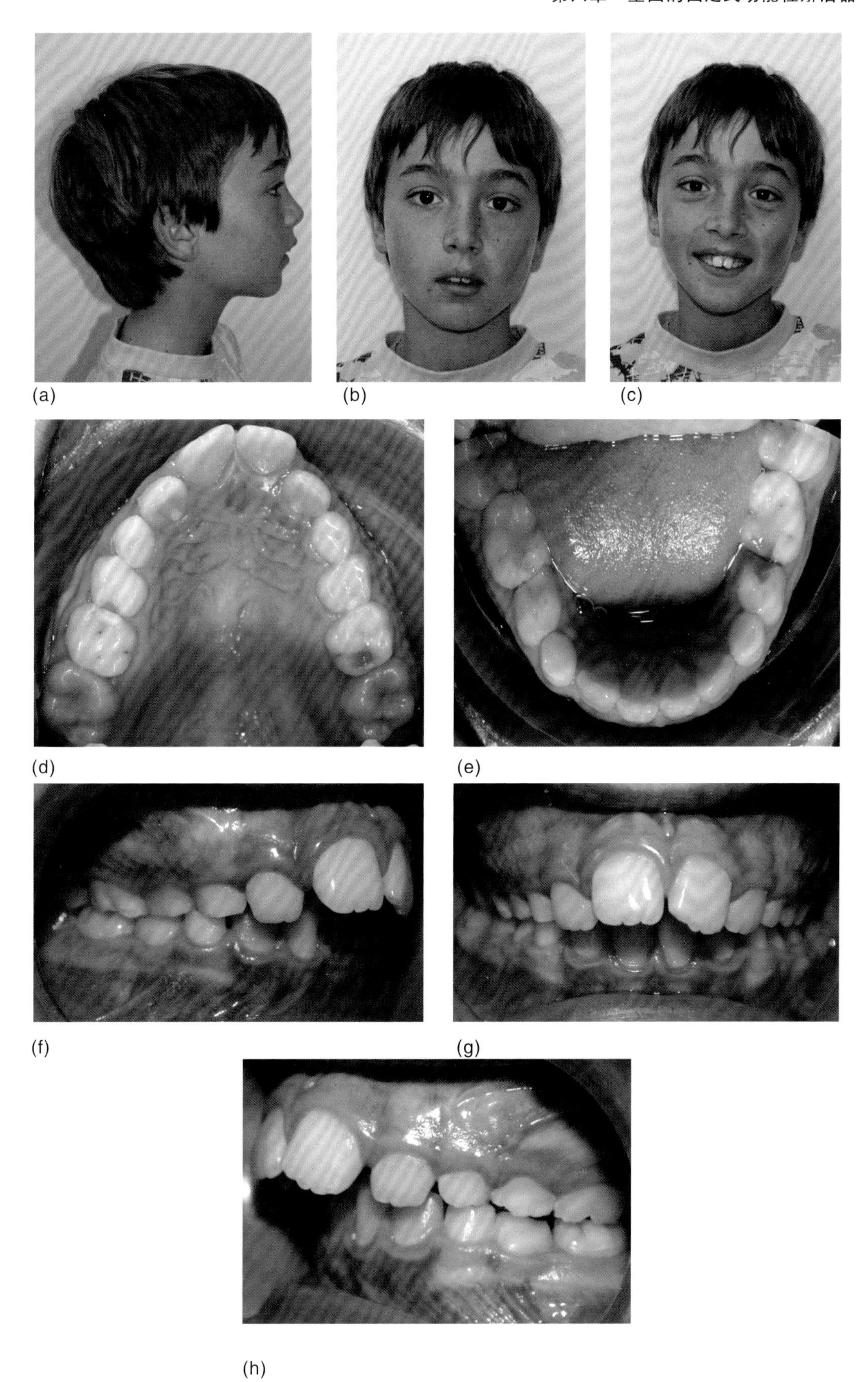

图 6.2 患者：男性，11 岁，通过 Herbst 矫治器联合上颌扩弓器完成矫治，通过 1 个月的扩弓治疗以及 8 个月的 Herbst 矫治器治疗，覆盖关系得到显著改善，此后去除掉矫治器。上颌的 Hawley 保持器使上切牙轻度的回收（i~p），患者被追踪观察到 14 岁，直到恒牙列的完全萌出，患者和家属选择接受后续的排齐及整平牙列（q~x）

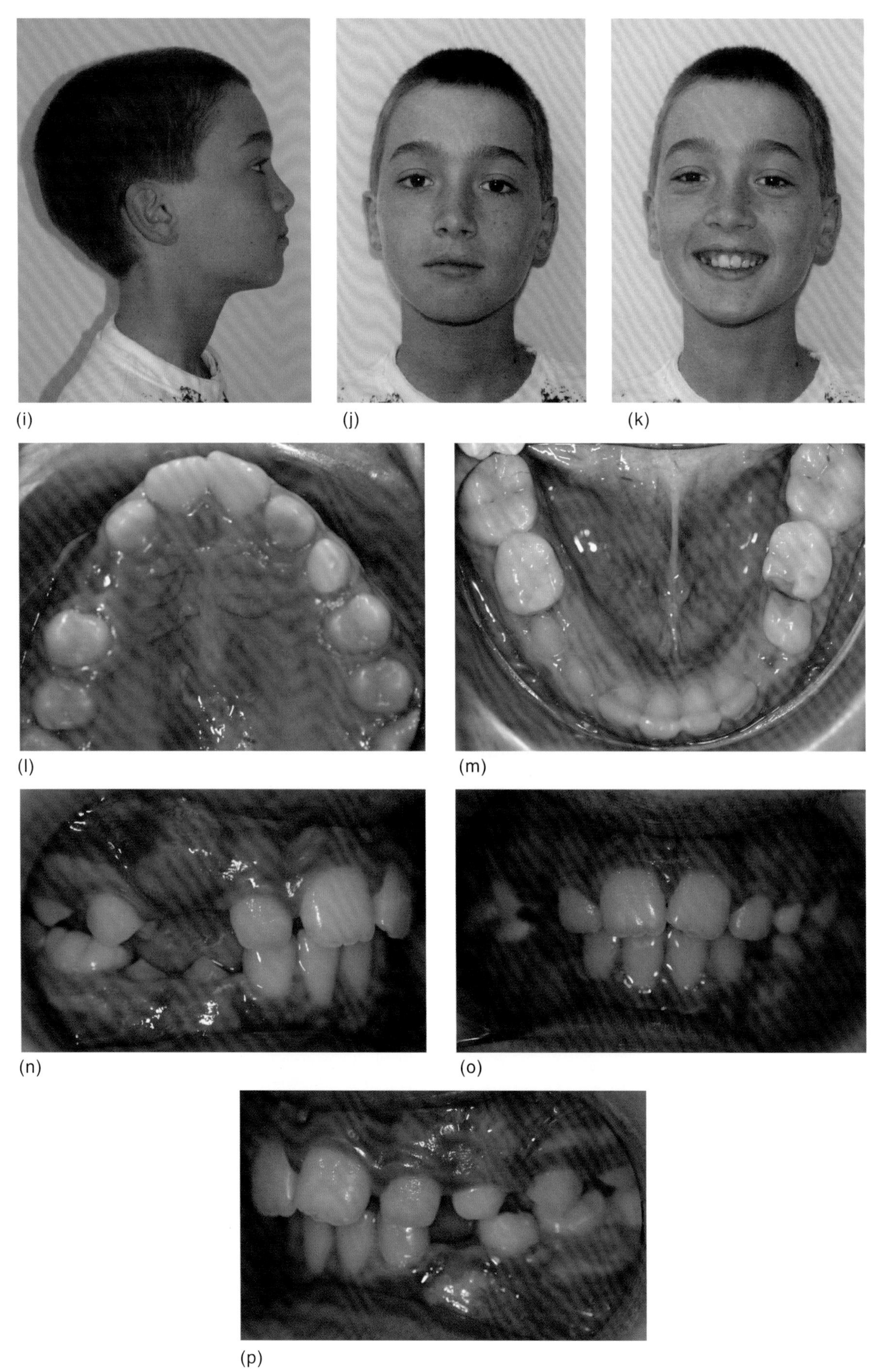

图 6.2 （续）

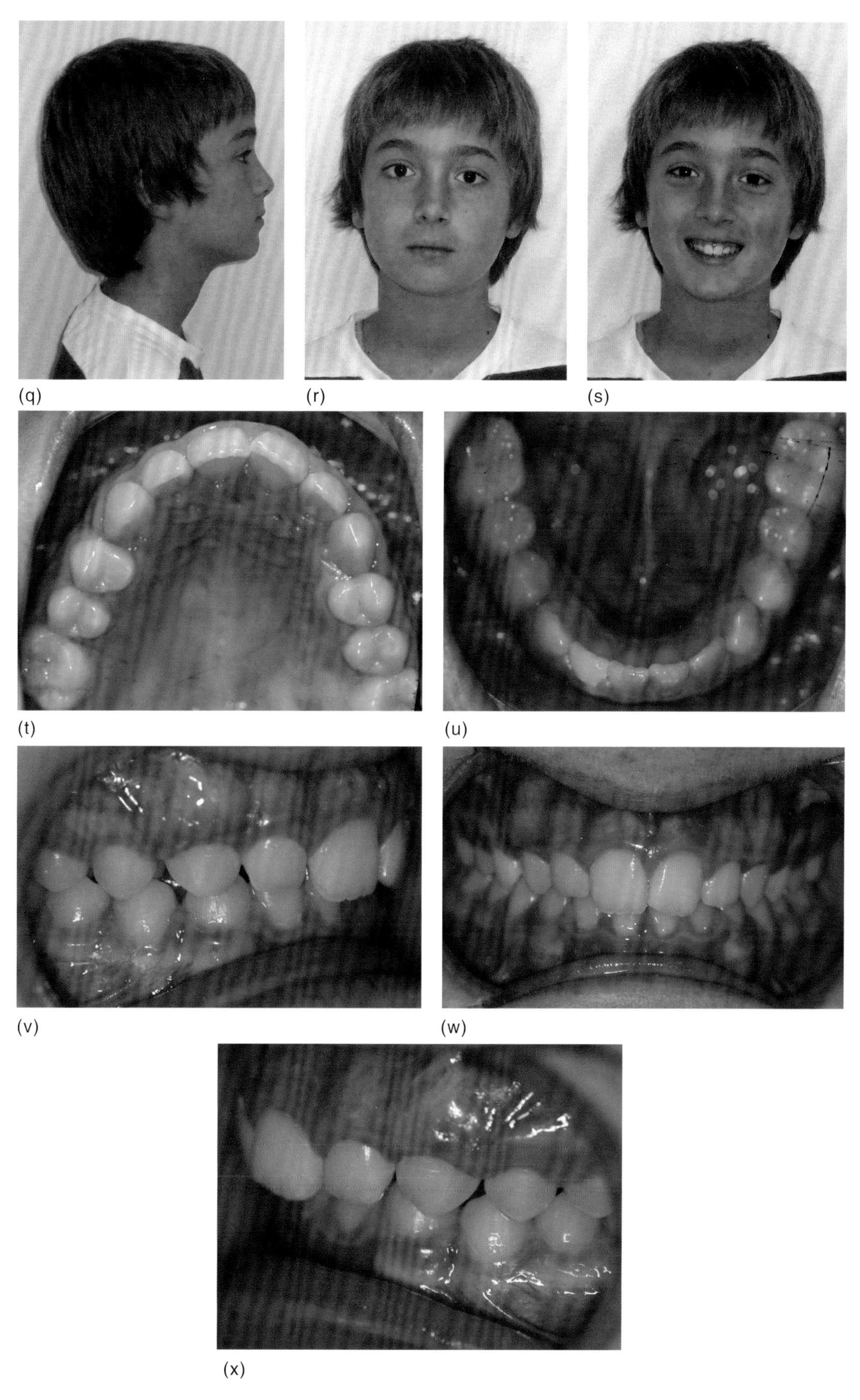

图 6.2　（续）

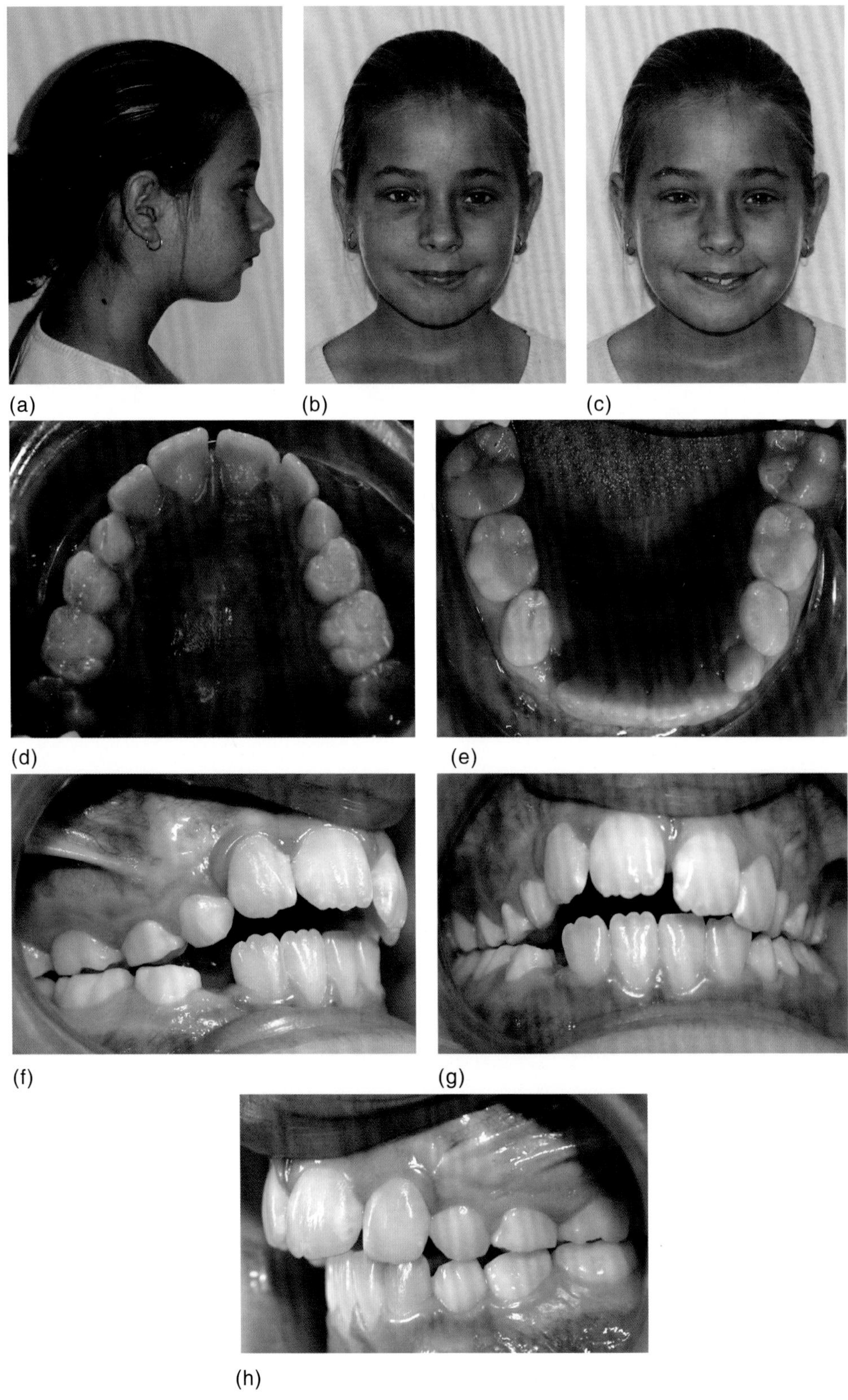

图 6.3　患者：11 岁，存在持续性的吮指习惯，合并开粭及上牙弓缩窄，除此之外还有Ⅱ类错粭畸形。为了减少治疗期间对于患者依从性的要求，选择了 Herbst 矫治器合并腭弓快速扩大器，进行了持续五周的活动矫治期，2 月后，Herbst 矫治器组装上了侧臂，引导下颌前伸至前牙切对切的状态。Herbst 矫治器在 8 个月的矫治期间，被激活至额外的 2mm，从而完成了理想的后牙咬合关系（a~h）。吮指习惯在 2 个月后显著改善并在 7 个月后完全戒除。在 Herbst 矫治器矫治结束后，患者及家属选择接受排齐及整平牙列治疗。患者被追踪观察了 6 个月，咬合关系稳定（i~p）。5 年后，患者复查，咬合关系稳定，然而由于长久未佩戴保持器，部分拥挤复发（q~x），患者选择隐适美矫治器进行为期 19 个月的矫治，随即戴用了固定和活动矫治器（y~af）

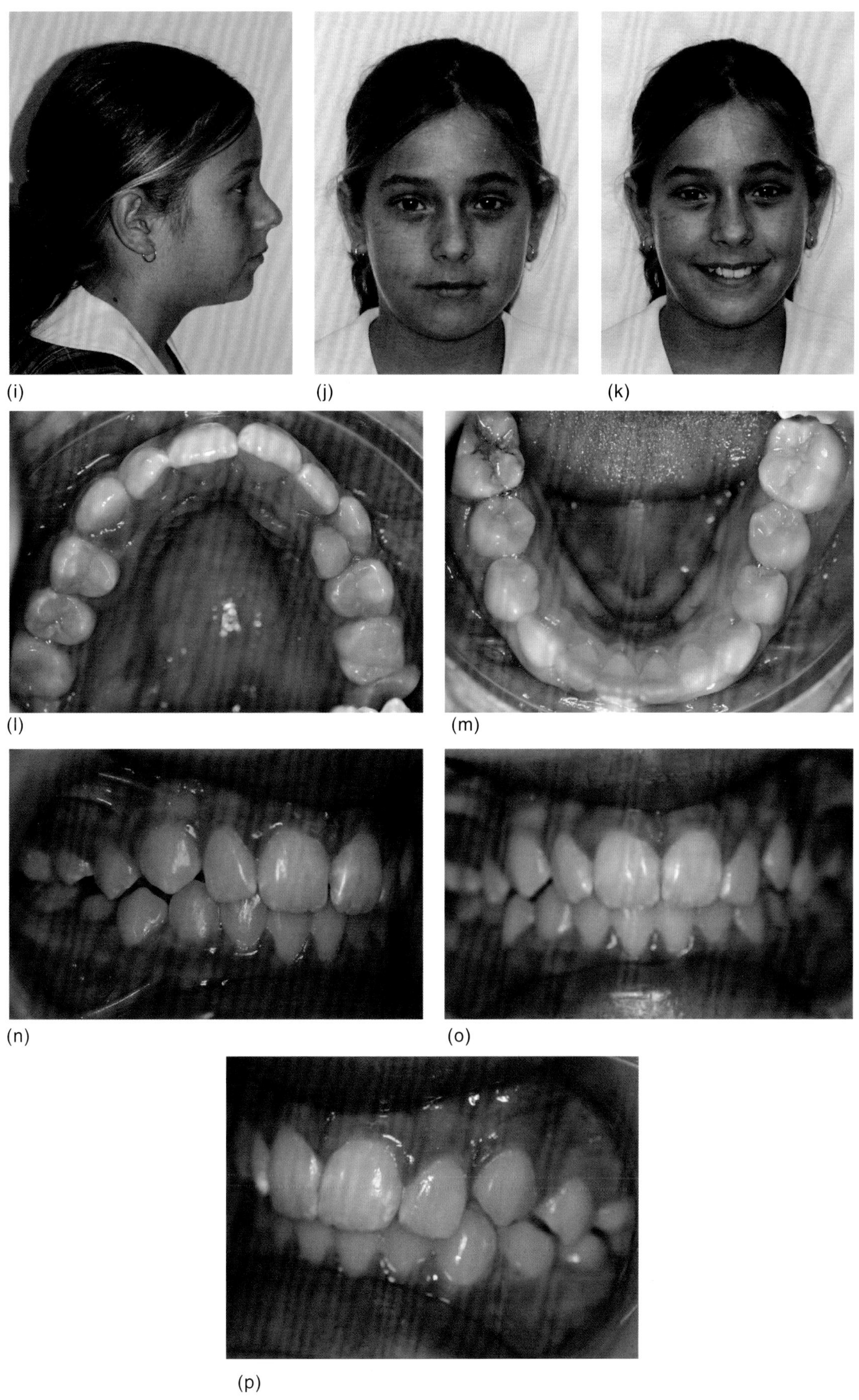

图 6.3　（续）

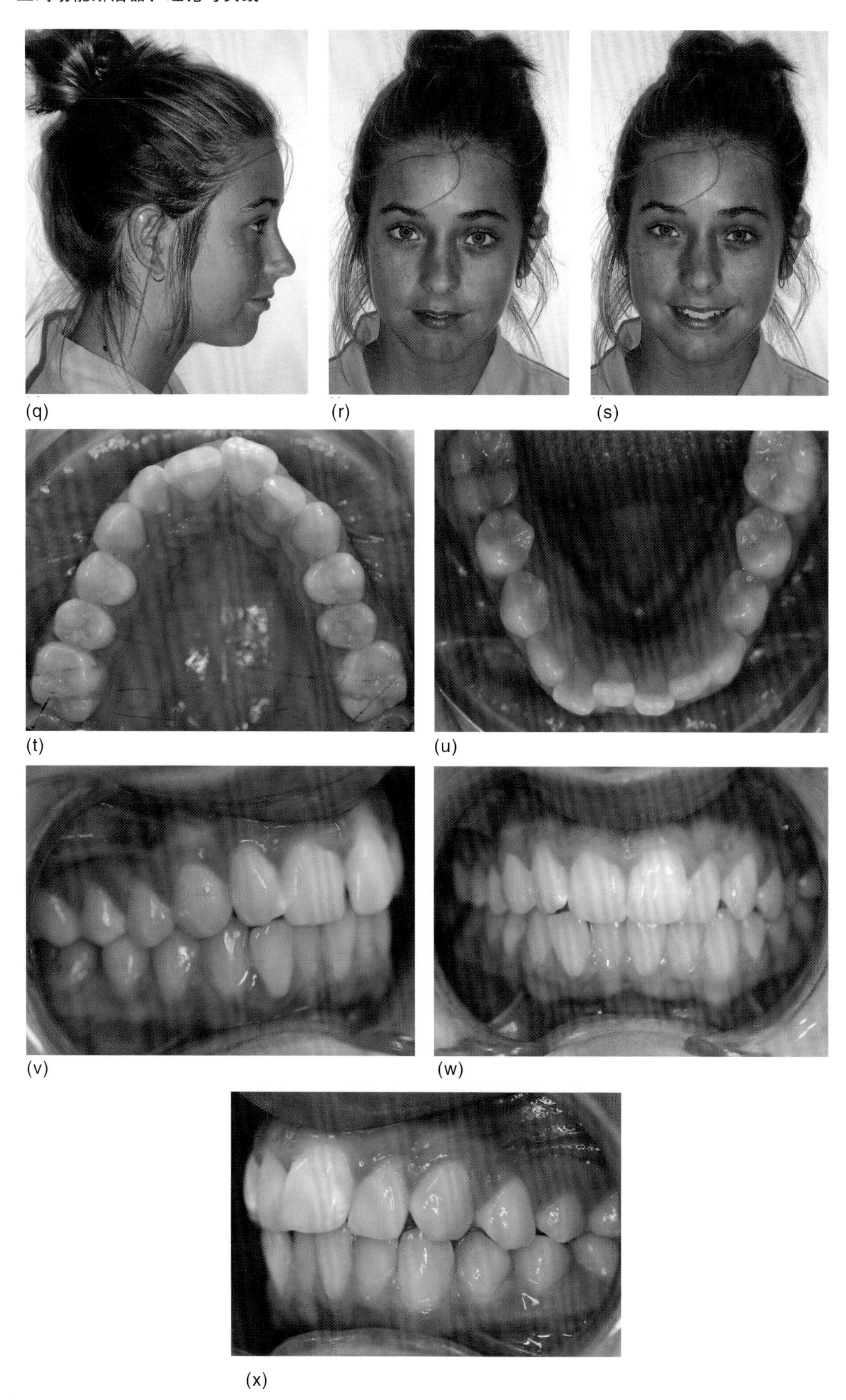

图 6.3 （续）

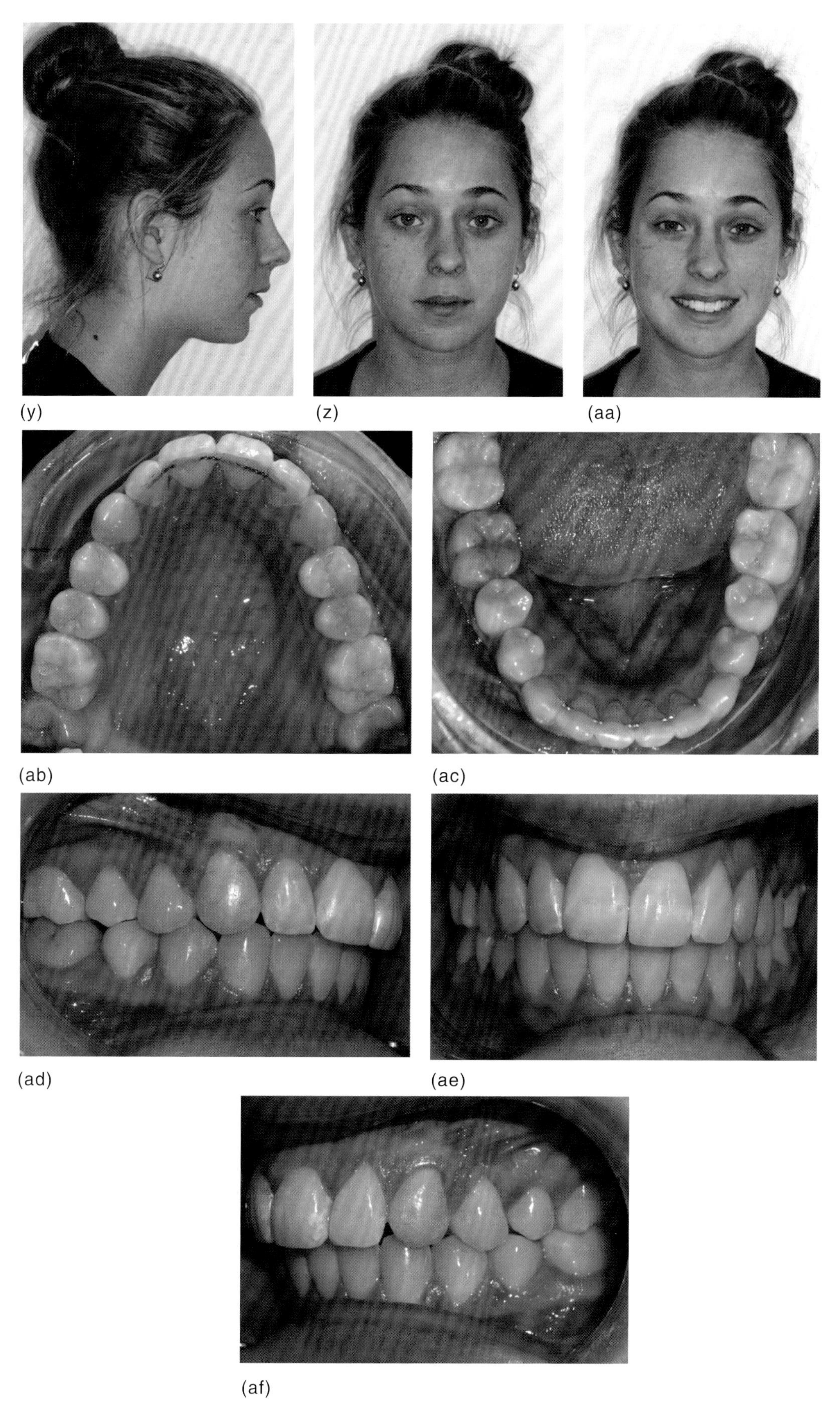

(y) (z) (aa)

(ab) (ac)

(ad) (ae)

(af)

图 6.3 （续）

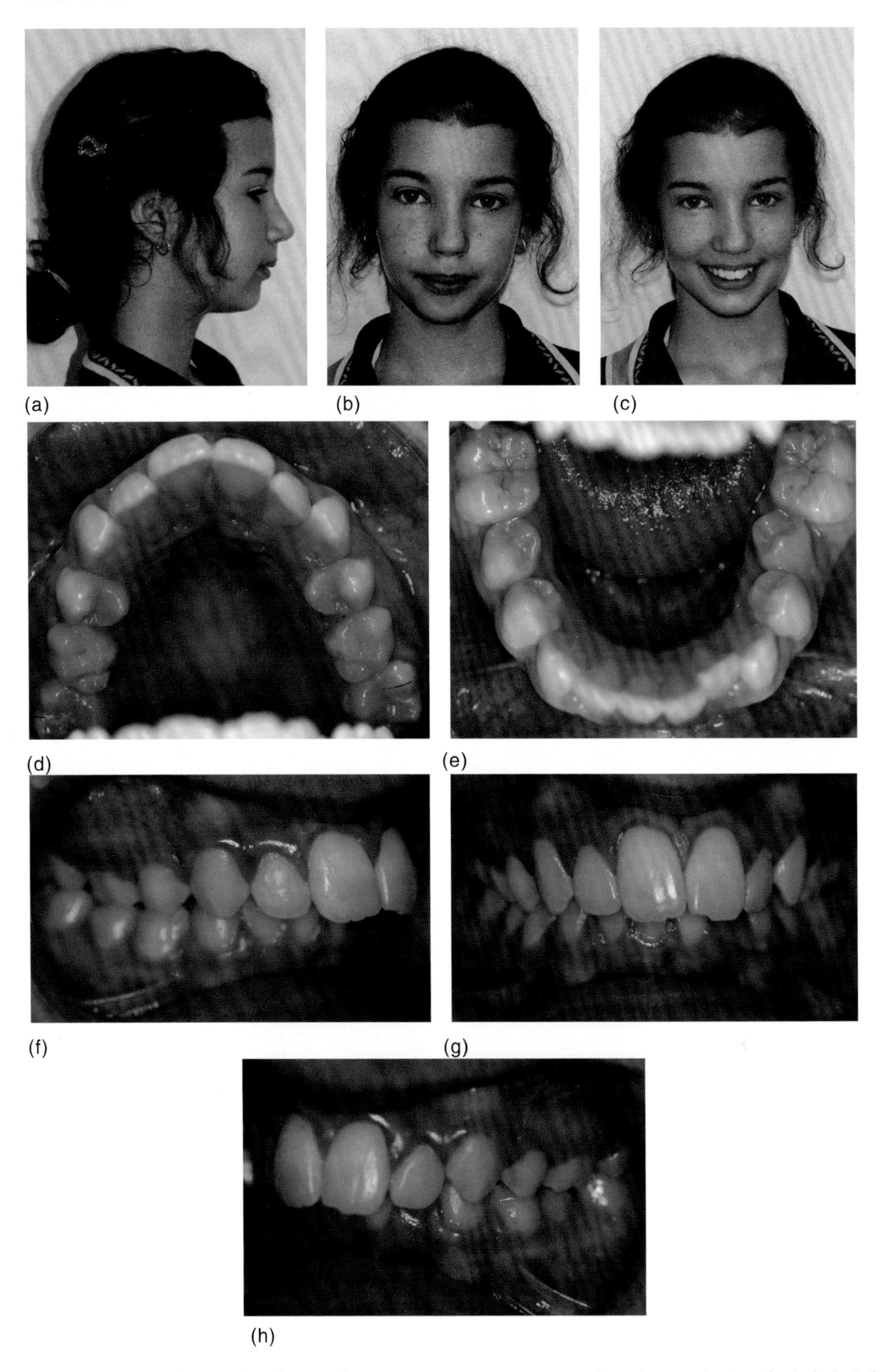

图 6.4 10mm 覆盖的 11 岁女孩戴具有扩弓装置的 Herbst 矫治器 8 个月（a~h）后，尖牙及磨牙关系均成为超Ⅰ类关系，允许磨牙关系少量复发。之后用方丝弓矫治器矫治 13 个月，其中运用Ⅱ类牵引（5/16 英寸，3.5oz）5 个月来保持 Herst 矫治器的效果（i~p）。整个矫治器结束后，下颌固定保持器、上颌压膜保持器保持（q~x）。6 年后，除了左侧磨牙关系有部分复发，其他都保持良好（y~af）

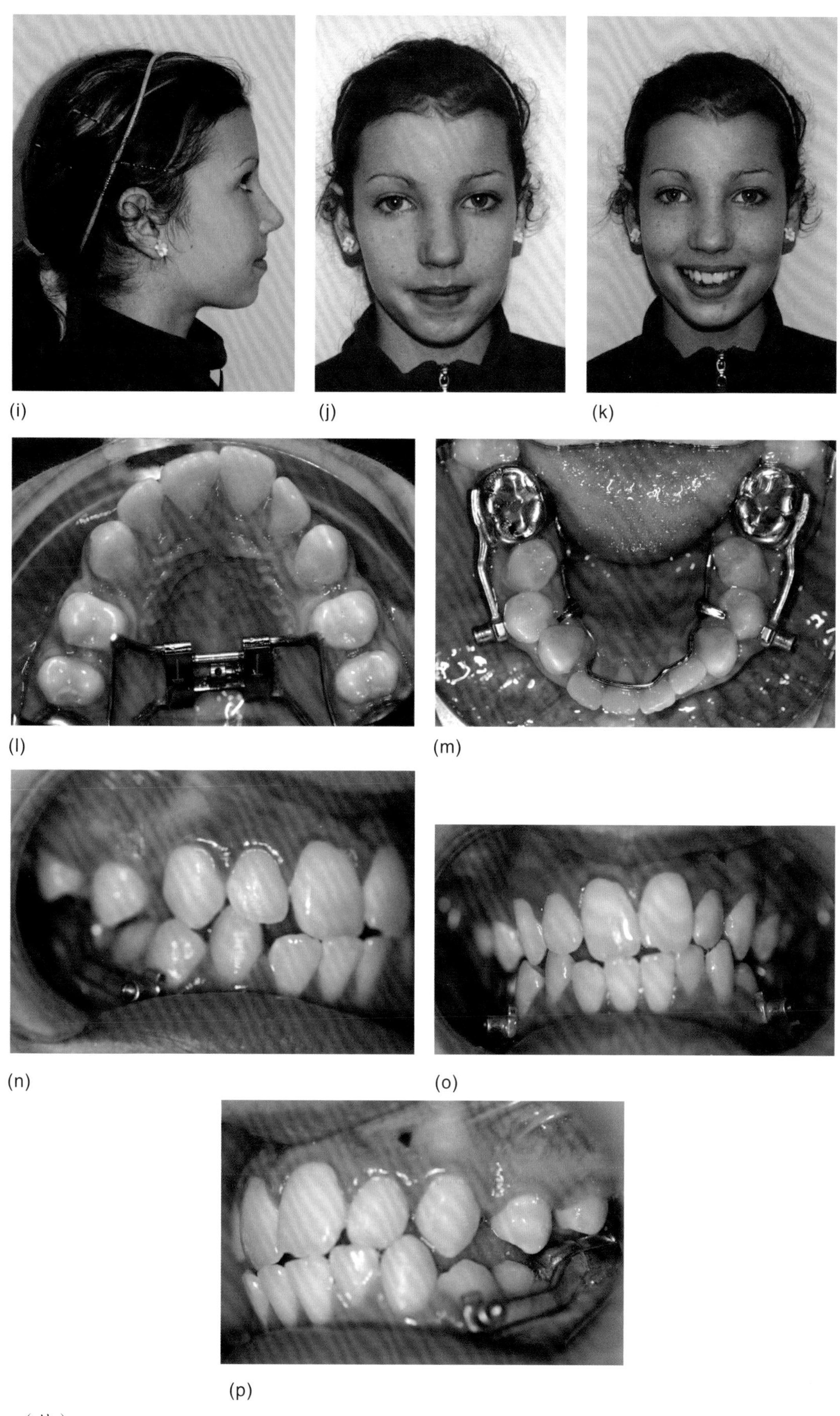

图 6.4 （续）

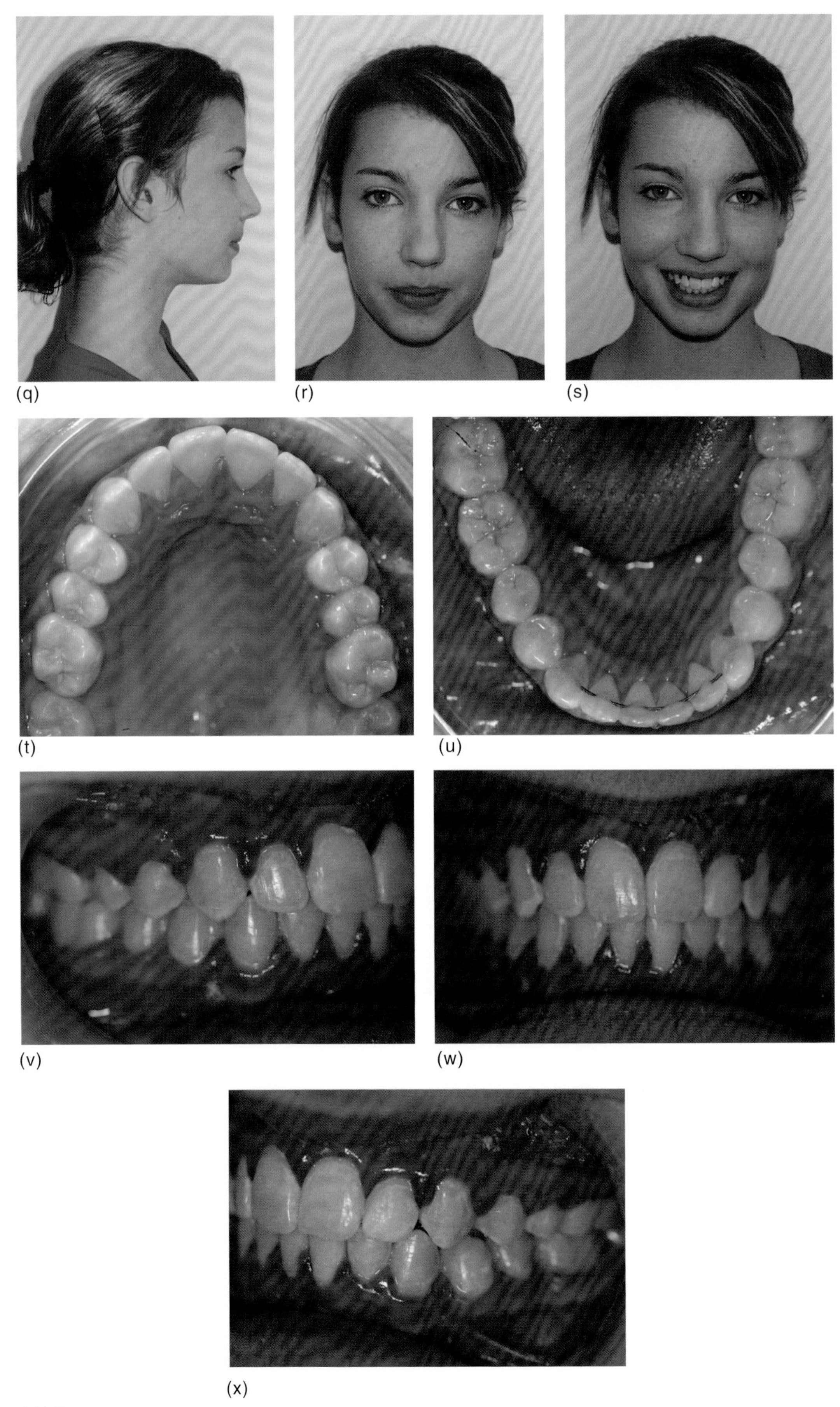

图 6.4 （续）

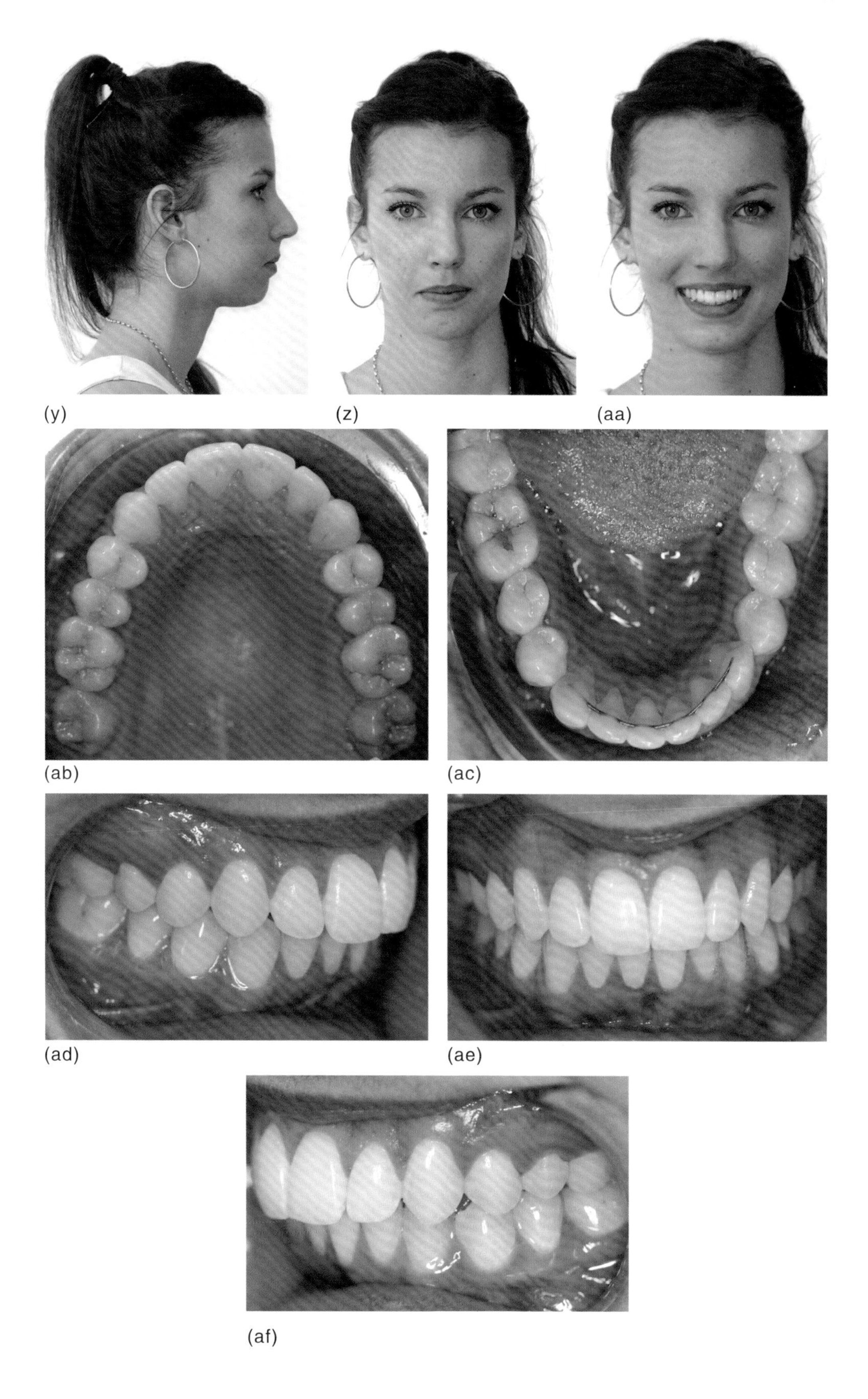

(y) (z) (aa)

(ab) (ac)

(ad) (ae)

(af)

图 6.4　（续）

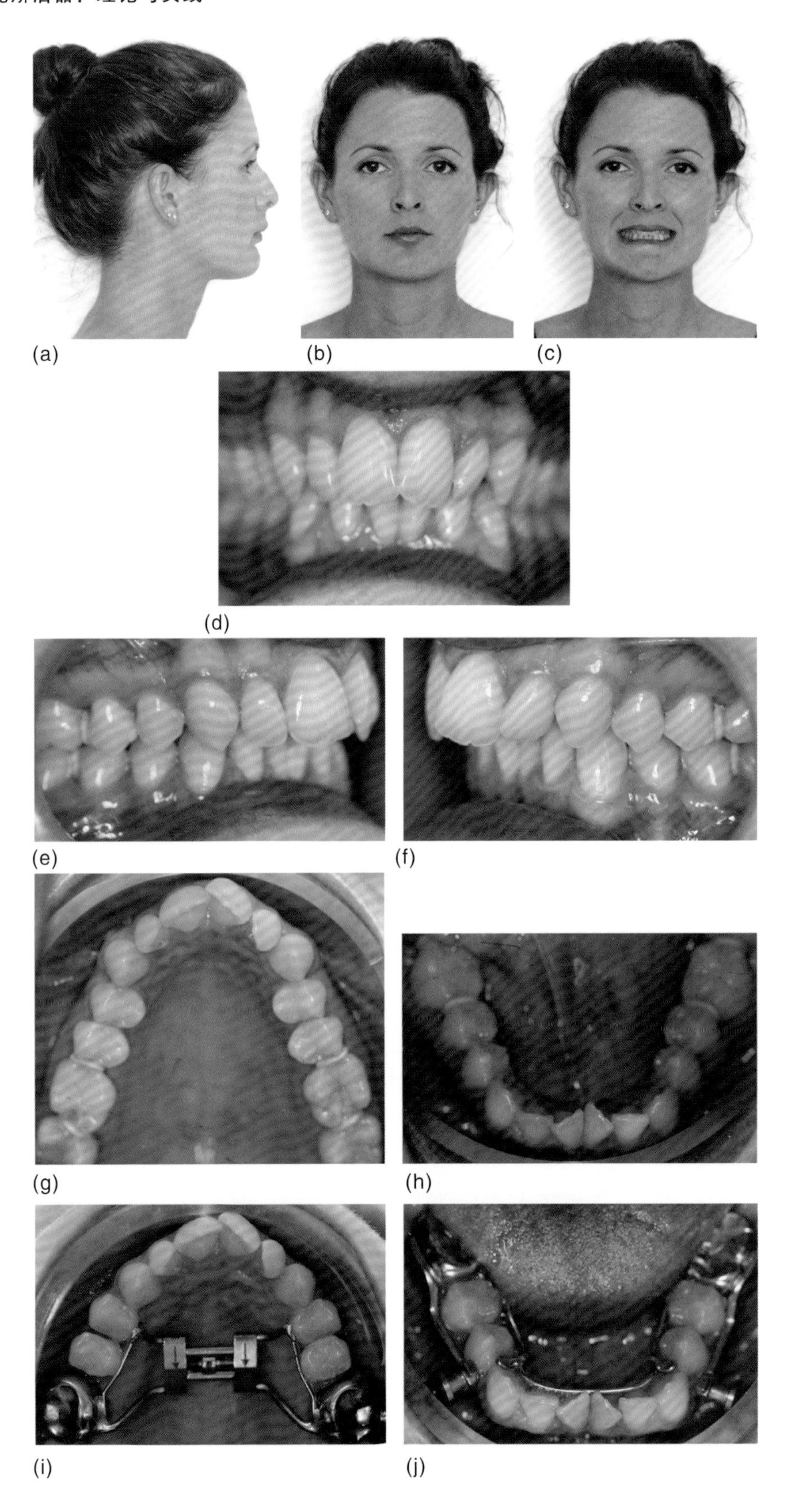

图 6.5 Herbst 与 Invisalign 联合矫治病例。一个骨性Ⅱ类成年女性，牙齿为安氏Ⅱ类 2 分类（a~h），先使用带上颌扩弓装置的 Herbst 矫治器（i,j），矫治结束时，前牙为对刃关系，上颌牙弓有散在间隙（k~r）。Ⅱ类矫治用 Invisalign™，期间为防止下颌后缩复发，配合Ⅱ类牵引（s,t），矫治过程见（u~ab）

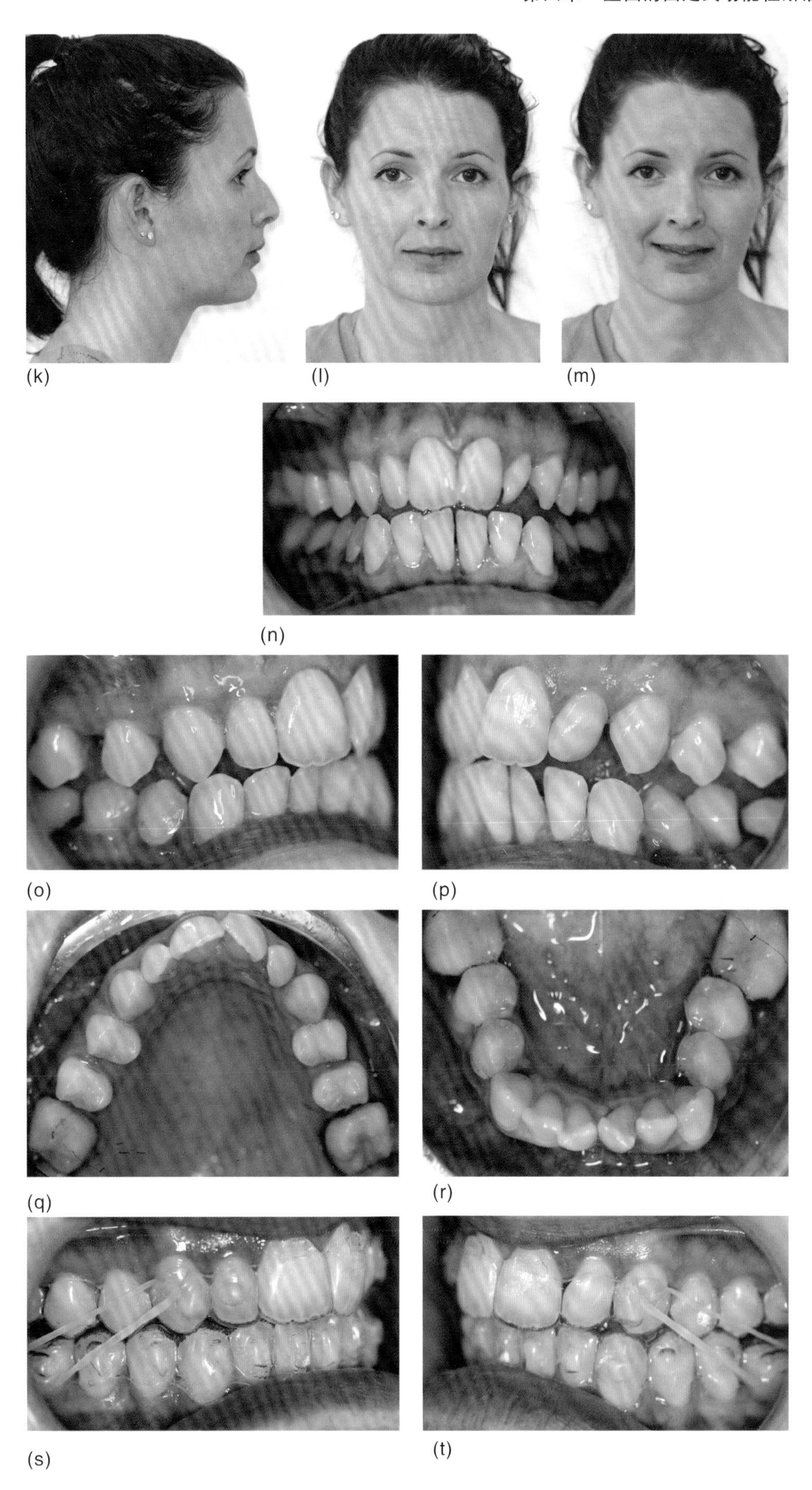

图 6.5 （续）

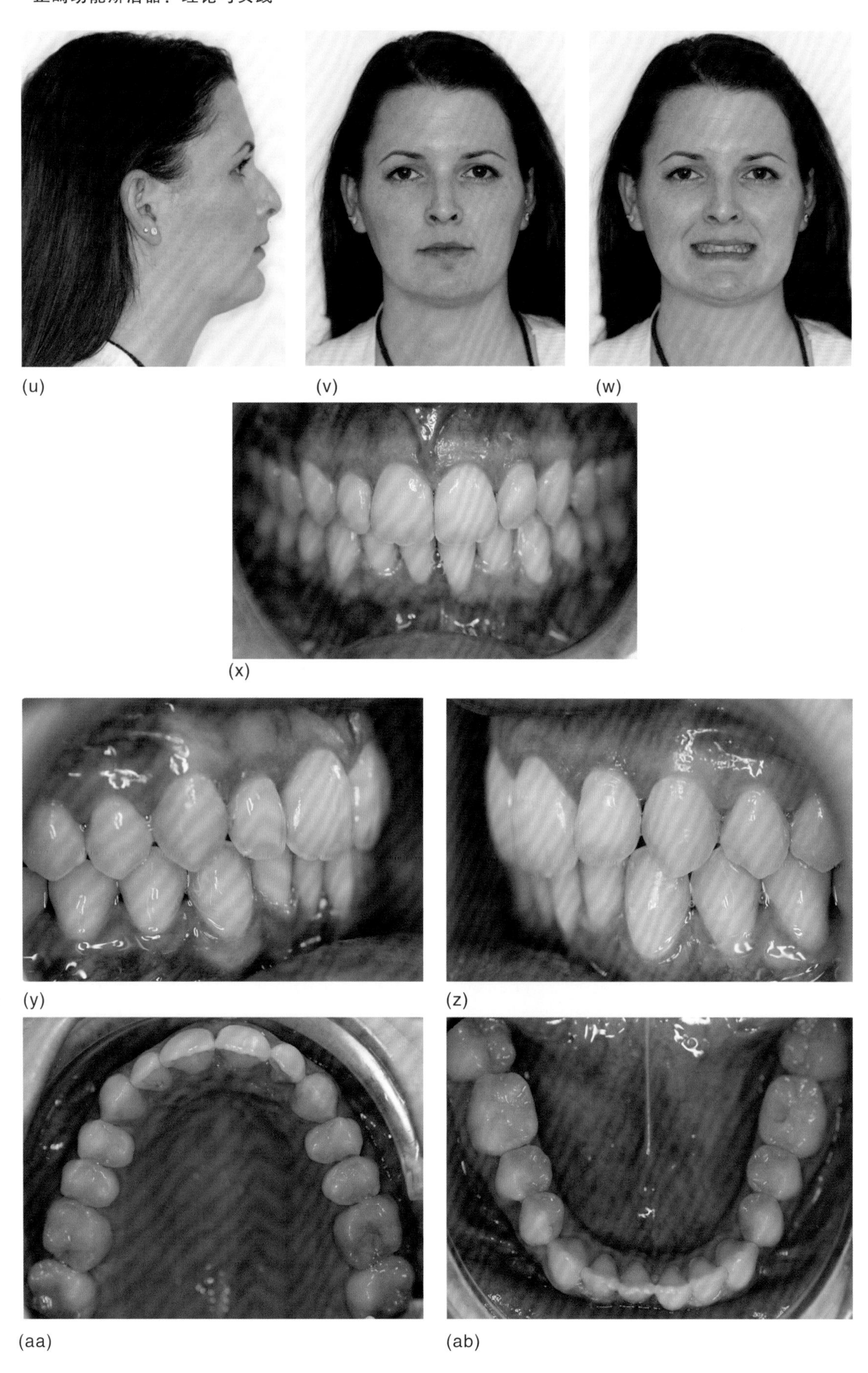

图 6.5 （续）

组中。两种矫治器都减少了软组织侧貌突度，但是在 Twin Block 组观察到了更大范围的软组织颏前点及下唇位置的前移，这些变化很大程度归功于下颌伸长及前移[47]。Herbst 矫治器组与 Twin Block 组在牙性改变最大的差异是 Herbst 矫治器组有额外 3° 的下切牙唇倾。正如以前长期研究探讨的：这种唇倾变化会随着时间及下颌切牙逐渐直立而消散。一项回顾性研究将 Herbst 矫治器组和头帽矫治组进行配对来评估对软组织侧貌的影响[47]，两组随后都接受了方丝弓矫治器的治疗，研究发现 Herbst 矫治器组和头帽矫治组对软组织侧貌的改善程度是一致的。然而，头帽牵引矫治组在治疗前软组织侧貌更差。

下颌骨前伸矫治器——MARA

类似于 Herbst 矫治器，MARA 矫治器包含上下颌第一恒磨牙的牙冠，以及焊接在下颌牙冠的舌弓，并且有一个可以打开咬合，促使下颌前伸的斜面，可以和直丝弓矫治器合用。

在一项研究中，30 例青春早期的患者接受了平均约 10.7 个月的 MARA 矫治器治疗，磨牙关系平均改变 5.8mm，这其中 47% 为骨性变化，而 53% 为牙性变化[48]。骨性变化纯粹是因为下颌骨变化（而没有头帽牵引效应），然而大部分的牙性变化导致了上颌磨牙的远中移动。另一项回顾性研究中，包括了对 4 组连续的 20 例患者分别接受 Bionator、Herbst、Twinblock、MARA 矫治器[49]的治疗。虽然各组原始的平均年龄不同（分别为 10.6 岁、12.2 岁、10.9 岁、11.1 岁），这些病例通过颈椎 X 线片评估骨龄并配对。对比以往的研究，MARA 和 Herbst 矫治器均限制了上颌骨的发育（头帽牵引效应）。功能性矫治器和随后的直丝弓矫治器的平均治疗时间为：Bionator 治疗时间 49 个月，Herbst 的为 41.6 个月，Twin Block 为 41.6 个月，MARA 的时间是 43.7 个月[50]。当评估了 23 例 MARA 矫治器连续治疗的病例发现患者同时存在头帽牵引效应和下颌骨的增长[51]。

进一步的研究评估了治疗时机（青春期前期、青春生长高峰期、青春期后期）对 MARA 矫治器结合直丝弓矫治器治疗效果的影响[52]。结论是理想的治疗时间应该在青春生长发育高峰期，利用颈椎 X 线片来帮助确定发育阶段。这时，下颌长度增长会更大（相比于其他治疗组，下颌 Go-Gn 有了 1.4~1.5mm 的额外增长），并且牙性代偿作用也会相应减少。从另一角度来看，生长高峰期磨牙矫正速率最小，为每年 1.26mm，而青春前期和青春后期分别为每年 1.52mm 和 1.45mm，但这些差异在不同组之间还是很小的。

一篇未发表的论文比较了 MARA 矫治器和 Forsus 矫治器，它们对安氏Ⅱ类错𬌗畸形均有矫治效果[53]，然而，这些效应是不同的，Forsus 矫治器对上颌有更显著的抑制作用，并且导致更大程度的下颌切牙唇倾。MARA 矫治器会产生更多的下颌前导作用。使用 MARA 矫治器矫治时间为 7 个月，随后的直丝弓矫治时间为 33 个月；而 Forsus 矫治器同期配合直丝弓矫治器，矫治时间为 26 个月。同样的，MARA 矫治器相比 Herbst 矫治器用了更多的时间进行治疗[54]。

MARA 矫治器和 Herbst 矫治器都可以同时配合直丝弓矫治器，然而。当活动性矫治器移除后前磨牙和磨牙关系尚需要进一步精细的调整、排齐，此时需要更有弹性的弓丝，因此延长了治疗时间。依据优先使用固定式功能性矫治器的原则，既然各种矫治器在牙性和骨性效应没有显著性差异，此时要相应增加对治疗时间、花费、矫治器破损率、患者舒适度的考虑。

固定式功能性矫治器之间的比较

一般研究都是在比较固定和活动式功能性矫治器。例如，一项回顾性研究比较了 Herbst 矫治器和 Twin Block 矫治器对于Ⅱ类错𬌗畸形的矫治，根据治疗时和治疗后的头颅定位测量[55]，二者的区别不明显。一项关于 Herbst 矫治器和 Twin Block 的随机对照研究没有发现二者治疗时牙性和骨性改变上的明显差异[2]。然而，与 Herbst 矫治器组相比，Twin Block 组不能完成第一期矫治的风险是 Herbst 的 2.4 倍。这个研究病例组选用了相对更成熟的病例（平均年龄在 12.5 岁），其结果可能不适用于更年轻的患者。年龄在 12.3 岁或者更年轻的患者完成 Twin Block 矫治的可能性是年长一点患者的

3 倍[11]。虽然 Herbst 矫治器在功能性矫治期会较其他缩短 1.5~2.2 个月，但是二者完成矫治全程时间没有显著性差异，这是由于 Herbst 矫治器在第二期矫治时间会更长的缘故。也许 Twin Block 矫治期在第一期对于𬌗垫的逐次磨除调整是就已经进行了对牙列咬合的调整。然而铸造钴铬合金 Herbst 矫治器的破损率较高，且维修时间也较长。替代性的设计比如在下颌前磨牙用冠或者悬臂相比较在磨牙处放置会减少破损的发生，但是这一观点并未得到研究的证实。

在一项回顾性研究中对比了 Herbst 矫治器和肌激动器，Herbst 矫治器在短期内对颏部的前移会更多，Herbst 矫治器矫治时间约 0.6 年，肌激动器矫治时间约 2.6 年。Herbst 矫治器（Herbst：Go-Gn 或者 Co-Pg 每月约 0.28mm）在下颌长度改变方面相比 Twin Block（每月 0.23mm）[56] 有效程度略高；Bionator（每月 0.17mm），肌激动器（每月 0.12mm）在下颌骨长度改面方面更低；FR Ⅱ在下颌骨长度改面方面的变化速率最小，为每月 0.09mm。在肌激动器组治疗期间下颌前部有轻微的旋转，然而 Herbst 矫治器组表现出了轻微的下颌后部旋转。但是每组之间的患者年龄有着显著的差异，同时该研究也没有评估这些改变的稳定性。

一项研究对比了头帽牵引矫治器和 Herbst 矫治器的矫正结果[34]，当二者都联合运用了方丝弓矫治器，二者调整咬合的成功率均为 93%，然而 Herbst 矫治器组在软组织（1.8mm）和硬组织颏点 (1.5mm) 的前移效果优于头帽牵引矫治器组。但是由于患者一般会根据自身具体情况选择相对合适的治疗方案，所以这项研究结果存在潜在的偏移。而这两种矫治器的远期效果还需要进一步证实。一项随机对照研究发现可摘式功能性矫治器矫治效果会逐渐消失[3-4]。一项研究对比了 Herbst 矫治器和 Begg 矫治[57]，发现 Herbst 矫治器配合弹性牵引带对于骨性改变较 Begg 要多约 2mm，然而 Begg 矫治中靠牙齿的移动改善的覆盖较 Herbst 矫治器多 2mm。Herbst 矫治时骨性改变对于覆盖的减少贡献约 51%，但在 Begg 组仅有 4%。虽然从初始治疗的效果看 Herbst 矫治器相对较好，但是 5~8 年后疗效却不能维持[57]。其他研究报告均指出 Herbst 矫治器治疗后虽然相对咬合关系保持尚好，但是骨性的改变逐渐趋向于回到治疗前水平[16, 38, 58]。

小　结

相对于可摘式功能性矫治器，Herbst 矫治器虽然在初始阶段骨性改变很显著，但是随着时间流逝，这种改变趋向于逐渐消失，长时间的观察结果显示仅余留牙性改变。虽然 Herbst 矫治器可以完成约 11mm 深覆盖的矫治[12]，但是后期这种变化主要来源于牙性改变，主要是由于下颌前牙的前移。根据对于 Herbst 矫治器一次最大前导下颌和逐步前导下颌以及其他矫治器的矫治效果来看，各组见没有显著差异。研究缺少了对患者舒适性的评估，这是由于现阶段没有方法可以完成评估。因此，需要更进一步的研究来评估下颌切牙唇倾效应以及牙龈退缩的风险，尤其是对于那些薄牙龈组织生物型以及高角骨面型的患者。

参考文献

[1] Isaacson KG, Reed RT, Stephens CD. The role of functional appliances//Isaacson KG, Reed RT, Stephens CD. Functional orthodontic appliances. Oxford: Blackwell Scientific, 1990：1.

[2] O'Brien K, Wright J, Conboy F, et al. Effectiveness of treatment for Class Ⅱ malocclusion with the Herbst or twin-block appliances: A randomized, controlled trial. Am J Orthod Dentofacial Orthop, 2003, 124: 128-137.

[3] O'Brien K, Wright J, Conboy F, et al. Effectiveness of early orthodontic treatment with the Twin-block appliance: A multicenter, randomized, controlled trial. Part 1: dental and skeletal effects. Am J Orthod Dentofacial Orthop, 2003, 124: 234-243.

[4] Tulloch JF, Phillips C, Koch G, et al. The effect of early intervention on skeletal pattern in Class Ⅱ malocclusion: A randomized clinical trial. Am J Orthod Dentofacial Orthop, 1997, 111: 391-400.

[5] Pancherz H. The nature of Class Ⅱ relapse after Herbst appliance treatment: A cephalometric

long-term investigation. Am J Orthod Dentofac Orthop, 1991, 100: 220-233.

[6] Pancherz H. Treatment of Class Ⅱ malocclusions by jumping the bite with the Herbst appliance: A cephalometric investigation. Am J Orthod, 1979, 76: 423-442.

[7] Pancherz H. The mechanism of Class Ⅱ correction in Herbst appliance treatment: A cephalometric investigation. Am J Orthod, 1982, 82: 104-113.

[8] Du X, Hägg U, Rabie ABM. Effects of headgear Herbst and mandibular step-by-step advancement versus conventional Herbst appliance and maximal jumping of the mandible. Eur J Orthod, 2002, 24: 167-174.

[9] Hägg U, Du X, Rabie ABM. Initial and late treatment effects of headgear-Herbst appliance with mandibular step-by-step advancement. Am J Orthod Dentofac Orthop, 2002, 122: 477-485.

[10] Purkayastha S, Rabie AB, Wong R. Treatment of skeletal Class Ⅱ malocclusion in adults: Stepwise vs single-step advancement with the Herbst appliance. World J Orthod, 2008, 9: 233-243.

[11] Banks P, Wright J, O'Brien K. Incremental versus maximum bite? advancement during Twin-block therapy: A randomized controlled clinical trial. Am J Orthod Dentofac Orthop, 2004, 126:583-588.

[12] Martin J, Pancherz H. Mandibular incisor position changes in relation to amount of bite jumping during Herbst/multibracket appliance treatment: A radiographic-cephalometric study. Am J Orthod Dentofac Orthop, 2009, 136: 44-51.

[13] VanLaecken R, Martin CA, Dischinger T, et al. Treatment effects of the Edgewise Herbst appliance: A cephalometric and tomographic investigation. Am J Orthod Dentofac Orthop, 2006, 130: 582-593.

[14] Pancherz H, Anehus-Pancherz M. The headgear effect of the Herbst appliance: A long-term cephalometric study. Am J Orthod Dentofac Orthop, 1993, 103: 510-520.

[15] Wieslander L. Long-term effect of treatment with the headgear-Herbst appliance in the early mixed dentition. Stability or relapse? Am J Orthod Dentofac Orthop, 1993, 104: 319-329.

[16] Wigal TG, Dischinger T, Martin C, et al. Stability of Class Ⅱ treatment with an Edgewise crowned Herbst appliance in the early mixed dentition: Skeletal and dental changes. Am J Orthod Dentofac Orthop, 2011, 140: 210-223.

[17] Barnett GA, Higgins DW, Major PW, et al. Immediate skeletal and dentoalveolar effects of the crown- or banded type Herbst appliance on Class Ⅱ division 1 malocclusion: A systematic review. Angle Orthod, 2008, 78: 361-369.

[18] Weschler D, Pancherz H. Efficiency of three mandibular anchorage forms in Herbst treatment: A cephalometric investigation. Angle Orthod, 2004, 75: 23-27.

[19] Hansen K, Koutsanas TG, Pancherz H. Long-term effects of Herbst treatment on the mandibular incisor segment: A cephalometric and biometric investigation. Am J Orthod. Dentofac Orthop, 1991, 112: 92-103.

[20] Wehrbein H, Bauer W, Diedrich P. Mandibular incisors, alveolar bone, and symphysis after orthodontic treatment: A retrospective study. Am J Orthod Dentofac Orthop, 1996, 110: 239-246.

[21] Ruf S, Hansen K, Pancherz H. Does orthodontic proclination of lower incisors in children and adolescents cause gingival recession? Am J Orthod Dentofac Orthop, 1998, 114: 100-106.

[22] Årtun J, Grobéty D. Periodontal status of mandibular incisors after pronounced orthodontic advancement during adolescence: A follow-up evaluation. Am J Orthod Dentofac Orthop, 2001, 119: 2-10.

[23] Melsen B, Allais D. Factors of importance for the development of dehiscences during labial movement of mandibular incisors: A retrospective study of adult orthodontic patients. Am J Orthod Dentofac Orthop, 2005, 127: 552-661.

[24] Yared K, Zenobio EG, Pacheco W. Periodontal status of mandibular central incisors after orthodontic proclination in adults. Am J Orthod Dentofac Orthop, 2006, 130: 6.e1-e8.

[25] Aziz T, Flores-Mir C. A systematic review of the association between appliance-induced

labial movement of mandibular incisors and gingival recession. Aus Orthod J, 2011, 27: 33-39.

[26] Joss Vassalli I, Grebenstein C, Topouzelis N, et al. Orthodontic therapy and gingival recession: A systematic review. Orth Craniofac Res, 2010, 13: 127-141.

[27] Handelman C. The anterior alveolus: Its importance in limiting orthodontic treatment and its influence on the occurrence of iatrogenic sequelae. Angle Orthod, 1996, 66: 95-109.

[28] Enhos S, Uysal T, Yagci A, et al. Dehiscence and fenestration in patients with different vertical growth patterns assessed with cone-beam computed tomography. Angle Orthod, 2012, 82: 868-874.

[29] Franchi L, Baccetti T. Prediction of individual mandibular changes induced by functional jaw orthopedics followed by fixed appliances in Class II patients. Angle Orthod, 2006, 76: 950-954.

[30] Marsico E, Gatto E, Burrascano M, et al. Effectiveness of orthodontic treatment with functional appliances on mandibular growth in the short term. Am J Orthod Dentofac Orthop, 2011, 139: 24-36.

[31] Tulley, W. The scope and limitations of treatment with the activator. Am J Orthod, 1972, 61: 562-577.

[32] Ruf S, Pancherz, H. The mechanism of Class Ⅱ correction during herbst therapy in relation to the vertical jaw base relationship: A? cephalometric roentgenographic study. Angle Orthod, 1997, 67: 271-276.

[33] Sfondrini MF, Cacciafesta V, Sfondrini G. Upper molar distalization: A critical analysis. Orth Craniofac Res, 2002, 5: 114-126.

[34] Baccetti T, Franchi L, Stahl F. Comparison of 2 comprehensive Class Ⅱ treatment protocols including the bonded Herbst and headgear appliances: A double-blind study of consecutively treated patients at puberty. Am J Orthod Dentofac Orthop, 2009, 135: 698-e1.

[35] McSherry P, Bradley H. Class Ⅱ correction-reducing patient compliance: A review of the available techniques. J Orthod, 2000, 27: 219-25.

[36] Schiavon R, Grenga V, Macri V. Treatment of Class II high angle malocclusions with the Herbst appliance: A cephalometric investigation. Am J Orthod Dentofac Orthop, 1992, 102: 393-409.

[37] Ruf S, Pancherz H. The effect of Herbst appliance treatment on the mandibular plane angle: A cephalometric roentgenographic study. Am J Orthod Dentofac Orthop, 1996, 110: 225-229.

[38] Windmiller E. The acrylic-splint Herbst appliance: A cephalometric evaluation. Am J Orthod Dentofac Orthop, 1993, 104: 73-84.

[39] Wieslander L. Intensive treatment of severe Class Ⅱ malocclusions with a headgear-Herbst appliance in the early mixed dentition. Am J Orthod, 1984, 86: 1-13.

[40] Konik M, Pancherz H, Hansen K. The mechanism of Class Ⅱ correction in late Herbst treatment. Am J Orthod Dentofac Orthop, 1997, 112: 87-91.

[41] von Bremen J, Pancherz H. Efficiency of early and late Class Ⅱ Division 1 treatment. Am J Orthod Dentofac Orthop, 2002, 121: 31-37.

[42] von Bremen J, Bock N, Ruf S. Is Herbst-multibracket appliance treatment more efficient in adolescents than in adults? A dental cast study. Angle Orthod, 2009, 79: 173-137.

[43] Ruf S, Pancherz H. Orthognathic surgery and dentofacial orthopedics in adult Class Ⅱ Division 1 treatment: Mandibular sagittal split osteotomy versus Herbst appliance. Am J Orthod Dentofac Orthop, 2004, 126: 140-152.

[44] Chaiyongsirisern A, Rabie AB, Wong RWK. Stepwise advancement Herbst appliance versus mandibular sagittal split osteotomy: Treatment effects and long-term stability of adult Class Ⅱ patients. Angle Orthod, 2009, 79: 1084-1094.

[45] Flores-Mir C, Major MP, Major PW. Soft tissue changes with fixed functional appliances in Class Ⅱ division 1: A systematic review. Angle Orthod, 2006, 76: 712-720.

[46] Baysal A, Uysal T. Soft tissue effects of Twin Block and Herbst appliances in patients with Class Ⅱ division 1 mandibular retrognathy.

Eur J Orthod, 2013, 35: 71-81.

[47] Baysal A, Uysal T. Dentoskeletal effects of Twin Block and Herbst appliances in patients with Class Ⅱ division 1 mandibular retrognathy. Eur J Orthod, 2014, 36: 164-172.

[48] Sloss EA, Southard KA, Qian F, et al. Comparison of soft-tissue profiles after treatment with headgear or Herbst appliance. Am J Orthod Dentofac Orthop, 2008, 133: 509-514.

[49] Pangrazio-Kulbersh V, Berger JL, Chermak DS, et al. Treatment effects of the mandibular anterior repositioning appliance on patients with Class Ⅱ malocclusion. Am J Orthod Dentofac Orthop, 2003, 123: 286-295.

[50] Siara-Olds N, Pangrazio-Kulbersh V, Berger J, et al. Long-term dentoskeletal changes with the Bionator, Herbst, Twin Block, and MARA functional appliances. Angle Orthod, 2010, 80: 18-29.

[51] Ghislanzoni LTH, Toll DE, Defraia E, et al. Treatment and posttreatment outcomes induced by the Mandibular Advancement Repositioning Appliance: A controlled clinical study. Angle Orthod, 2011, 81: 684-691.

[52] Ghislanzoni L, Baccetti T, Toll D, et al. Treatment timing of MARA and fixed appliance therapy of Class Ⅱ malocclusion. Eur J Orthod, 2013, 35: 394-400.

[53] Azizollahi S. Comparison of skeletal and dentoalveolar effects of the Forsus and MARA in treatment of Class Ⅱ malocclusions. Doctoral dissertation, Saint Louis University, 2012.

[54] Al-Jewair TS, Preston CB, Moll EM, et al. A comparison of the MARA and the AdvanSync functional appliances in the treatment of Class Ⅱ malocclusion. Angle Orthod, 2012, 82: 907-914.

[55] Schaefer AT, McNamara JA, Franchi L, et al. A cephalometric comparison of treatment with the Twin-block and stainless steel crown Herbst appliances followed by fixed appliance therapy. Am J Orthod Dentofac Orthop, 2004, 126: 7-15.

[56] Cozza P, Baccetti T, Franchi L, et al. Mandibular changes produced by functional appliances in Class Ⅱ malocclusion: A systematic review. Am J Orthod Dentofac Orthop, 2006, 129: 599.e1-e12.

[57] Nelson B, Hägg U, Hansen K, et al. A long-term follow-up study of Class Ⅱ malocclusion correction after treatment with Class Ⅱ elastics or fixed functional appliances. Am J Orthod Dentofac Orthop, 2007, 132: 499-503.

[58] Bock N, Ruf S. Dentoskeletal changes in adult Class Ⅱ division 1 Herbst treatment: How much is left after the retention period? Eur J Orthod, 2012, 34: 747-753.

第七章
弹性固定式功能性矫治器

Peter Miles

在美国，最受欢迎的功能性矫治器是（牙冠式）Herbst 矫治器，在正畸治疗中用到了约 19.2%，接下来是 Forsus 矫治器，占到了 17.4%[1]。然而在不同国家对于矫治器的偏好程度不一样，例如在对英国[2]及澳大利亚[3]的调查研究中发现，Twin Block 是最常用的功能性矫治器。在澳大利亚，Twin Block 在正畸中的应用达到了 70%，接下来是一些弹簧式矫治器（包括 Forsus、Jasper Jumper 等），在正畸中的应用达到了 61%。

固定的或者非弹性的Ⅱ类错㓰矫治器可以被分为两类：

- “不可压缩的”固定式功能性矫治器（例如：Herbst、MARA），这些矫治器将下颌前导在一个固定的位置，矫治器内不包括任何弹性的组件，经常但不仅是在双期矫治器前使用。这些已经在第六章进行了讨论。
- “弹性的”固定式功能性矫治器（例如：Forsus FRD、Jasper Jumper）。它们内含弹簧这种组件，在下颌前导的过程中允许部分可让性，通常可以配合直丝弓矫治器进行综合矫治。

在对可摘式功能性矫治器的前瞻性临床研究中发现，就最终的临床效果而言，治疗时间更长的双期矫治并不比同期完成的综合性矫治有优势[4-5]，对于使用预调式方丝弓矫治器进行综合治疗时配合运用功能性矫治器来提高治疗效率的做法在大多数病例中还存在争论。因此，排齐整平和磨牙关系调整可以同期进行。当然也有医生认为早期矫治没有必要。然而，在单期的综合矫治中，磨牙和覆盖关系的矫治可以通过不同的途径进行，比如利用弹性牵引和头帽配合一些弹性固定式功能性矫治器，或以上方法的结合。

Jasper Jumper 矫治器

Jasper Jumper 矫治器在 1987 年由 J. J. Jasper 发明而得名，随后流行起来[6]。它是第一款可以远中移动并压低上颌磨牙同时近中移动并压低下颌切牙的弹性固定式功能性矫治器。它包含连于上颌磨牙颊管和尖牙远中的下颌弓丝，以及从下颌尖牙远端辅弓部分开始的乙烯基塑料弹簧。由于该矫治器对下颌前牙提供向近中的力量，下颌弓丝连扎或者回弯以防止下颌切牙的过度唇倾斜非常必要。推荐使用或增加下颌前牙的根舌向转矩以增强支抗、减少唇倾，尽管这个方法的效果尚无临床研究的证据。

在一项研究中对比了 Jasper Jumper 矫治器、Herren 肌激动器以及头帽 - 肌激动器，Jasper Jumper 可稳定地纠正咬合关系，而肌激动器中的 43% 病例获得Ⅰ类咬合。然而这项研究是非随机对照研究，并未按照咬合类型和牙列发育阶段将病例配对。在对覆盖的矫治中，Jasper Jumper 矫治器带来了最多的骨性变化（约 48%），但是在磨牙关系矫治中的贡献最少（约 38%）[7]。从全部改变的比例上看，Jasper Jumper 在磨牙矫正效果较低但在数量上略高（高出 0.3mm），Jasper Jumper 矫治器带来了最大的总体改变。但是这种改变在临床上没有显著的差异。Jasper Jumper 矫治器也有明显的压低下切牙作用。在下颌尖牙和下颌前磨牙上没有黏结托槽的情况下，0.017 英寸 ×0.025 英寸（1 英寸 = 2.54 厘米）的不锈钢弓丝（托槽宽度约 0.018 英寸）作为多用途弓或 2×4 矫治器，与牙列托槽黏结相比，可获得更有效的下切牙压低效果。

另一项研究评估了平均年龄在 12.9 岁的 31 例来自 3 个正畸执业诊所的病例，全部牙齿黏结0.018英寸的托槽，但Jasper Jumper矫治器只与部分辅弓相连[8]。作者只评估了Jasper Jumper矫治器的效应，在进行初次头颅定位测量之前牙弓的排齐和整平就已经完成，第二次X线测量是在去除Jasper Jumper矫治器后和尚未进行精细调整之前。Jasper Jumper矫治期平均4.8个月，虽然有部分类似于头帽效应的上颌骨抑制作用，但这个矫治器在功能矫治期的主要作用还是表现在对牙的移动上，即显著的上颌磨牙和切牙远中倾斜，以及下颌磨牙的近中整体移动和倾斜移动，同时伴有下颌切牙6.4°的倾斜。亦可以观察到上颌磨牙及下颌切牙压低效应。

另一研究评估了Jasper Jumper矫治器在配合使用预调式方丝弓矫治进行全程矫治时的作用[9]。同样观察到了对于上颌磨牙和切牙的远中移动效应以及部分头帽效应。在下颌牙弓也观察到不伴生长效应的下颌磨牙的近中移动和下颌切牙8.6°唇倾。在紧接着的固定矫治阶段，磨牙倾斜和上颌切牙的舌倾被纠正，下颌切牙仍有6.5°的倾斜。另一项研究对比了Jasper Jumper矫治器和同时配合0.022英尺（1英尺 = 0.305米）的预调式方丝弓矫治的头帽牵引矫治组，发现头帽组的上颌发育受到了抑制，同时，Jasper Jumper矫治器组造成了下颌切牙的唇向倾斜和伸长，以及1~1.5mm的下颌骨前移[10]。两组矫治器均可取得满意的Ⅱ类错𬌗畸形矫治效果。更多近期研究[11]评估了Jasper Jumper矫治中疗效以及24例平均年龄在12.6岁的患者的总体治疗效果，Jasper Jumper矫治器同样造成了下颌磨牙的近中移动以及下颌切牙唇展5°后所表现的压入。矫治之后的保持阶段，若出现由于下切牙的直立和下前牙的伸长造成的复合覆𬌗增加，则需要用Ⅱ类牵引进行纠正。

Forsus

Forsus矫治器是2001年由Bill Vogt发明的，它与Jasper Jumper矫治器类似，连接了上颌磨牙颊管和下颌弓丝，但该矫治器包含了镍钛合金弹簧。与Jasper Jumper矫治器相比，二者在5个月的观察期间产生了类似的效应[12]，都表现出了对下颌的加速生长和对上颌骨的抑制作用，但Forsus矫治器获得Ⅰ类磨牙关系的主要改变来源于显著的切牙和磨牙移动。当用0.018英寸的方丝弓托槽配合0.017英寸×0.025英寸的不锈钢弓丝，尽管增加了上颌后牙根颊向转矩，但两种装置均表现出了上颌后牙冠颊向旋转而对上牙弓的扩展效应。作者认为，如果这种对上颌的扩弓效应不是治疗需要的，应考虑采用横腭杆或者其他装置来避免。

后续设计的Forsus FRD（抗疲劳装置）包括了连接在上颌磨牙颊管的颌间推簧以及连接在下颌尖牙或者下颌前磨牙远中的推杆，随后配合预调式方丝弓矫治器进行治疗（图7.1，图7.2）[13]，或者也可以像Jasper Jumper一样，弹簧可以安装在部分辅弓内。通常，在完成最初的整平牙列后，Fosus矫治器将固定于不锈钢方丝上。上颌矫治器中可以加入弹性橡皮链以防止上颌牙弓出现间隙，因这些簧有效地造成上颌磨牙的远中移动。这样，上牙弓可以整体远中移动。在治疗中，上颌第二磨牙应该纳入固定矫治器中从而减少第一磨牙颊侧倾斜，或者也可以考虑运用横腭杆。

在一项回顾性研究中，将Forsus FRD矫治器和Ⅱ类弹性牵引进行比较，34例未拔牙Forsus矫治器患者和Ⅱ类弹性牵引矫治患者依据性别、年龄和治疗前骨性关系进行了匹配[14]。Ⅱ类弹性牵引和Forsus FRD患者在矫治Ⅱ类错𬌗畸形病例的覆盖减少（分别为2.8mm和3.2mm），磨牙关系改变（分别为2.4mm和3.2mm），骨性改变（分别为2.3mm和2.6mm）大致是一样的（表7.1）。两种方法之间没有显著性的差异，除了Forsus FRD组产生了更多的下颌磨牙近中移动和更多的磨牙关系纠正。这两组治疗成功的主要因素是均有良好的下颌骨前移位。另一项研究针对32例连续的安氏Ⅱ类错𬌗畸形利用Forsus FRD矫治的病例[15]。Forsus FRD直接与下颌弓丝（0.019英寸×0.025英寸不锈钢弓丝）第一前磨牙连接而非下颌尖牙远中，平均5.2个月后可达到前牙切对切关系。与Jasper Jumper矫治器类似，该矫治器也表现出了类似于头帽对上颌骨的抑制效应，同时下颌骨的变化主要来源于牙及牙槽骨，包括下颌第一磨牙的近中移动和切牙的唇倾（6.1°）。

当对比使用Forsus FRD矫治器在青春发

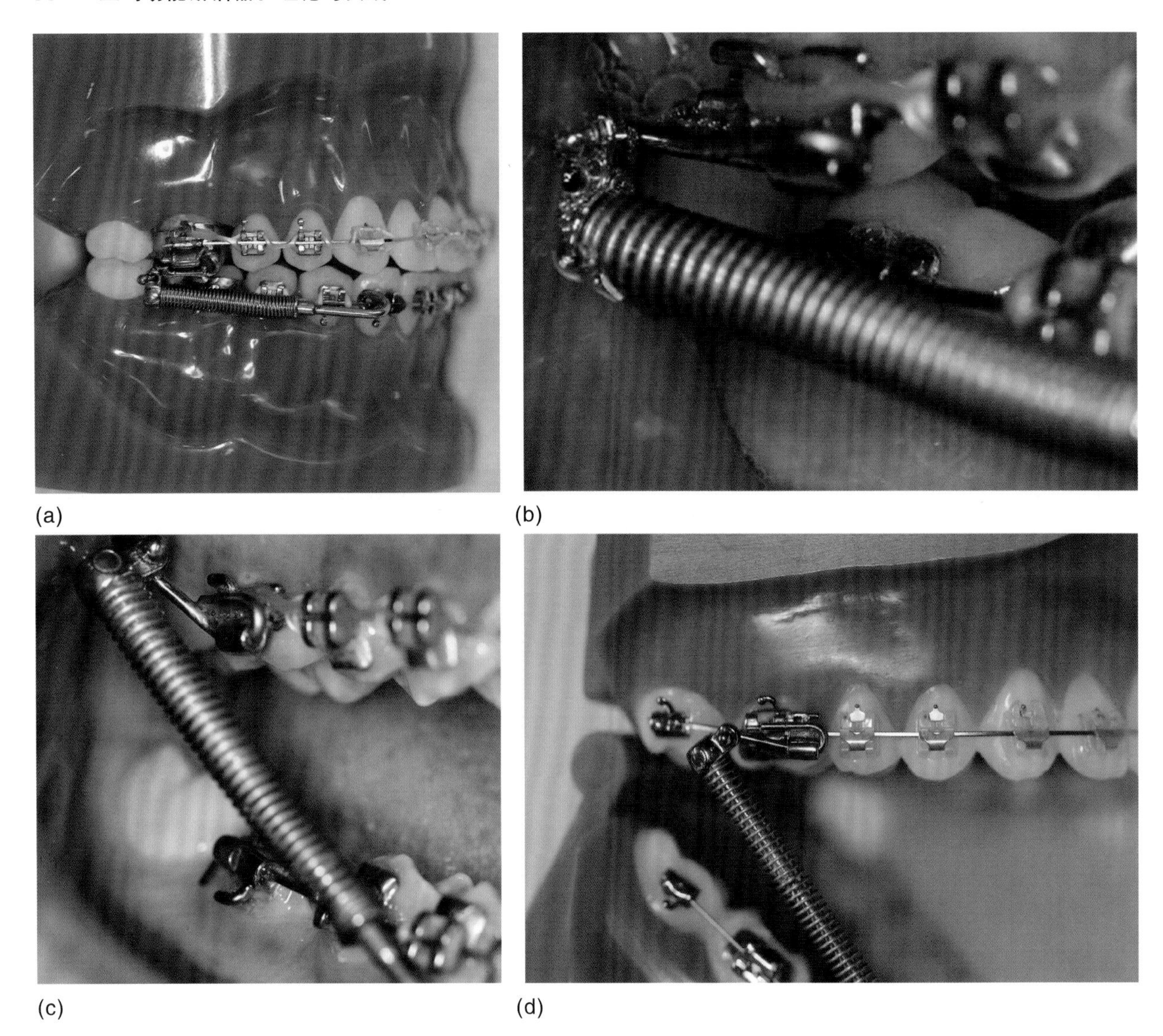

图 7.1 如图片所示，Forsus FRD 矫治器连接于上颌磨牙颊管和下颌牙弓，弓丝或者辅弓。当患者闭口时，弹簧将被压缩。尽管某些病例出现颌位前伸，但下颌并非因坚硬的 FFAS 而导向前

育高峰期和青春期晚期的病例时[16]，两组在矫治覆盖和磨牙关系纠正上没有显著性的差异，但青春发育高峰期的病例组表现出了较多的下颌支高度增加（Co-Go=0.9mm）和下颌长度增加（Co-Gn=1.3mm）。然而，由于缺少空白对照组，不能明确这种差异是否归功于 Forsus 对生长发育的短暂加速。遗憾的是仅在 Forsus 矫治器佩戴前后分别拍摄了头影测量片，故而青春发育高峰组后任何的生长减速也都没有被记录到。

并不意外的是，Jasper Jumper 矫治器和 Forsus 矫治器类似且在下切牙唇倾程度上一致（大约 6°），患者舒适度也没有较大差别，然而矫治器的破损或矫治器引起的创伤及溃疡例如有关技术问题和花费（图 7.3），这些因素均可能影响临床医生的选择，但在这些研究中少有考虑。

Twin Force 矫治器

最近的一项研究，利用颈椎龄判断青春前期（平均年龄在 12.4 岁）和青春后期（平均年龄在 13.8 岁）的患者使用 Twin Force 矫治器配合固定预成方丝弓矫治器[17]。两个不同年龄组之间全部的牙性 – 骨性矫正效果没有差别，两组中覆盖的矫治均达到了约 4mm。尽管，青春前期组可见更显著的骨性矫治效果，这与 Forsus 矫治器的矫治效果类似[16]。治疗结束

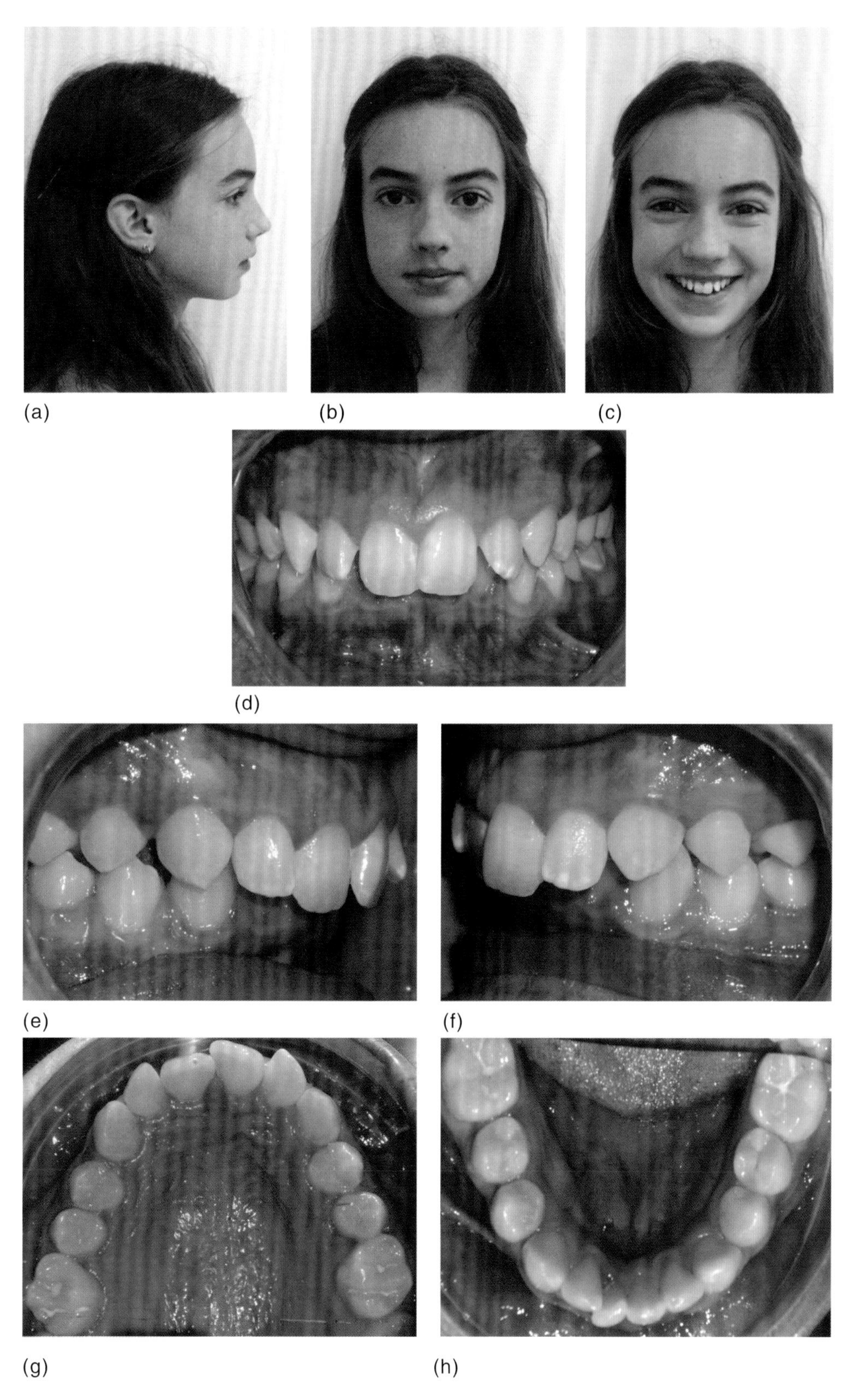

图 7.2 患者女性、14 岁（a~h），右边有 1/4 牙尖单位Ⅱ类错𬌗关系，左边有 3/4 个牙尖单位Ⅱ类错𬌗关系，使用 Forsus FRD 矫治器配合 0.018 英寸的预调式方丝弓矫治器矫治。Forsus 的部件于下颌尖牙邻接，所以弯制扭转曲来抵消由于金属杆压力造成的旋转移动，并且用不锈钢丝结扎减少装置的破损。没有使用横腭杆，第二磨牙被纳入 0.017 英寸 ×0.025 英寸的不锈钢弓丝内，从而限制上颌后牙颊向旋转和减少后牙开𬌗。经过 19 个月完成矫治，其中 5 个月佩戴了 Forsus 矫治器。左侧的矫治更有效，因其矫治需求更大（i~p）

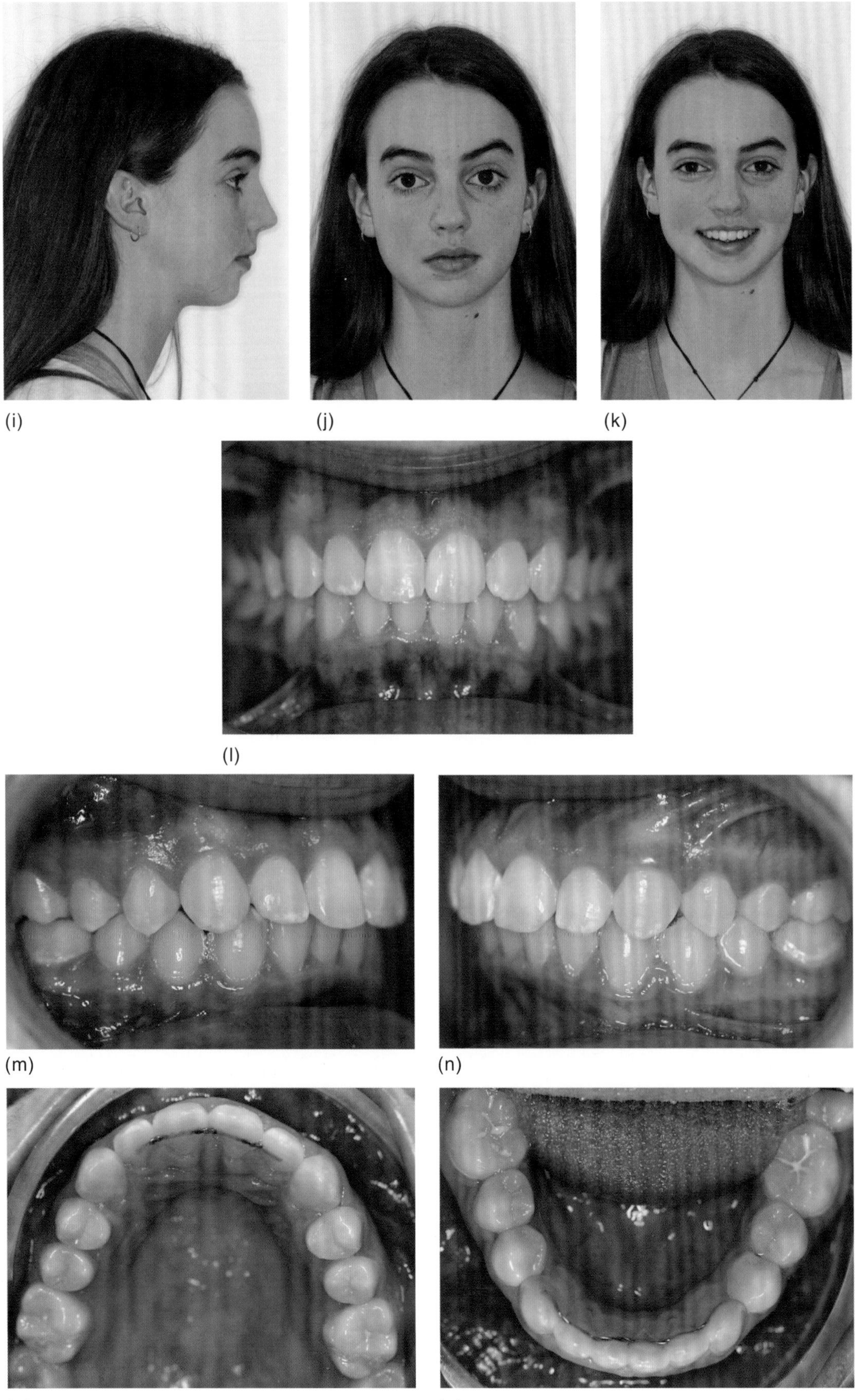

(i) (j) (k)

(l)

(m) (n)

(o) (p)

图 7.2 （续）

表 7.1 不同固定功能性矫治器的治疗效果

矫治器	磨牙矫治（mm）	覆盖矫治（mm）	治疗时间（年）	磨牙矫治速率（每年移动 mm）
		Jasper Jumper		
Covell，1999[9]	2.8	4.5	2.3	1.22
Oliveira，2007[10]	3.0	3.9	1.95	1.54
Herrera，2011[11]	3,0	3.7	2.15	1.81
		Forsus		
Jones，2008[14]	3.2	3.2	2.7	1.19
Franchi，2011[15]	3.4	5.4	2.4	1.42
Azizollahi，2012[28]	3.8	5.6	2.2	1.73
		MARA		
Azizollahi，2012[28]	3.1	2.6	2.8	1.1
Ghislanzoni，2013[30]	3.5	3.4	2.3	1.52
之前	2.9	2.9	2.3	1.26
高峰期	2.9	2.9	2.0	1.45
之后				
Ai-Jewair，2012[29]	3.6	3.1	3.3	1.09
		Advansync		
Ai-Jewair，2012[29]	3.6	3.4	2.3	1.57
		Herbst		
Franchi，2011[26]	3.7	4.1	2.3	1.61
Schaefer，2004[27]	3.3	3.8	2.3	1.30
		Twinforce		
Chhibber，2013[17]	1.2	4.0	2.8	0.43

不同固定功能性矫治器配合后续方丝弓矫治器的治疗效果比较，此研究排除了固定功能性矫治器与后续方丝弓矫治之间有时间间隔的病例，这是因为这些病例的观察期太长。磨牙关系和覆盖变化可以直接测量，则可以测量与垂直参考线的相对变化

后，两组间的治疗效果没有显著的差异。但青春前期组的治疗时间相较于青春后期组的更长（分别为 3.7 年和 2.8 年），部分归因于等待恒牙萌出所花时间。因此，合乎逻辑的是在恒牙萌出足以粘接托槽后进行矫治会更有效率。

固定功能性矫治器（FFA）的治疗机制是对上颌旋转中心提供了一个向上及向远中的垂直向力，同时对下颌牙弓旋转中心提供一个向下及向前的力，产生的移动会导致咬合平面的前下方倾斜。然而在一项观察性研究中发现[17]，虽然在这两组中均存在上下颌磨牙的伸长，但垂直向参数并没有发生改变（类似于针对 Herbst 矫治器的研究），同时，有少量腭平面和咬合平面角度的改变，意味着磨牙的近中移动可能有助于垂直向关系的维持。在方丝弓综合矫治前后而非 FFA 矫治阶段前后再次进行观察，FFA 咬合造成的腭平面或咬合平面倾斜随着矫治器的去除逐渐回复。这种类似的咬合平面恢复现象在 Herbst 矫治器中戴用时也可以观察到[18]。在 Herbst[19-20]矫治器及 Jasper Jumper[21-23]、Forsus[15, 23]和 Eureka 簧[24]等其他 FFAs 中也观察到了类似的下颌平面角回复的现象。

Eureka 簧

DeVincenzo 在 1997 年第一次提出了 Eureka 簧[25]。与其他弹性固定式功能性矫治器的作用方式类似，Eureka 簧（Eure Spring Co.，San LuisObispo，CA）是一种开卷线圈弹簧被包裹于一个弹性球形铰链附件组装的三叠套管活塞中。对于预调式方丝弓矫治阶段依从性差的患者，Eureka 簧可以获得 90% 的牙 -

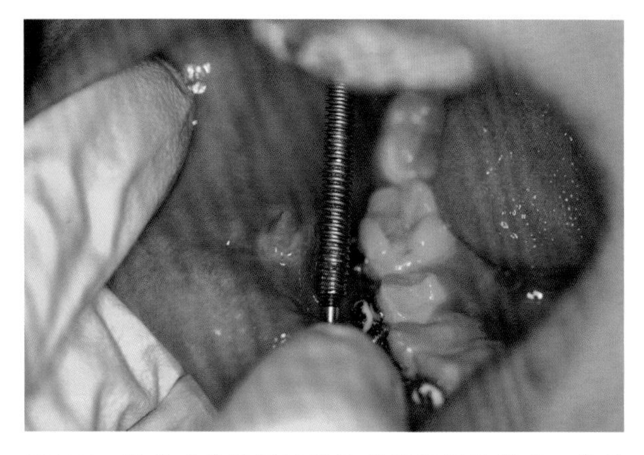

图 7.3 固定功能性矫治器造成了颊侧的溃疡。使用溃疡凝胶和棉卷使颊侧黏膜和正畸装置分开，从而减少溃疡的发生，直到颊黏膜变厚且已经适应正畸装置。但是当发现溃疡，正畸装置需要暂时移除使黏膜恢复

牙槽骨矫治，达到每月 0.7mm 的磨牙矫治速率[24]。虽然这项研究没有固定方丝弓矫治结束后的结果报告，但是在垂直方向包括前面部高度，腭平面和下颌平面角没有变化，类似于其他的固定功能性矫治器无垂直向影响。

在图 7.4 和图 7.5 中标注了矫治磨牙的量（mm）和矫治效率（磨牙关系纠正量 mm/ 年）。可以看出所有的矫治器对磨牙都有矫治效应，对磨牙矫治效应最小的是 Twin Force 矫治器，同时也需要最长的矫治时间[17]。然而在回顾性研究中其结果会受到各种变量的影响。理想的对于 Twin Force 需要更多的研究来评估。除这项研究外，其他研究结果表明平均的磨牙移动范围在 2.8~3.9mm，相当于移动了半个磨牙的距离。在综合矫治期间（固定功能性矫治器配合预调式方丝弓矫治器）依据磨牙移动量测量治疗效率，变化从每年 1.09~1.81mm。全部的磨牙改变，治疗时间和治疗的效率（每年移动 mm）在连续的双期矫治（Herbst 矫治器[26-27]或 MARA[28]矫治器后即刻配合预调式方丝弓矫治器）与单期矫治（配合 Jasper Jumper、Forsus FRD、Herbst[29]、MARA 矫治器）没有明显的差别（表 7.1）[28, 30]。这与 UNC[31]对活动功能性矫治器和头帽牵引矫治器的临床研究有别，发现双期矫治的矫治时间显著延长，这可能是 UNC 临床研究中双期之间的时间延长，导致一些磨牙矫治效果的丢失需要在第二期重新矫治。另一种可能性是使用固定功能性矫治器（Herbst 矫治器、MARA 矫治器）的治疗时间比 UNC 临床研究中所用的 Bionator 活动性矫治器短。就像之前提到的，Bionator 的矫治效率每月变化（mm）要比 Herbst 矫治器低[32]。

另一项研究比较了 MARA 矫治器、Bionator 矫治器、Herbst 矫治器和 Twin Block 矫治器等配合预调式方丝弓矫治器，结果发现戴用 Bionator 矫治器的治疗时间，几乎延长了 7 个月或者 17% 的矫治时间[33]。然而在一项随机对照研究中对比 Twin Block 矫治器和

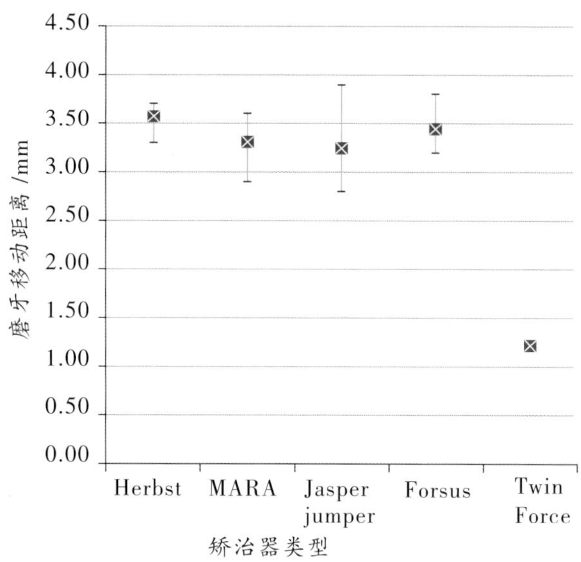

图 7.4 由表 7.1 所获每一项矫治装置对于磨牙矫治的移动距离，蓝线代表报道的平均值，紫色方块代表了平均的磨牙变化，数据由多组以病例数作为加权计算所得

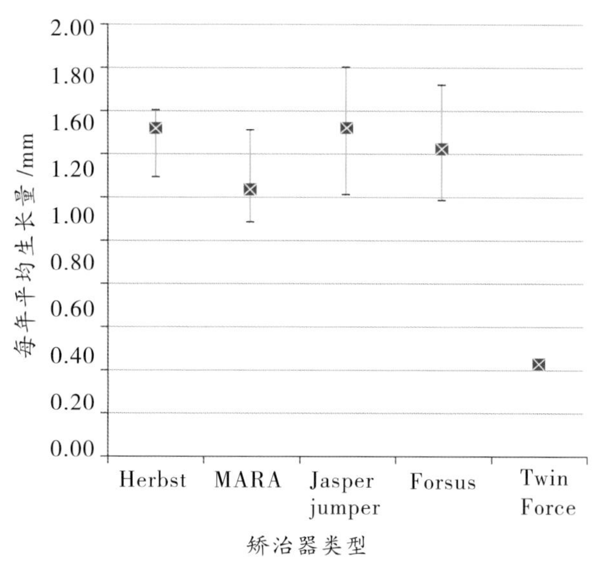

图 7.5 由表 7.1 所得矫治装置的效率（磨牙变化的速率按每年 mm 计算）蓝线代表报道的平均值，紫色方块代表了平均的磨牙变化效率，数据由多组以病例数作为加权计算所得

Herbst矫治器，二者配合预调式方丝弓矫治器，发现矫治器Herbst在治疗期间所节省下来的时间多数在后期方丝弓矫治期间抵消[5]。虽然依据表格7.1和图7.4，治疗时间和磨牙移动效率在各组间是相似的，但这项分析没有复诊次数、复诊时间或矫治器的花费这些因素，这些将影响各种矫治器的性价比，最好能在以后的研究中进一步完善。

小　结

弹性功能性矫治器或者Ⅱ类关系矫治器近些年来在临床中越来越流行，这为弹性牵引或头帽配合固定矫治器治疗依从性差的Ⅱ类错𬌗畸形患者提供了另一种选择。这些矫治器主要引起了牙－牙槽骨的改变，包括下颌切牙的唇倾及上颌磨牙的远中移动。对于这些矫治器的研究，多存在一些局限，设计上多数是回顾性研究，对纳入标准的表述有限，并且缺少对照组或历史对照组等。现有的证据表明对于Ⅱ类错𬌗畸形运用Herbst或MARA矫治器随即配合预成方丝弓矫治的双期矫治和利用Forsus FRD或Japer Jumper矫治器配合预成方丝弓早期综合矫治的效果是一样的。但这尚需前瞻性临床研究的证实。

参考文献

[1] Keim RG, Gottlieb EL, Vogels DS Ⅲ, et al. 2014 JCO study of orthodontic diagnosis and treatment procedures, Part 1: Results and trends. J Clin Orthod, 2014, 48: 607-630.

[2] Chadwick SM, Banks P, Wright JL. The use of myofunctional appliances in the UK: A survey of British orthodontists. Dent Update, 1998, 25: 302-308.

[3] Miles, P. 2013 survey of Australian Orthodontists' procedures. Aus Orthod J, 2013, 29: 170-175.

[4] Tulloch JF, Phillips C, Koch G, et al. The effect of early intervention on skeletal pattern in Class Ⅱ malocclusion: A randomized clinical trial. Am J Orthod Dentofacial Orthop, 1997, 111: 391-400.

[5] O'Brien K, Wright J, Conboy F, et al. Effectiveness of early orthodontic treatment with the Twin-block appliance: A multicenter, randomized, controlled trial. Part 1: Dental and skeletal effects. Am J Orthod Dentofacial Orthop, 2003, 124: 234-243.

[6] Jasper JJ, McNamara JA Jr. The correction of interarch malocclusion using a fixed force module. Am J Orthod Dentofacial Orthop, 1995, 108: 641-650.

[7] Weiland FJ, Ingervall B, Bantleon HP, et al. Initial effects of treatment of Class II malocclusion with the Herren activator, activator-headgear combination, and Jasper Jumper. Am J Orthod Dentofacial Orthop, 1997, 112: 19-27.

[8] Cope JB, Buschang PH, Cope DD, et al. Quantitative evaluation of craniofacial changes with Jasper Jumper therapy. Angle Orthod, 1994, 64: 113-122.

[9] Covell DA Jr, Trammell DW, Boero RP, et al. A cephalometric study of class Ⅱ Division 1 malocclusions treated with the Jasper Jumper appliance. Angle Orthod, 1999, 69: 311-320.

[10] Oliveira J Jr, Rodrigues de Almeida R, Rodrigues de Almeida M, et al. Dentoskeletal changes induced by the Jasper Jumperand cervical headgear appliances followed by fixed orthodontic treatment. Am J Orthod Dentofacial Orthop, 2007, 132: 54-62.

[11] Herrera F, Henriques JF, Janson G, et al. Cephalometric evaluation in different phases of Jasper Jumper therapy. Am J Orthod Dentofacial Orthop, 2011, 140: e77-e84.

[12] Karacay S, Akin E, Olmez H, et al. Forsus Nitinol flat spring and Jasper Jumper corrections of Class Ⅱ division 1 m alocclusions. Angle Orthod, 2006, 76: 666-672.

[13] Vogt W. The Forsus fatigue resistant device. J Clin Orth, 2006, 40: 368-377.

[14] Jones G, Buschang PH, Kim KB, et al. Class Ⅱ non-extraction patients treated with the Forsus fatigue resistant device versus intermaxillary elastics. Angle Orthod, 2008, 78: 332-338.

[15] Franchi L, Alvetro L, Giuntini V, et al. Effectiveness of comprehensive fixed appliance treatment used with the Forsus fatigue resistant device in Class Ⅱ patients. Angle Orthod, 2011, 81: 678-683.

[16] Aras A, Ada E, Saracoglu H, et al. Comparison of treat-ments with the Forsus fatigue resistant device in relation to skeletal maturity: A cephalometric and magnetic resonance imaging study. Am J Orthod Dentofacial Orthop, 2011, 140: 616-625.

[17] Chhibber A, Upadhyay M, Uribe F, et al. Mechanism of Class Ⅱ correction in prepubertal and

postpubertal patients with Twin Force bite corrector. Angle Orthod, 2013, 83: 718-727.

[18] Pancherz H, Anehus-Pancherz M. The headgear effect of the Herbst appliance: A long-term cephalometric study. Am J Orthod Dentofac Orthop, 1993, 103: 510-520.

[19] VanLaecken R, Martin CA, Dischinger T, et al. Treatment effects of the Edgewise Herbst appliance: A cephalo-metric and tomographic investigation. Am J Orthod Dentofac Orthop, 2006, 130: 582-593.

[20] Ruf S, Pancherz H. The effect of Herbst appliance treatment on the mandibular plane angle: A cephalometric roentgenographic study. Am J Orthod Dentofac Orthop, 1996, 110: 225-229.

[21] Nalbantgil D, Arun T, Sayinsu K, et al. Skeletal, dental and softtissue changes induced by the Jasper Jumper in late adolescence. Angle Orthod, 2005, 75: 382-392.

[22] Stucki N, Ingervall B. The use of Jasper Jumper for the correction of Class Ⅱ malocclusion in the young permanent dentition. Eur J Orthod, 1998, 20: 271-281.

[23] Karacay S, Akin E, Olmez H, et al. Forsus Nitinol flat spring and Jasper Jumper corrections of Class Ⅱ division 1 m alocclusions. Angle Orthod, 2006, 76: 666-672.

[24] Stromeyer EL, Caruso MJ, Devincenzo JP. A cephalometric study of the Class Ⅱ correction effects of the Eureka Spring. Angle Orthod, 2002, 72: 203-210.

[25] DeVincenzo J. The Eureka Spring: A new interarch force delivery system. J Clin Orth, 1997, 31: 454-467.

[26] Franchi L, Baccetti T, McNamara JA Jr. Treatment and posttreat-ment effects of acrylic splint Herbst appliance therapy. Am J Orthod Dentofacial Orthop, 1999, 115: 429-438.

[27] Schaefer AT, McNamara JA, Franchi L, et al. A cephalometric comparison of treatment with the Twin-block and stainless steel crown Herbst appliances followed by fixed appliance therapy. Am J Orthod Dentofac Orthop, 2004, 126: 7-15.

[28] Azizollahi S. Comparison of skeletal and dentoalveolar effects of the Forsus and MARA in treatment of Class Ⅱ malocclusions. Doctoral dissertation, Saint Louis University, 2012.

[29] Al-Jewair T, Preston CB, Moll EM, et al. A comparison of? the MARA and the AdvanSync functional appliances in the treatment of Class Ⅱ malocclusion. Angle Orthod, 2012, 82: 907-914.

[30] Ghislanzoni LT, Toll DE, Defraia E, et al. Treatment and posttreatment outcomes induced by the Mandibular Advancement Repositioning Appliance: A controlled clinical study. Angle Orthod, 2011, 81: 684-691.

[31] Tulloch JF, Proffit WR, Phillips C. Outcomes in a 2-phase randomized clinical trial of early Class Ⅱ treatment. Am J Orthod Dentofacial Orthop, 2004, 125: 657-667.

[32] Cozza P, Baccetti T, Franchi L, et al. Mandibular changes produced by functional appliances in Class Ⅱ malocclusion: A systematic review. Am J Orthod Dentofac Orthop, 2006, 129: 599.e1-e12.

[33] Siara-Olds N, Pangrazio-Kulbersh V, Berger J, et al. Long-term dentoskeletal changes with the Bionator, Herbst, Twin Block, and MARA functional appliances. Angle Orthod, 2010, 80: 18-29.

第八章

从功能矫治到固定矫治的转化

尽管功能矫治的作用方式长久以来存在争议，但牙－牙槽骨结构的改变的确会影响咬合关系的变化。因此，包括先天性拥挤、牙列不齐、其他的咬合问题，以及某些与矫治相关的牙齿改变表明：功能矫治如今很少被认为是一种独立的治疗手段。固定矫治经常在功能矫治之后进行。但是有些时候在固定矫治之前会有一个延迟以允许更进一步发育的出现。有时候功能矫治后不需要固定矫治。然而，更具有代表性的是，固定矫治方法可以用来解决功能矫治阶段未纠正的错(牙合)，包括并发的拥挤。还可以通过固定矫治的方法达到最理想的牙尖交错(牙合)位，同时又保留功能矫治阶段获得的有利变化。

对上下牙弓的Ⅱ类错(牙合)实施的功能性矫治会引起牙－牙槽骨的改变。特定的牙列变化，包括上颌前牙的直立或内收，下颌颊段牙弓的前移联合上颌后牙的远中倾斜，以及下颌后牙的近中倾斜，有效地矫正了上下颌的Ⅱ类错(牙合)关系（图 8.1）。尽管切牙倾斜度变化的幅度是以头影测量分析的，而关于角度和倾斜度实际变化的量无法测定，但这些变化对解决错(牙合)确实有作用。

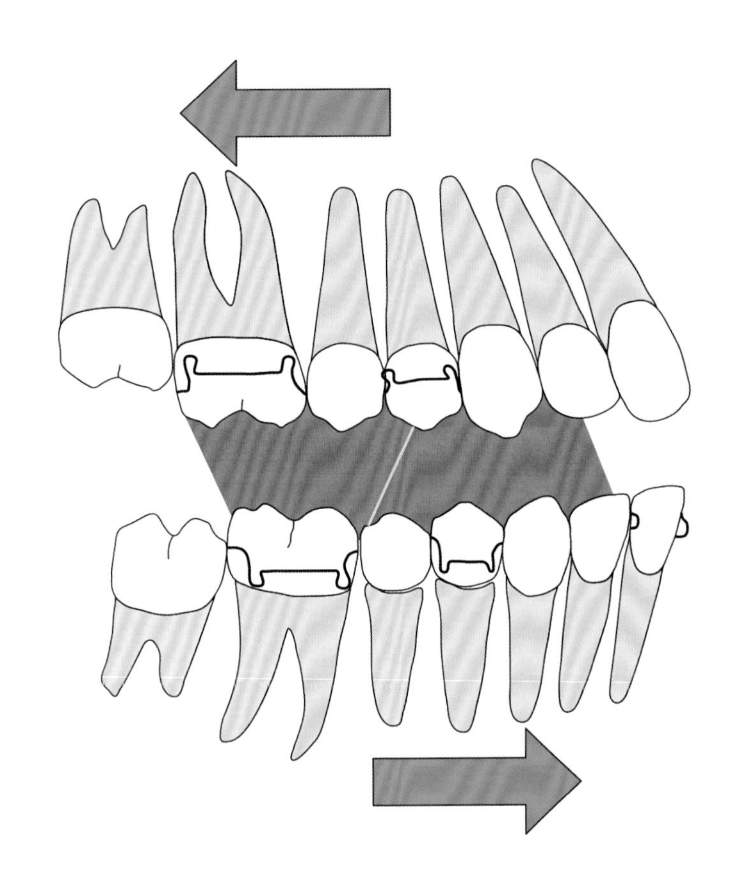

图 8.1　Twin Block 矫治器是通过上颌颊段牙弓的远中倾斜以及下颌牙弓的近中倾斜来矫正安氏Ⅱ类错(牙合)畸形

固定矫治可以与功能矫治联合治疗，或者可以作为一个包含间歇期或无间歇期的独立治疗。但是，在一个两阶段治疗方案中第一阶段使用了活动功能性矫治器，固定矫治需要在第二阶段跟着进行矫治。决定转换到固定矫治的关键在于转换的时机和选择最合适的方法来巩固第一阶段功能矫治器对Ⅱ类错𬌗的矫治效果。

规划转型

尽管早期功能矫治之后是巩固或保持的延续期（图 8.2），但在大多数病例中，通常在功能矫治和固定矫治之间会设计一个相对较短的间歇期。然而，如果出现例如口腔卫生不良、活动性龋、重复多次的爽约和多次矫治器损坏等不良依从性的表现，则应推迟进入固定矫治阶段。

推迟固定矫治过程的一个深层次原因是牙齿发育的延迟，特别是后牙的萌出不足或较差的依从性。然而，通常来讲，功能矫治与固定矫治的无缝衔接是优先选择的，可以减少总体治疗时间和与之相关的副作用[1]。

在功能性矫治后，要保留矫治后的相关资料，包括研究模型，照片和头颅侧位片。可以使用头颅测量法评估颅骨和牙槽对覆盖降低和磨牙关系矫正的相对影响。

测量重叠

可以通过全部或局域头影测量重叠来评估牙齿和骨骼对覆盖减少或磨牙关系矫正的贡献程度。常用的头影测量分析主要关注诊断和治疗计划。虽然可以使用影像重叠来评估矫形和正畸的效果，但使用不同的参考线和结构，每个评估指标又是相对独立的。这使得准确评价骨骼和牙齿分别在咬合关系改变中所起作用变得复杂。因此，通过选择稳定结构进行影像重叠，可以评价治疗变化的长期稳定性，并且可以排除生长和成熟的影响[2]。

在矫治过程中，稳定结构的重叠具有突出骨性变化的潜力。比如，颅底或 S–N 线被用来代表相对稳定的区域。在实施功能矫治期间，区域重叠对评价牙齿倾斜的变化作用明显。目前尚没有一种头影测量重叠技术被广泛地接受和大范围地应用。对于下颌牙列，Björk 结构被广泛应用于评估生长和结构变化。然而，下颌轮廓的重叠也被证明是可靠地，特别是两次 X 线拍摄间隔小于 12 个月[3-4]。通过使用各种结构、平面、记录点（包括 ANS-PNS，Björk 颧牙槽嵴，颚窝），利用 Pancherz 分析法[5-6]和 Johnston 分析法能完成上颌牙弓的区域重叠。重复的描迹也依赖于 X 线片反复拍摄，并且重叠容易引起进一步的不准确性[7]。

在功能矫正期，理论上对深覆盖病例实施一定程度的过矫正可以补偿预期的复发。切对切或反覆盖的Ⅲ类切牙关系可能会获得 1/4~1/2 个单位的Ⅲ类磨牙关系（图 8.3）。这种过度矫正通常在固定矫治阶段可以逐渐消失。

时　机

由功能矫治阶段转换为固定矫治可以是即刻、缓慢或延迟[8]。逐渐转换过渡包括在某个阶段的部分时间佩戴活动矫治器，特别在夜间。虽然在向固定矫治的过渡期间完全拆除功能性矫治器或其他Ⅱ类错𬌗保持装置可能是一种有效的方法，但它有可能使Ⅱ类错𬌗复发。不希望出现的复发包括：覆盖增加、上颌前牙唇侧倾斜、下颌前牙的直立、磨牙关系丧失和上颌后牙颊侧近中倾斜，表 8.1 中显示了选择不同时机进行固定矫治的相对优点。

增强Ⅱ类错𬌗矫正的方法

增强支抗

提倡使用口外支抗来加速向固定矫治的转换。安氏Ⅱ类 1 分类错𬌗通常是因为下颌后退和下颌骨长度减小，而上颌前突偶尔也会导致此类错𬌗的发生[9]。当咬合不良是由上颌前突或垂直距离增加引起时，头帽是十分有用的[10]。运用头帽的优点如下：

- 多用途：尤其适用于上下颌平面角增大以及下前面高增长的患者。功能性矫治器可以使垂直向距离增大[11-14]。
- 维持磨牙关系和覆盖减少。

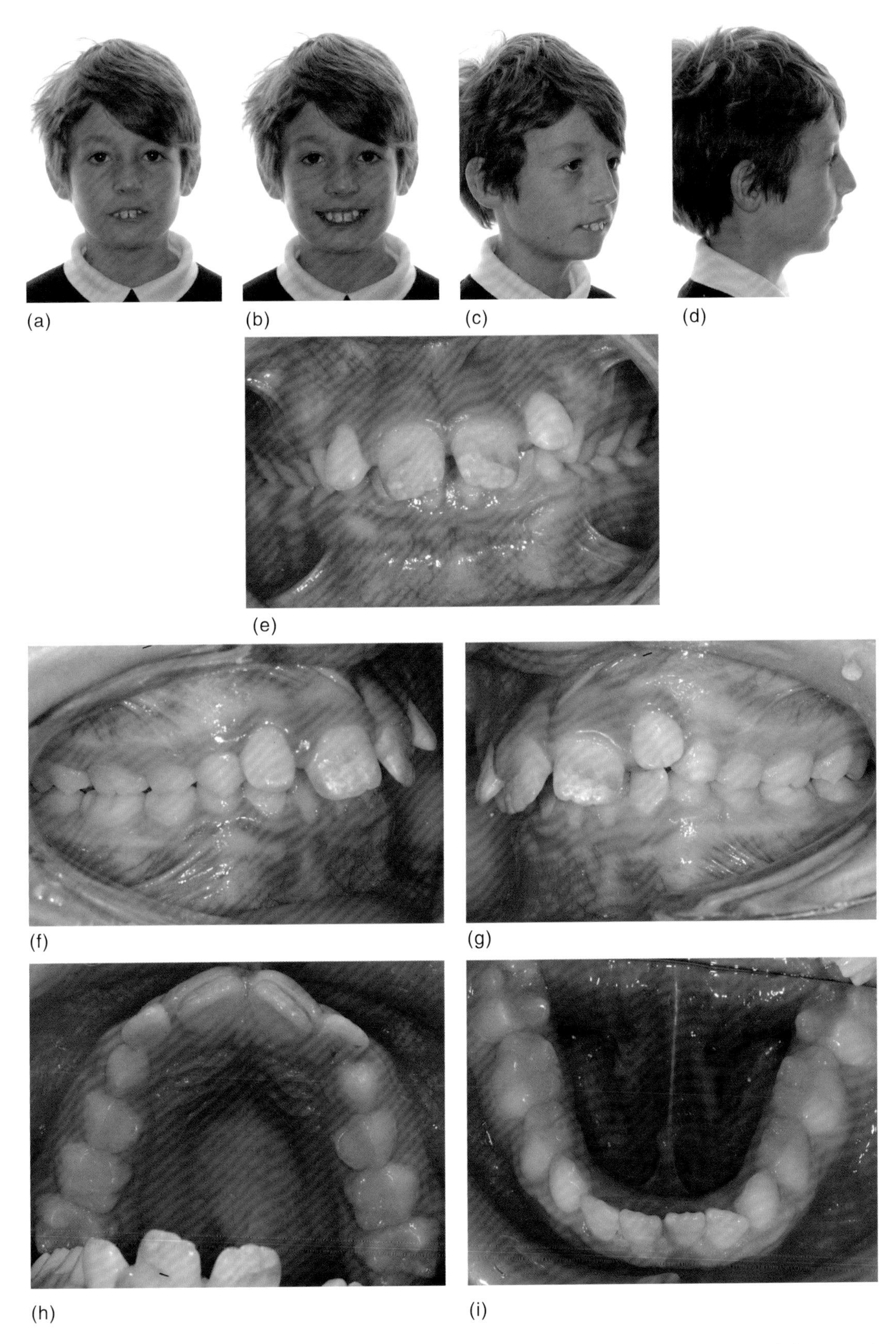

图 8.2　这名 8 岁的男孩因被嘲笑而关注他的牙颌面外貌（a~i）。因此决定接受治疗以减少覆盖，至少在治疗第一阶段部分减少覆盖。治疗初始阶段的另一目标是完善唇的功能。全天使用改良型 Twin Block 矫治器 9 个月，从而达到矢状关系的纠正和唇功能的完善（j~l）。牙齿发育阶段由于多颗乳牙尚未替换，故而延迟进行固定矫治（m~q）。因此，功能性矫治器在接下来的 12 个月里继续在夜间佩戴使用。此后开始采取非拔牙固定矫治。在此病例中，治疗干预中没有出现矢状向关系的恶化，因此不需要二次功能矫治或其他方法纠正Ⅱ类错殆（r~z）

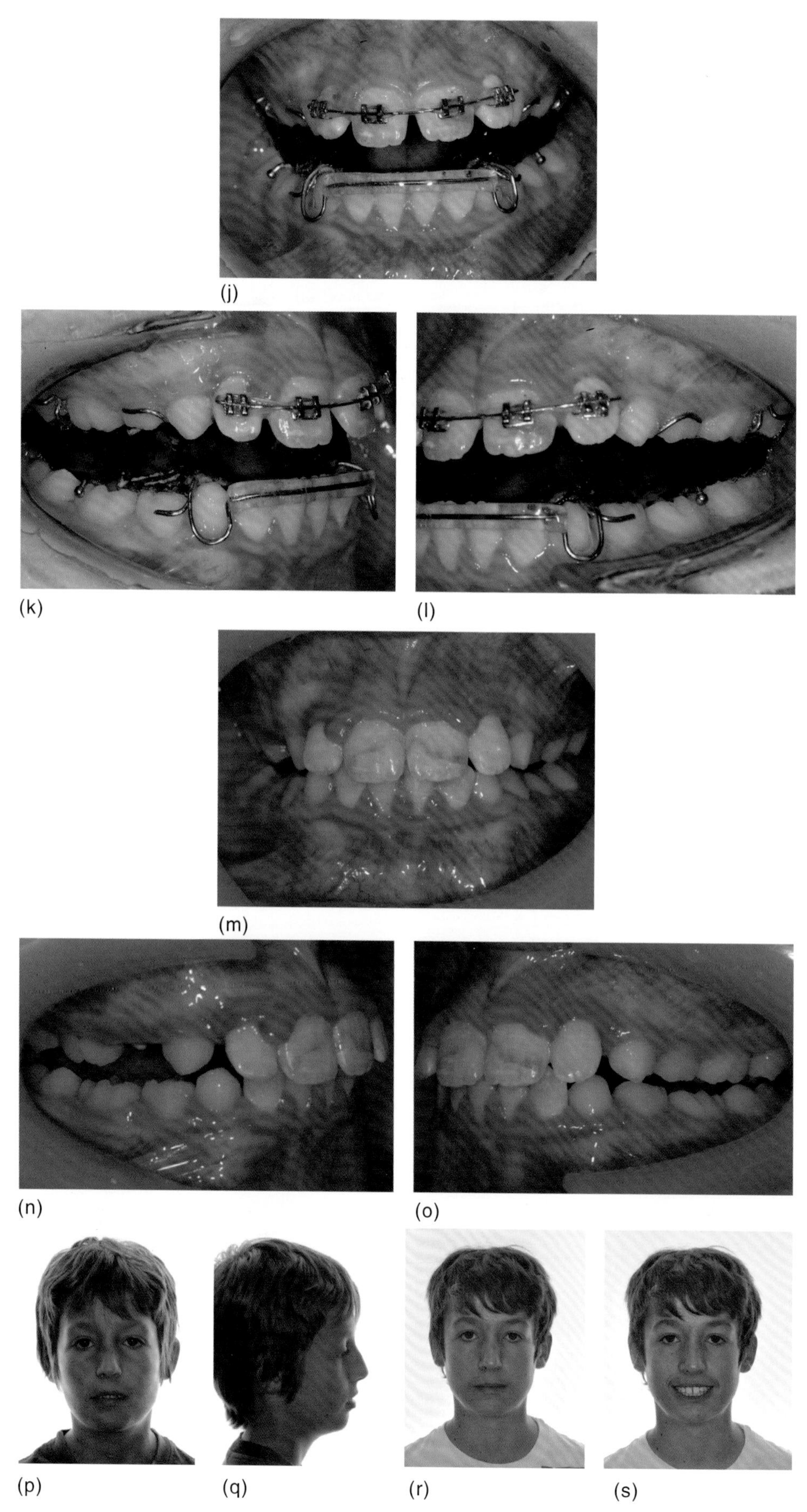

图 8.2 （续）

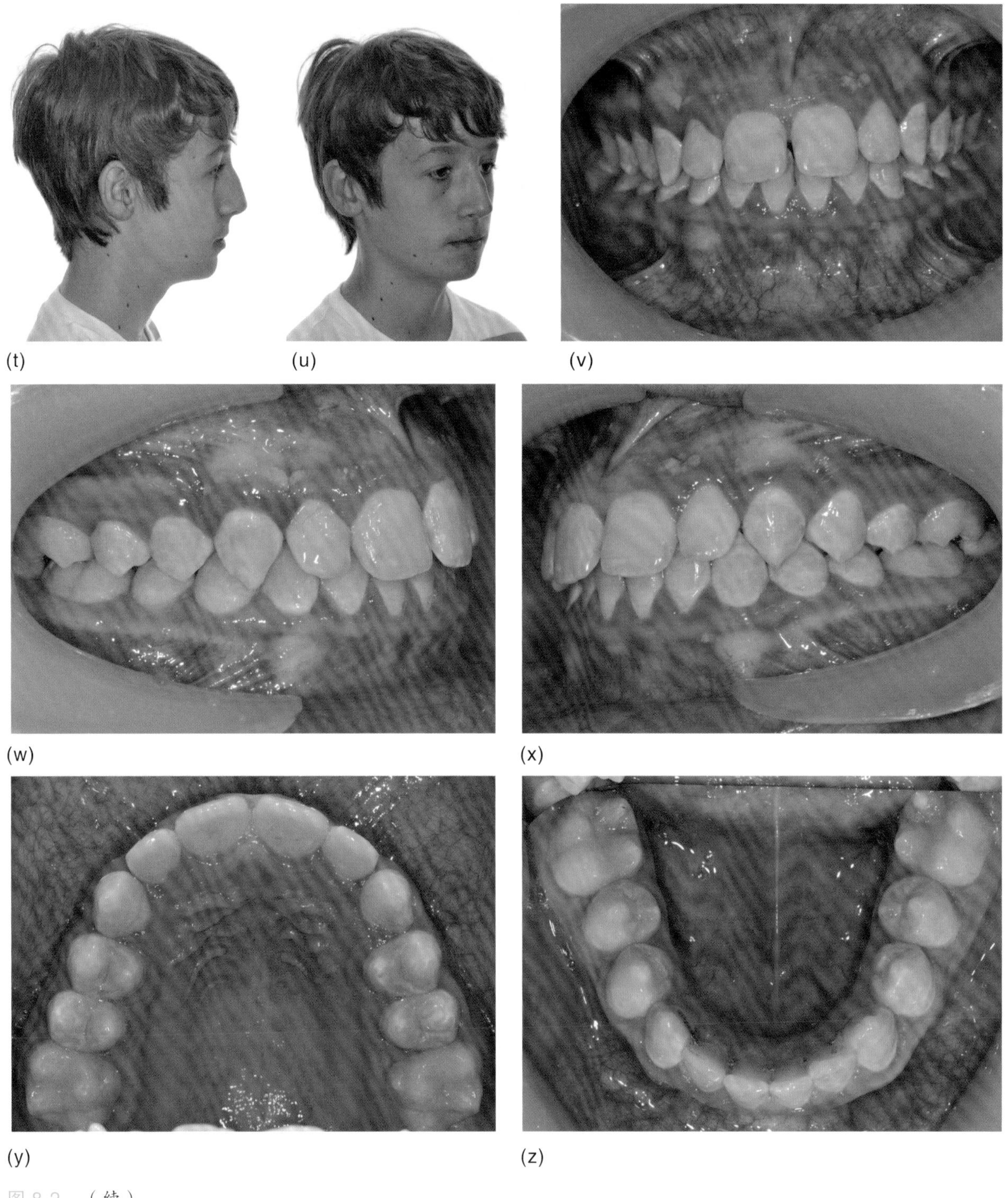
(t) (u) (v) (w) (x) (y) (z)

图 8.2 （续）

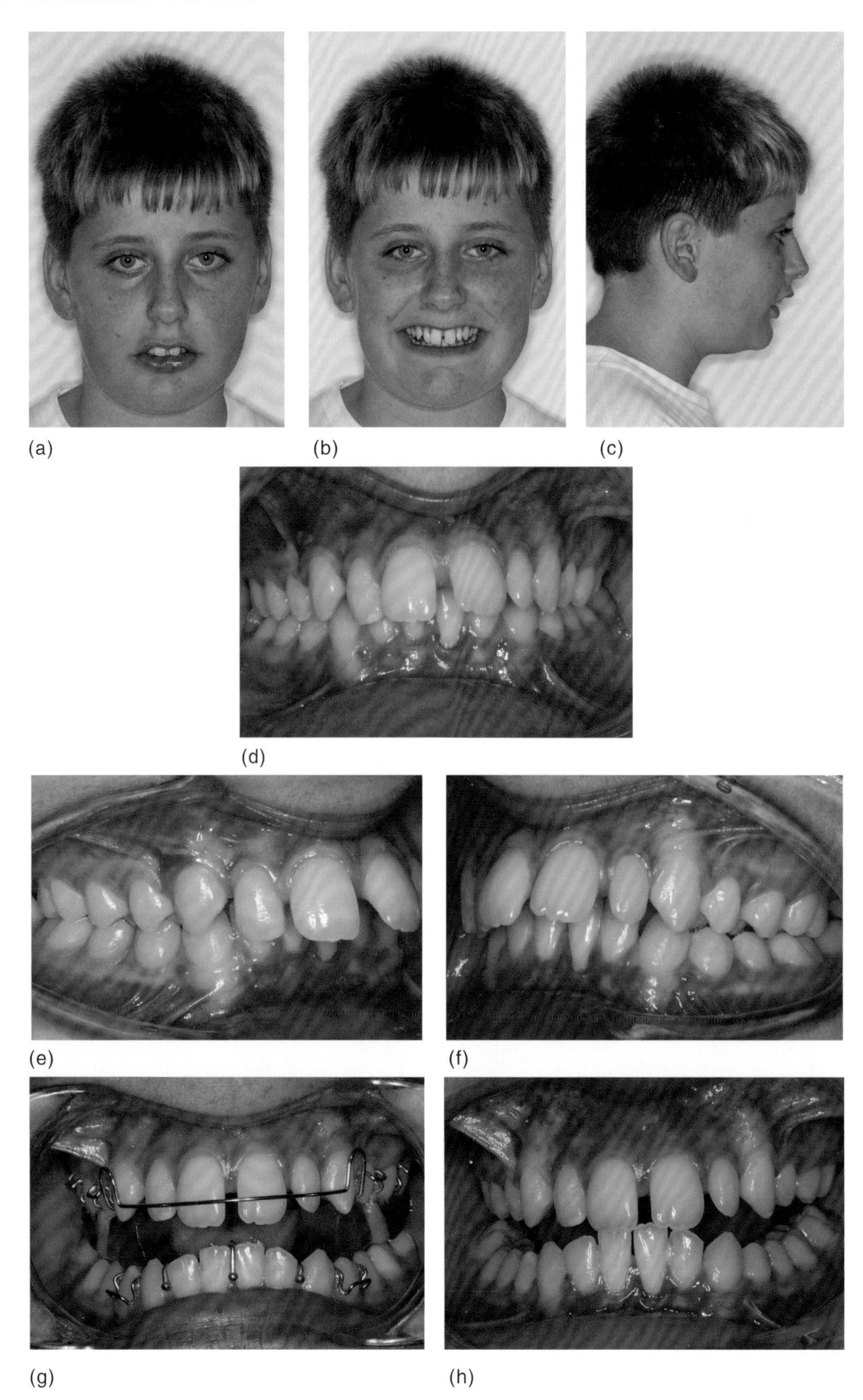

图 8.3　这名 12 岁男孩为中度骨Ⅱ类伴下颌后缩及牙列间隙，但有严重的深覆盖 (15mm)，并且表示对自己的牙颌面外貌很不满意（a~f）。他接受了 12 个月的改良型 Twin Block 矫治器矫治，并且十分配合。8 个月后矫治器通过光固化丙烯酸树脂而使矫治器重新发挥作用(g)。错𬌗畸形得到过矫正，覆盖完全消除，磨牙呈Ⅲ类关系(h~j)。明显的侧方开𬌗体现出患者完美的佩戴了功能性矫治器。随后使用固定矫治器，最终建立良好的Ⅰ类咬合关系(k~s)

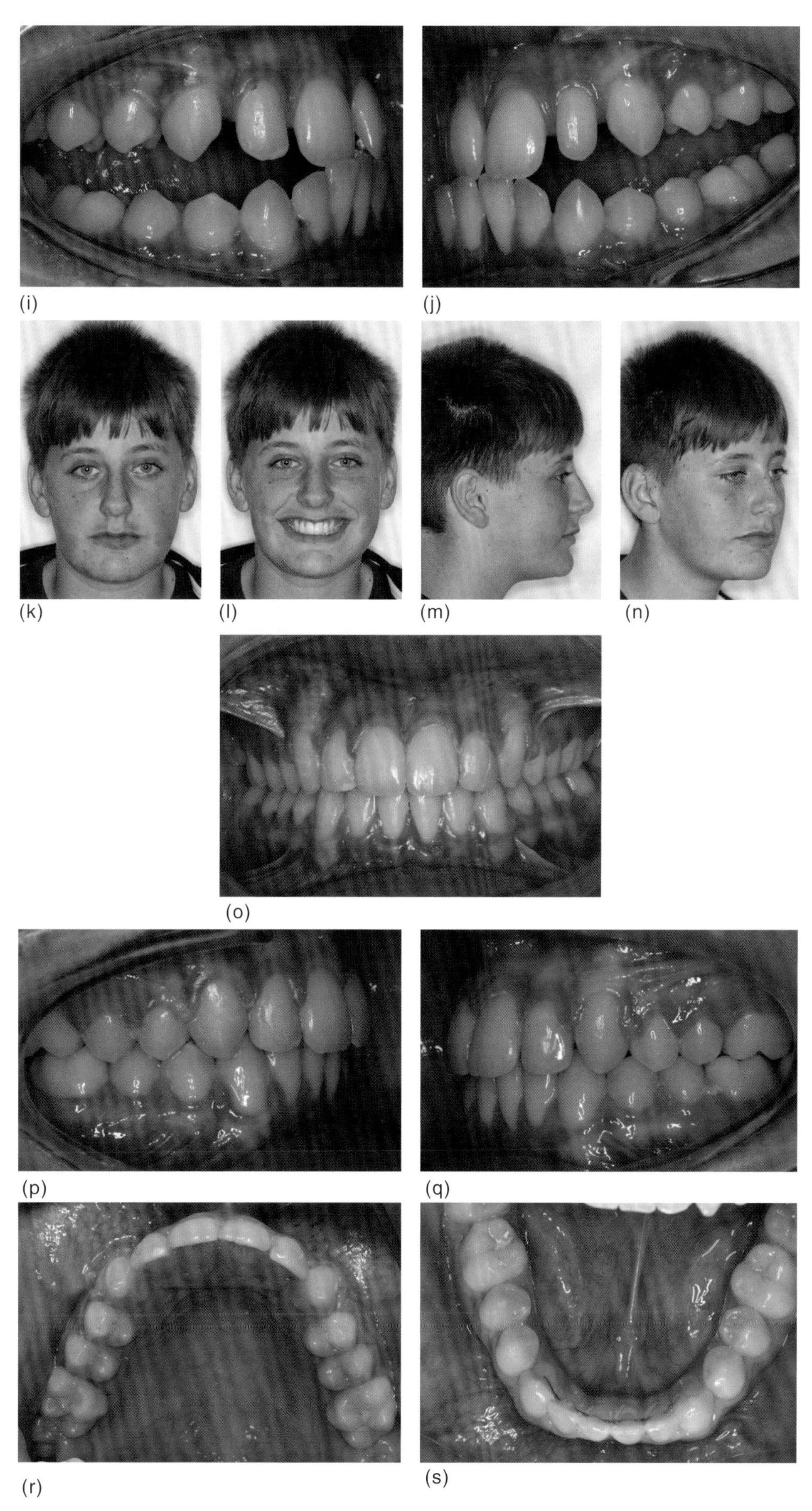

图 8.3　（续）

表 8.1 从功能性矫治器到固定矫治器不同过渡方式的比较

	无间隔	间隔期间夜间佩戴功能性矫治器	间隔期间不佩戴矫治器
整个治疗周期	减少	无	无甚至增加
安氏Ⅱ类错𬌗的矫治效果的保持情况	多变	好	差
复发的可能（复发或支抗预估量）	差	差	好
𬌗关系自我调整	差（中等*）	中等（好*）	好（差*）
允许髁突的适应性改变	无	有	无

*译者注：译者认为𬌗关系自我调整的情况为括号内所表述的内容，原书疑有误

- 允许立即向固定矫治转换。
- 方便使用辅助的Ⅲ类牵引装置：Ⅲ类牵引有利于直立下前牙，从而避免因功能矫治使下前牙唇倾所导致的不稳定性。通过运用头帽联合牵引橡皮圈来防止支抗的丧失（图 8.4）。

这种方法的主要缺点是患者往往依从性较差，这点已经有明确地记录了[15-16]。以头帽治疗作为长期的功能矫治需要患者十分的配合。

下颌理想咬合位置的保持

阶段性佩戴功能性矫治器

在过渡到固定矫治过程中继续佩戴功能性矫治器可以将下颌骨保持在前突的位置，即使仅在夜间佩戴，仍然可以引起神经肌肉反应和生长刺激效应[17]。阶段性佩戴功能性矫治器通常建议在夜间使用而不是白天因为夜间佩戴方便[18]。有证据表明牙齿的萌出优先出现在夜间，正畸牙齿的移动速率在夜间也较白天更快[19]。但是有关昼夜节律对下颌骨生长影响的相关研究还有待深入。阶段性矫治器有以下优势：

- 解决某些功能性矫治器可能出现的单侧开𬌗和牙齿单侧萌出。单侧开𬌗在 Twin Block 治疗后是较为常见的。可以通过调磨上颌 Block 防止单侧开𬌗的出现，并在功能矫治期间促进牙齿萌出。但这样做会削弱矫治器的强度，甚至导致断裂。但不管如何处理这些开𬌗，他们在固定矫治阶段或之前均比较容易解决（图 8.5）。
- 对患者的依从性要求不高。
- 方法简便，无须额外的矫治器，不增加费用（图 8.6）。

早期固定矫治阶段与可摘功能性矫治器的联合

某些功能性矫治器可以简化后与固定矫治器联合使用。例如，可以调整 Twin block，将固定矫治器置入前段，并夜间佩戴，以保持Ⅱ类错𬌗的矫正效果。为了便于固定矫治器的联合使用，可以去除第一磨牙和前磨牙的固位卡环。可以在前磨牙区域使用球形隙卡固位，而不会影响托槽的定位。同样，可以使用诸如 Dynamax 等混合功能性矫治器或对上颌矫治器改良，从而使上下颌固定矫治器可以和功能性矫治器联合使用（图 8.7）。

这种联合矫治器的优点包括：可以解决单侧后牙开𬌗；同时保持前牙覆盖的减小，以及维持磨牙关系。但不可避免的是，精简矫治器会削弱矫治效果的保持能力。然而，在功能治疗的后期阶段，因为患者会形成一种自主保持的能力，所以矫治器的保持往往不那么重要。

固定功能性矫治器的应用

功能性矫治器上安装固定装置可以在矫治Ⅱ类错𬌗的同时排齐、解除拥挤等。因此，使用固定功能性矫治器可保持Ⅱ类错𬌗矫治的效果，从而提高治疗效果。

固定功能性矫治器在第六章具体讲述，它在治疗过程中有以下的潜在优势：

- 磨牙关系和覆盖的保持。
- 将功能矫治和固定矫治快速无缝连接。
- 降低患者的依从性。
- 降低中途放弃治疗的可能性[20-25]。

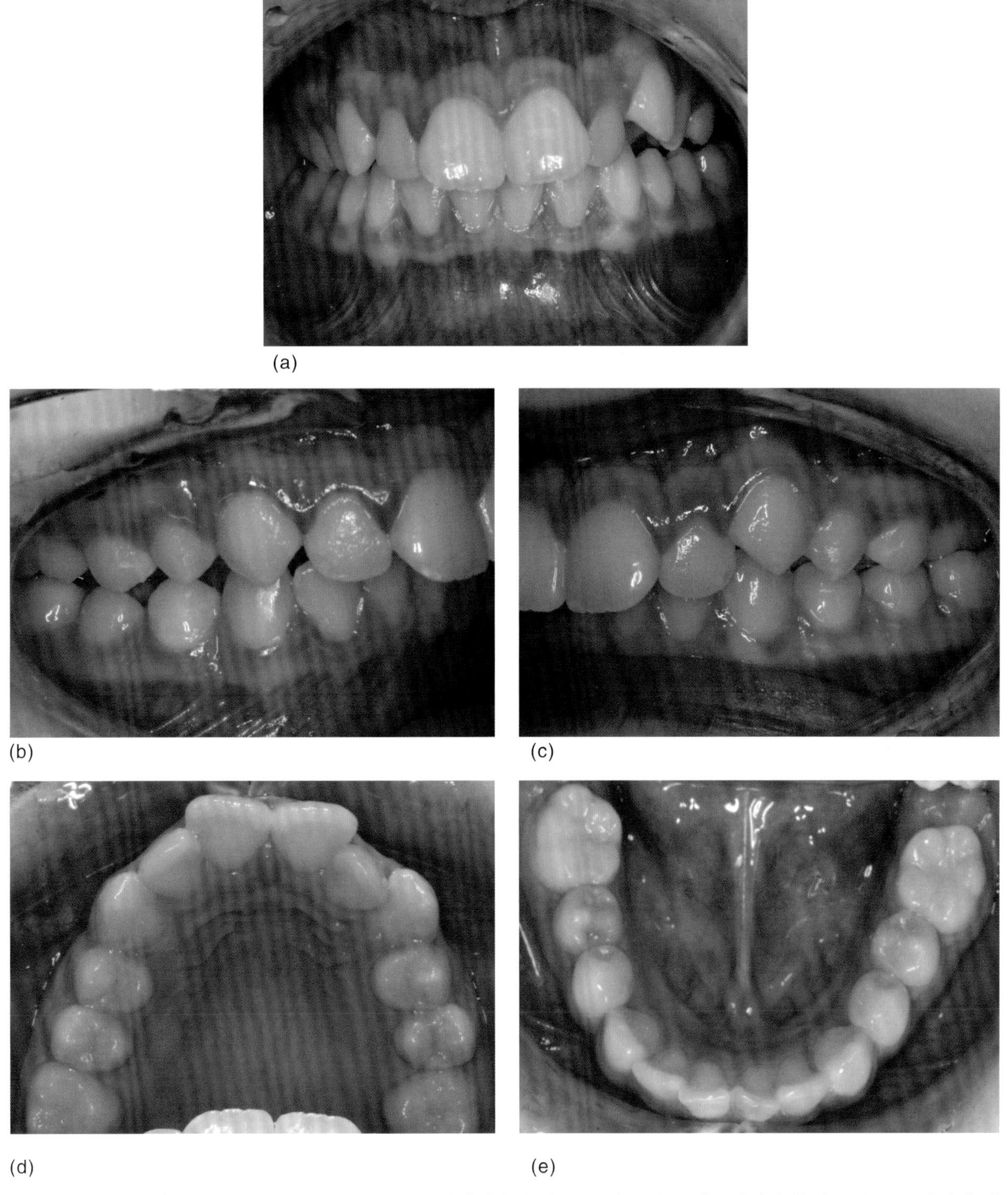

图 8.4 这名 11 岁的女孩是Ⅱ类 1 分类错殆，切牙覆盖较大（10mm）。上下牙弓均有拥挤（a~e）。通过改良型 Twin Block 纠正骨性Ⅱ类关系。切牙与磨牙关系在功能矫治阶段被过矫正（f~h）。由于在功能性矫治器阶段中先前存在的拥挤需要一定的间隙使下颌切牙达到一个稳定的位置，下颌切牙发生了一定程度的唇倾，因此需要配合Ⅲ类牵引直立下颌切牙，并在上颌第一磨牙处安置带环，夜间佩戴头帽牵引装置，限制上颌牙弓的前移位，最终到达理想的咬合关系（o~s）

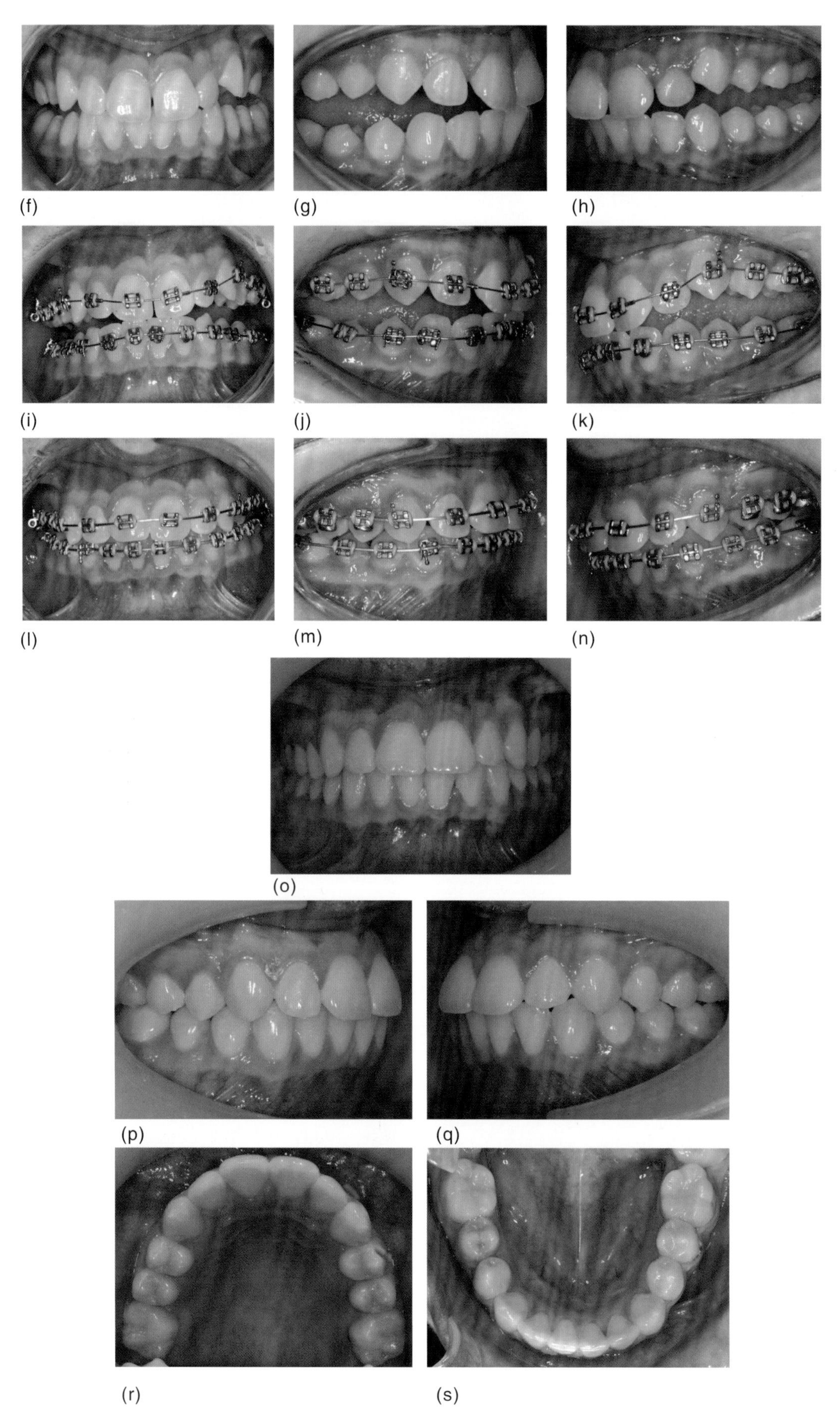

图 8.4 （续）

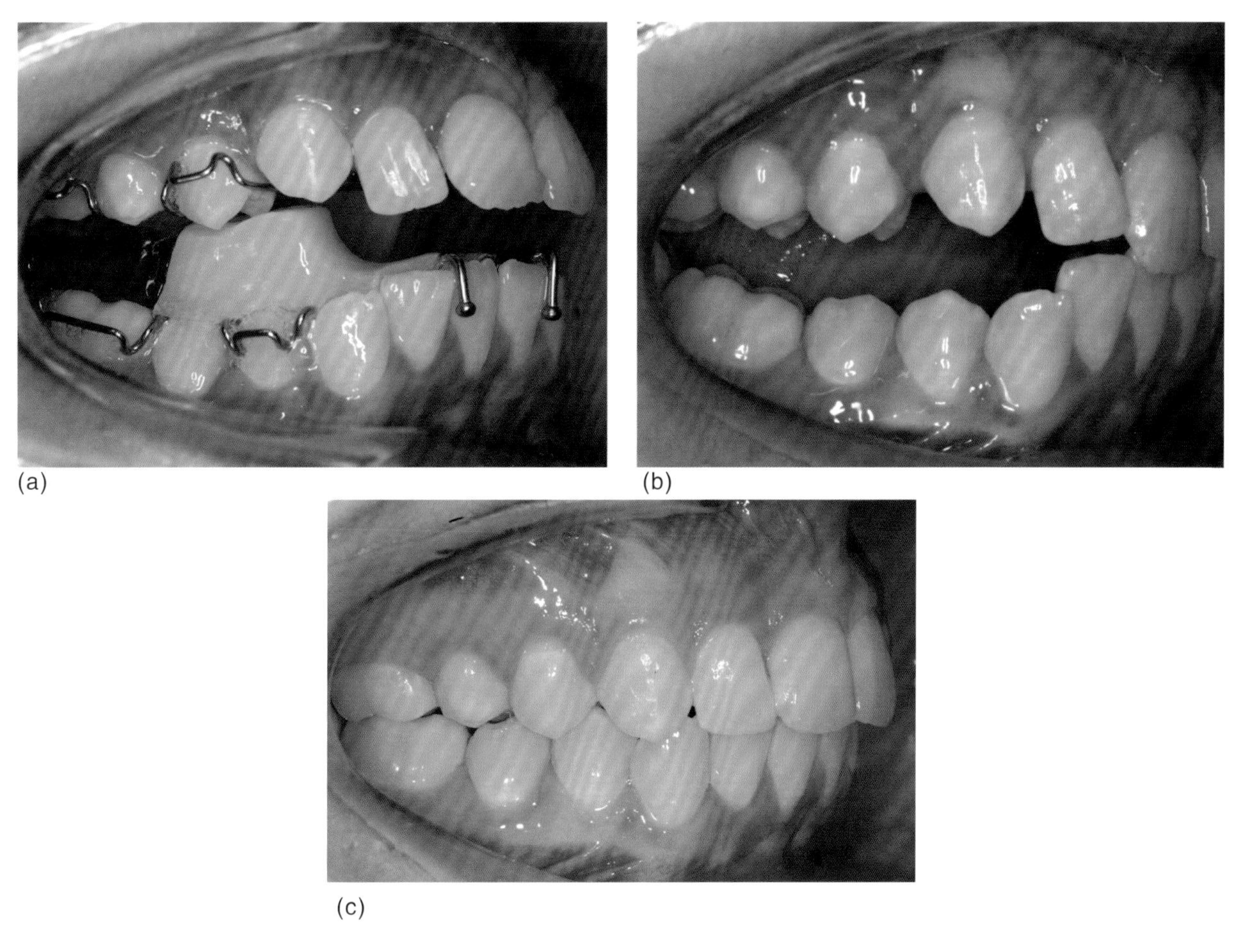

图 8.5　在使用 Twin Block 矫治器阶段，前牙继续萌出而后牙区被树脂覆盖，阻碍了后牙的垂直向生长，造成典型的单侧开𬌗（a，b）。此现象在固定矫治阶段很容易得到解决（c）

上颌可摘斜面导板

上颌可摘斜面导板是保持Ⅱ类错𬌗矫治效果的一种简单的方法[26]。保持器的选择与治疗目标有关。如果首要目标是解决单侧开𬌗，则应当优先选择 Begg 保持器。一些磨牙位置可接受病例，可以选用 Hawley 保持器。如果治疗计划将立即转向固定矫治器，则推荐使用带有固位装置的导板，此方法有以下潜在优势：

- 可与固定矫治器一起联合使用。
- 不影响固定矫治定位。
- 方便关闭单侧开𬌗。
- 省时，效率高。
- 保持Ⅱ类错𬌗治疗效果。

但是也存在以下潜在缺点：

- 下前牙唇倾，尽管这可以在固定矫治阶段用一系列的机械装置得到控制或纠正。
- 咬合平面的纠正不足时可能会导致深覆盖的复发，特别是由于睡眠期间的姿势变化。
- 在一些高角病例中第二磨牙的异位萌出会导致前牙开𬌗。在这些病例中，建议将最后一颗磨牙纳入矫治，以限制后牙的垂直向发育，否则可能会导致前牙覆𬌗减小。

Ⅱ类弹性牵引的早期使用

在圆丝上使用轻力Ⅱ类弹性牵引可以在功能矫治阶段加强牙 – 牙槽骨的改变。Ⅱ类弹性牵引可能有利于上颌切牙的舌倾和下切牙的唇倾，从而进一步减小覆盖。Ⅱ类弹性牵引可以促进下颌磨牙的伸长，对于低角病例是有利的，可以进一步减小覆𬌗。上颌切牙在排齐阶段使用Ⅱ类弹性牵引也会伸长，这可能会抵消功能性矫治器对覆𬌗的减小。然而，由于后牙与下颌骨的末端铰链轴接近，Ⅱ类弹性牵引的实际效应可能是造成下颌后牙伸长及全牙列的覆𬌗减小。

在高角和上颌骨垂直向发育过度的病例中，患者在弹性牵引期间可能出现一些垂直向

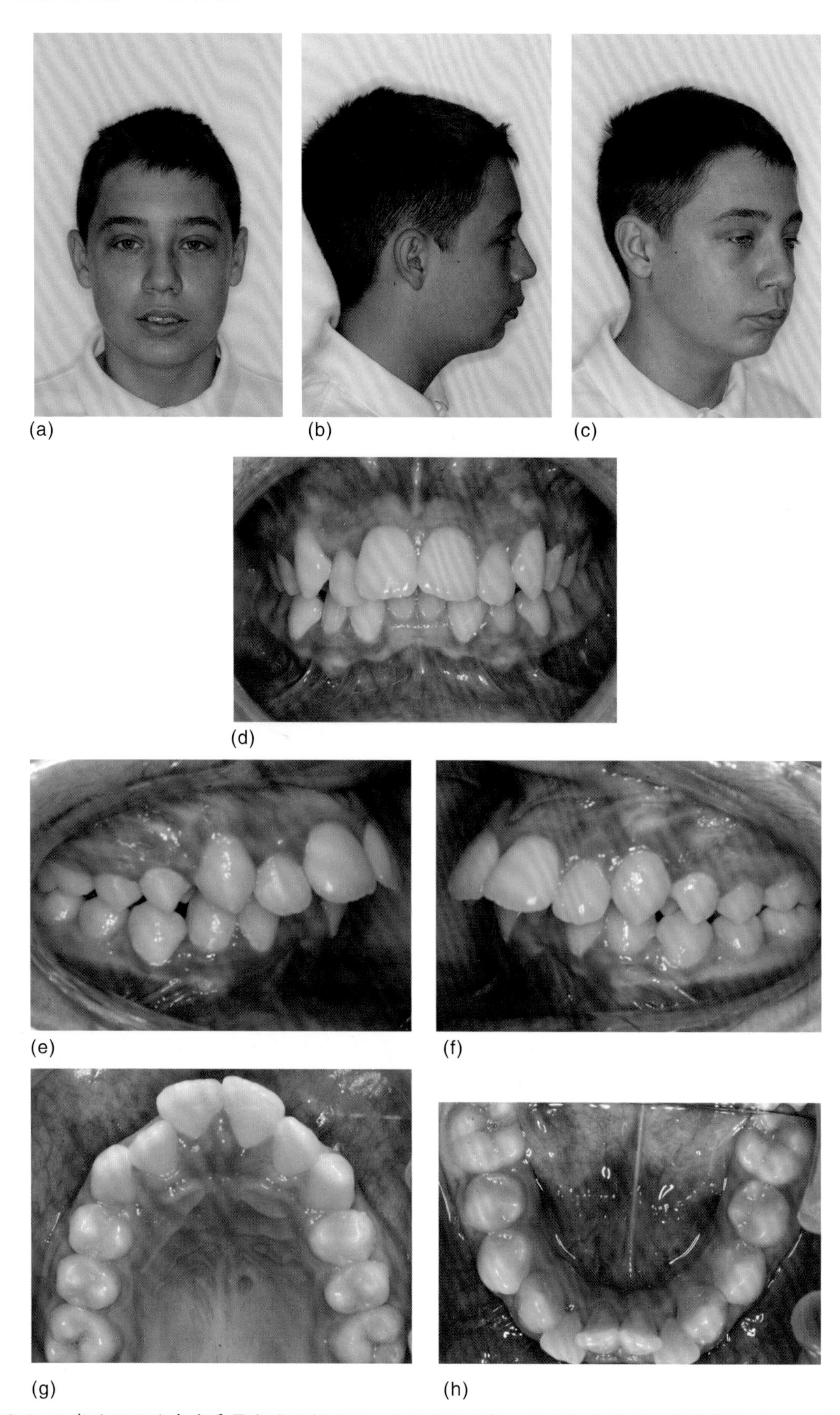

图 8.6 这名 12 岁的男孩为中度骨Ⅱ类伴下颌后缩、上下牙列拥挤、上颌切牙唇倾，覆盖较大（12mm）（a~h）。佩戴改良型 Twin Block 矫治器 10 个月（i，j）。保持 6 周后去除矫治器磨牙关系被过矫正，双侧达到Ⅲ类关系，并且出现单侧开𬌗（k~n）。停止佩戴功能性矫治器后，出现了轻微的前后向关系复发，单侧开𬌗关闭（o~q）。之后拔除 4 颗第二前磨牙，以助于解除拥挤，并进一步内收上颌切牙（r~t）

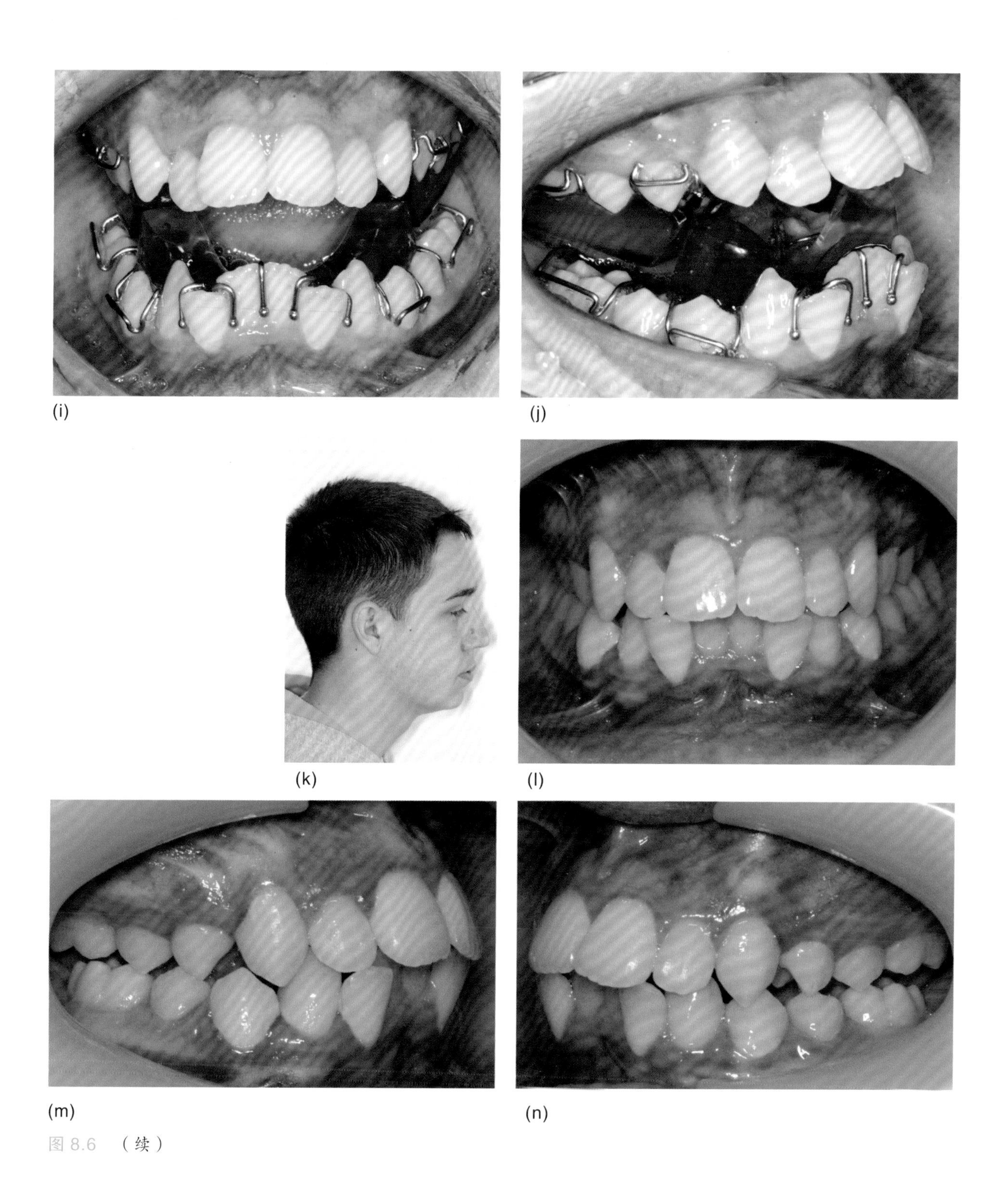

图 8.6　（续）

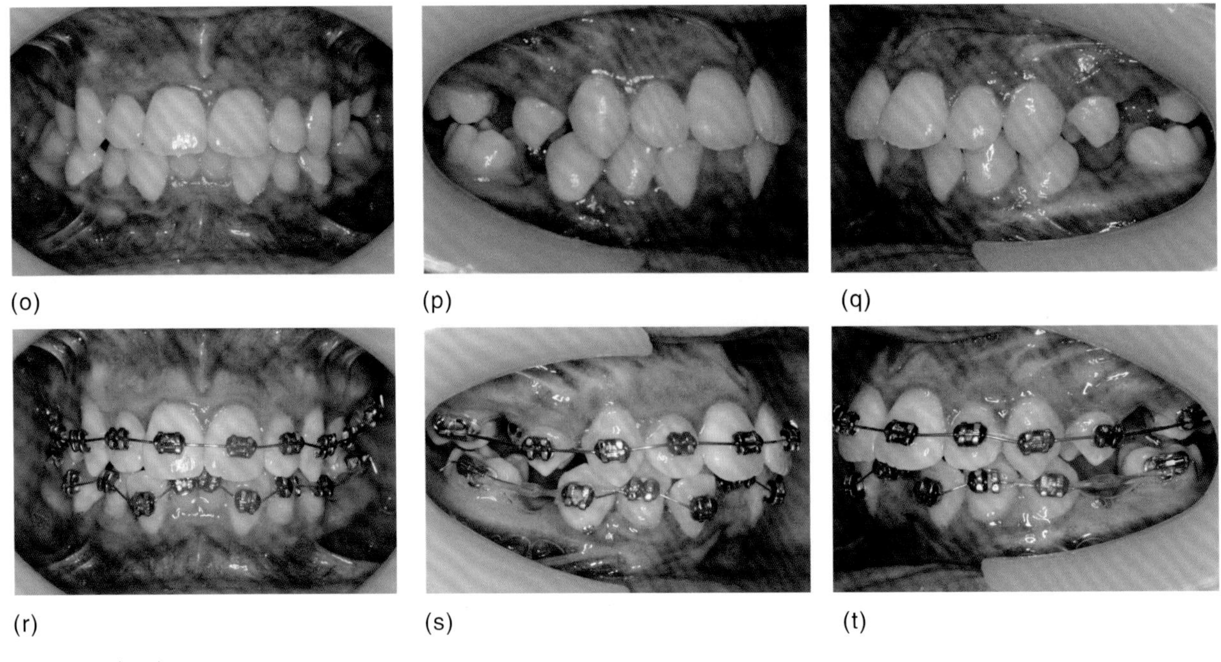

图 8.6 （续）

生长，将会产生下颌骨的后下方旋转。此外，上切牙的伸长在高角病例中可能是不利的，这会增加上颌切牙切端的暴露，导致上切牙的直立并影响前牙的美观[27-28]。更不利的结果是在非刚性弓丝上施加过大的牵引力而导致下颌后牙舌倾。因此，早期使用Ⅱ类弹性牵引需谨慎使用且仅限于夜间。

拔牙模式

在功能矫治的后期阶段也许需要拔牙。Tulloch 等的研究表明，30% 的患者经过功能矫正期后都实施了拔牙[29]。与此相同，O'bren 等报道在早期功能矫治的人群中有 27% 的拔牙率，37% 的患者在进行后来的功能矫治也同样需要拔牙[30]。拔牙与否取决于所需间隙和其他很多因素，包括：

- 牙齿的位置。
- 牙齿的健康。
- 拥挤的程度和位置。
- 软组织侧貌。
- 覆𬌗。
- 垂直生长型。
- 下颌切牙的倾斜。

Twin Block[31]和 Herbest[32]矫治器可能产生明显的下前牙唇侧倾斜，并且在所有功能矫治系统都可以见到。由于正畸治疗阶段下切牙的唇倾是不稳定的，所以在这种情况下需要空间来直立下前牙[33]。当一些非拥挤或轻度拥挤的牙弓不能通过功能性矫治器得到改善，则会要求这些患者下颌拔牙[29]。在拆除功能性矫治器后，会自发出现一定程度的切牙直立，这可能将切牙返回到原来的位置。出于这个原因，大多数功能性治疗的设计是限制下颌牙弓的扩张，除非在一些患者中下颌牙弓扩张是有利的。

虽然成功的功能矫治很少采取单纯的上颌拔牙，但是单纯的上颌拔牙或拔除上颌第一前磨牙和下颌第二前磨牙有利于加速Ⅱ类错𬌗关系的矫正，并且简化了关闭间隙时所需要的支抗控制。

固定矫治方法

可以根据需要加强功能性矫治器的治疗效果而制定固定矫治计划，特别是通过限制上颌牙弓前后区的支抗应力抵消功能矫治阶段牙－牙槽骨变化。例如，MBT 矫治器合并加强上颌切牙的根腭向转矩，下颌切牙的根唇向转矩，可以限制上颌尖牙的近中倾斜和上颌磨牙的根颊向转矩。这在理论上或许可以加强功能性矫治器的治疗效果，促进磨牙关系纠正及覆盖减小的保持。

就根转矩量而言，增加上颌切牙根的腭向

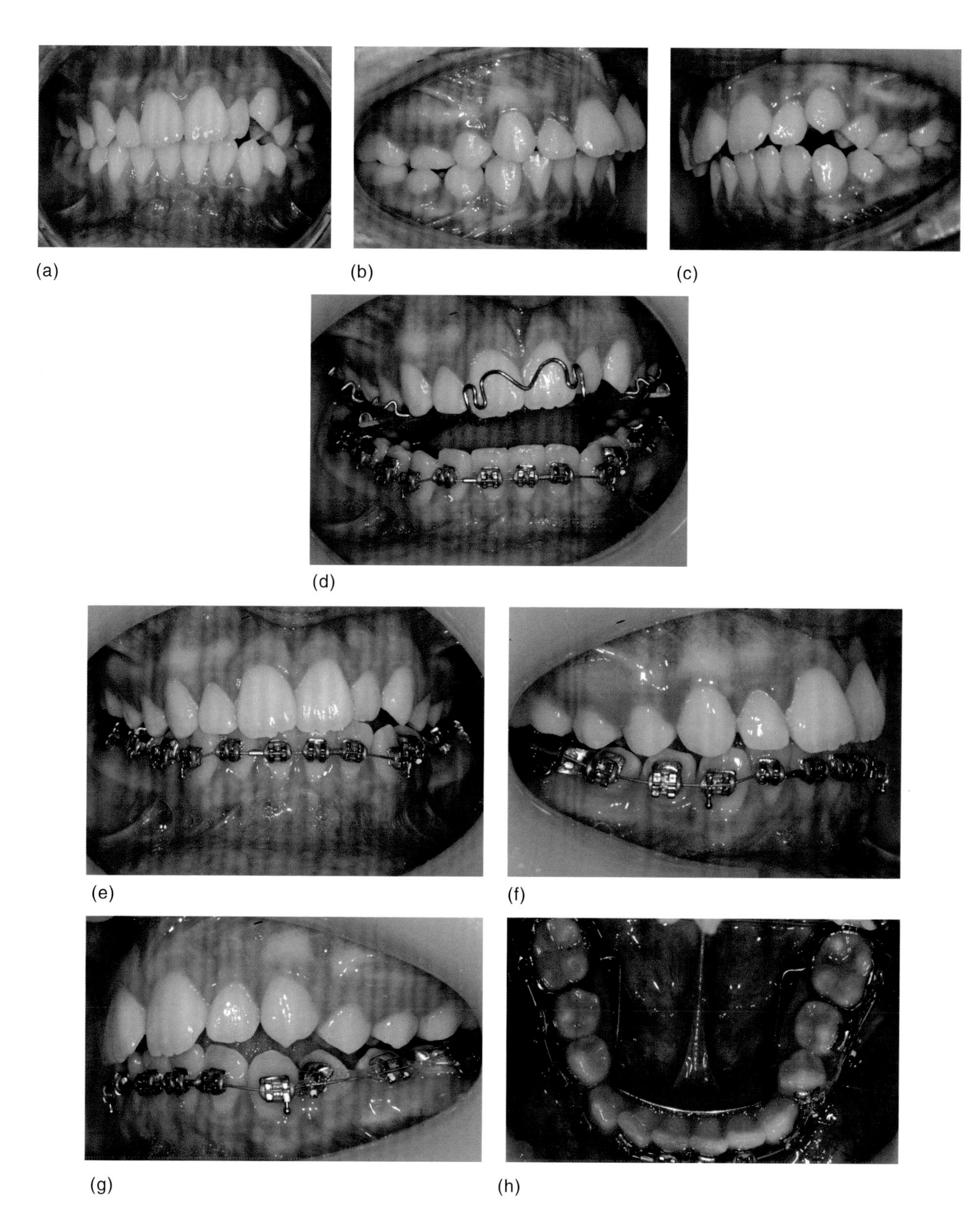

图 8.7　本例Ⅱ类错𬌗一期治疗采用了 Dynamax 矫治器，纠正矢状向关系不调（a~d）。在固定矫治排齐下颌牙列阶段，Dynamax 矫治器可保持Ⅱ类错𬌗纠正效果（e~h）

转矩（17°）和下颌切牙根的唇向转矩（6°）抵抗了功能矫治阶段对牙－牙槽骨的影响。这些转矩的效力，可能会被预调方丝弓矫治系统所限制[34]。此外，下颌切牙所提供的支抗力很少，特别是在牙体长度短且外行狭窄的情况下。上颌磨牙根的颊向转矩（14°）可以纠正由功能性矫治器造成的牙冠颊倾。

对于牙冠轴倾度而言，上颌牙冠近中轴倾度的减小，降低了支抗的需求和防止覆盖复发的趋势。下颌前磨牙的轴倾度保持不变，有利于纠正磨牙关系。功能性矫治器擅长于通过对上颌前磨牙和磨牙的远中倾斜，对上颌后段发挥有效的Ⅱ类错𬌗矫正作用（图 8.8）。通过减小这些区域固定矫治器的近中倾斜，可以控制支抗的丧失。

局部托槽的变化也可用于预防Ⅱ类错𬌗畸形的复发，例如，通过使用 0° 或接近 0° 的前磨牙托槽来限制上颌尖牙近中轴倾度。同样，通常托槽的设计会使这些牙的牙根远中倾斜，而通过精细调整托槽的位置可以帮助上颌尖牙牙冠直立从而增强支抗。

总　结

从功能性矫治器转换到固定矫治的目的是为了保留功能矫治阶段牙－牙槽骨和骨骼的有利变化，从而提高矫治效率。

不拔牙矫治患者伴较高的下颌平面角和上颌垂直高度过大时可以使用高位头帽，最好也避免使用Ⅱ类弹性牵引。低角患者伴下前面高不足和深覆𬌗时，倾斜𬌗平面或者早期使用Ⅱ类弹性牵引更为适合。特殊的托槽设计和个性化拔牙可保持功能矫治阶段产生的有利变化。

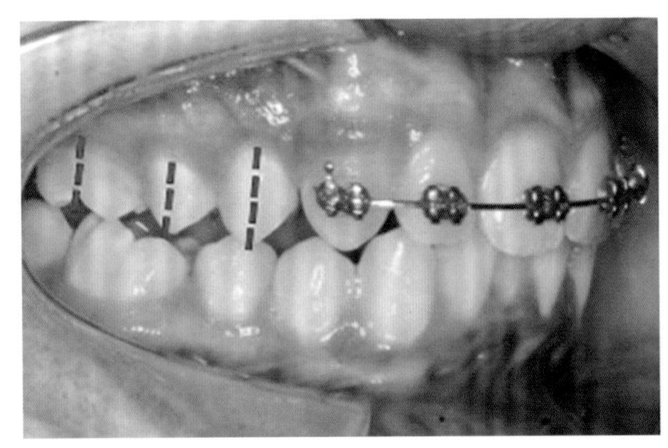
(a)

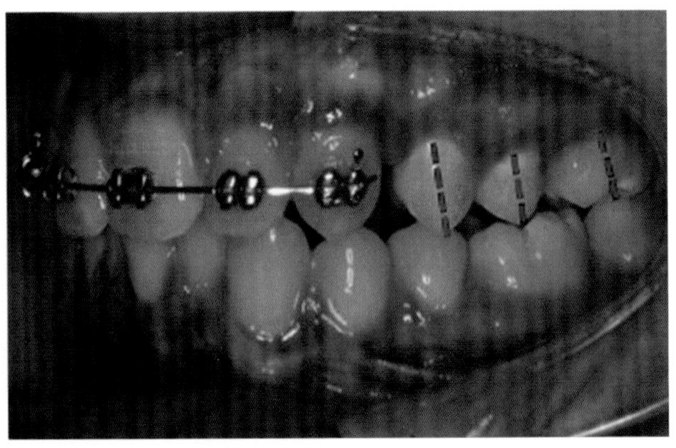
(b)

(c)

图 8.8　上颌尖牙远中的间隙与上颌后牙出现明显的远中倾斜有关（a~c）

参考文献

[1] Proffit WR. The timing of early treatment: An overview. Am J Orthod Dentofacial Orthop, 2006, 129: S47-S49.

[2] Efstratiadis S, Baumrind S, Shofer F, et al. Evaluation of Class Ⅱ treatment by cephalometric regional superpositions versus conventional measurements. Am J Orthod Dentofacial Orthop, 2005, 128: 607-618.

[3] Björk A, Skieller V. Normal and abnormal growth of the mandible: A synthesis of longitudinal cephalometric implant studies over a period of 25 years. Eur J Orthod, 1983, 5: 1-46.

[4] Cook PA, Southall PJ. The reliability of mandibular radiographic superimposition. Br J Orthod, 1989, 16: 25-30.

[5] Pancherz H. The mechanism of Class Ⅱ correction in Herbst appliance treatment: A cephalometric investigation. Am J Orthod, 1982, 82: 104-113.

[6] Feldmann I, Bondemark L. Anchorage capacity of osseointe-grated and conventional anchorage systems: A randomized controlled trial. Am J Orthod Dentofacial Orthop, 2008, 133: 339. e19-e28.

[7] Houston WJ, Lee RT. Accuracy of different methods of radiographic superimposition on cranial base structures. Eur J Orthod, 1985, 7:127-135.

[8] Fleming PS, Scott P, DiBiase AT. Managing the transition from functional to fixed appliances. J Orthod, 2007, 34: 252-259.

[9] McNamara JA Jr. Components of Class Ⅱ malocclusion in children 8-10 years of age. Angle Orthod, 1981, 51:177-202.

[10] Ozturk Y, Tankuter N. Class Ⅱ : A comparison of activator and activator headgear combination appliances. Eur J Orthod, 1994, 16: 149-157.

[11] Mills CM, McCullough KJ. Posttreatment changes after successful correction of Class Ⅱ malocclusions with the twin block appliance. Am J Orthod Dentofacial Orthop, 2000, 118: 24-33.

[12] Cozza P, Baccetti T, Franchi L, et al. Mandibular changes produced by functional appliances in Class Ⅱ malocclusion: A systematic review. Am J Orthod Dentofacial Orthop, 2006, 129: 599.e1-e12.

[13] O'Brien K, Macfarlane T, Wright J, et al. Early treatment for Class Ⅱ malocclusion and perceived improvements in facial profile. Am J Orthod Dentofacial Orthop, 2009, 135: 580-585.

[14] Ruf S, Pancherz H. The mechanism of Class Ⅱ correction during Herbst therapy in relation to the vertical jaw base relationship: A cephalometric roentgenographic study. Angle Orthod, 1997, 67: 271-276.

[15] Cureton SL, Regennitter FJ, Yancey JM. Clinical versus quantitative assessment of headgear compliance. Am J Orthod Dentofacial Orthop, 1993, 104: 277-284.

[16] Brandao M, Pinho HS, Urias D. Clinical and quantitative assessment of headgear compliance: A pilot study. Am J Orthod Dentofacial Orthop, 2006, 129: 239-244.

[17] Wiltshire WA, Tsang S. A modern rationale for orthopedics and orthodontic retention. Semin Orthod, 2006, 12: 60-66.

[18] Proffit WR, Frazier-Bowers SA. Mechanism and control of tooth eruption: Overview and clinical implications. Orthod Craniofac Res, 2009, 12: 59-66.

[19] Igarishi K, Miyoshi K, Shinoda H, et al. Diurnal variation in tooth movement in response to orthodontic force in rats. Am J Orthod Dentofacial Orthop, 1998, 114: 8-14.

[20] Read MJ, Deacon S, O'Brien K. A prospective cohort study of a clip-on fixed functional appliance. Am J Orthod Dentofacial Orthop, 2004, 125: 444-449.

[21] Read MJF. The integration of functional and fixed appliance treatment. J Orthod, 2001, 28: 13-18.

[22] Pancherz H. Treatment of class II malocclusions by jumping the bite with the Herbst appliance: A cephalometric investigation. Am J Orthod, 1979, 76: 423-442.

[23] Bass NM, Bass A. The Dynamax system: A new orthopedic appliance. J Clin Orthod, 2003, 37: 268-277.

[24] Weiland FJ, Ingervall B, Bantleon HP, et al. Initial effects of treatment of Class Ⅱ

malocclusion with the Herren activator, activator-headgear combination, and Jasper Jumper. Am J Orthod Dentofacial Orthop, 1997, 112: 19-27.

[25] Coelho Filho CM. Mandibular protraction appliances for Class Ⅱ treatment. J Clin Orthod, 1995, 29: 319-336.

[26] Sandler J, DiBiase D. The inclined biteplane: A useful tool. Am J Orthod Dentofacial Orthop, 1996, 110: 339-350.

[27] Ross VA, Isaacson RJ, Germane N, Rubenstein LK. Influence of vertical growth pattern on faciolingual inclinations and treatment mechanics. Am J Orthod Dentofacial Orthop, 1990, 98: 422-429.

[28] Knosel M, Kubein-Meesenburg D, Sadat-Khonsari R. The third-order angle and the maxillary incisor's inclination to the NA line. Angle Orthod, 2007, 77: 82-87.

[29] Tulloch JF, Phillips C, Koch G, et al. The effect of early intervention on skeletal pattern in Class Ⅱ malocclusion: A randomized clinical trial. Am J Orthod Dentofacial Orthop, 1997; 111: 391-400.

[30] Kirschen RH, O'Higgins EA, Lee RT. The Royal London space planning: An integration of space analysis and treatment planning: Part I: Assessing the space required to meet treatment objectives. Am J Orthod Dentofacial Orthop, 2000, 118: 448-455.

[31] Lund DJ, Sandler PJ. The effects of Twin Block: A prospective controlled study. Am J Orthod Dentofacial Orthop, 1988, 113: 104-110.

[32] Pancherz H, Malmgren O, Hagg U, et al. Class Ⅱ correction in Herbst and Bass therapy. Eur J Orthod, 1989, 11: 17-30.

[33] Mills JR. The long-term results of the proclination of lower incisors. Br Dent J, 1966, 120: 355-363.

[34] Mittal M, Thiruvenkatachari B, Sandler PJ, et al. A three-dimensional comparison of torque achieved with a preadjusted Edgewise appliance using a Roth or MBT prescription. Angle Orthod, 2015, 85: 292-297.

第九章

功能性矫治器在Ⅲ类错𬌗矫治中的应用

Andrew DiBiase

功能性矫治器的应用几乎成了矫治Ⅱ类错𬌗的代名词，但是这并不意味着它不能用于矫治Ⅲ类错𬌗。事实上用于Ⅱ类错𬌗的功能性矫治器通常都有另一种型号用于矫治Ⅲ类错𬌗。虽然有多种功能性矫治器的设计，但常用的并不多，本章将阐明其多种原因。

在西方国家，Ⅲ类错𬌗的发病率不足5%，远低于Ⅱ类错𬌗，这意味着通常对Ⅲ类错𬌗的矫治需求及治疗经验较少[1-2]。但在东方国家（如日本、韩国、中国等）Ⅲ类错𬌗的发病率明显增加[3]。因此，从这些区域发展出多种Ⅲ类错𬌗矫治的方法广受研究者关注，表现出不同程度的短期和长期成功率。

Ⅲ类错𬌗的病因

绝大多数Ⅱ类错𬌗患者伴有一定程度的下颌骨后缩，并且可通过功能性矫治器得到纠正[4]。而Ⅲ类错𬌗不是由单一因素造成的，前后向与垂直向均有显著的骨性改变。Guyer及其同事[5]对144例年龄、性别匹配的Ⅲ类错𬌗组与安氏Ⅰ类对照组进行Bolton-Brush生长研究，发现Ⅲ类错𬌗组有明显的骨性异常。下面是Ⅲ类错𬌗组头影测量的特征：

- 仅下颌骨前突：18.7%。
- 仅上颌骨后缩：25%。
- 下颌骨前突伴上颌骨后缩：22%。
- 前面高增大：41%。

与安氏Ⅰ类对照组相比，Ⅲ类错𬌗患者的颅底较长、下颌角较大、下颌骨较长，上颌切牙前突、下颌切牙内倾[5]。儿童和青少年Ⅲ类错𬌗患者没有典型的骨性表型[6-7]。

生长潜力使得生长期患者的Ⅲ类错𬌗矫治更加复杂，这一点是非常不利的。Ⅱ类错𬌗可利用生长发育改善骨性关系，但Ⅲ类错𬌗的颌骨发育随年龄增长会变糟[8-9]。这种生长趋势同样可出现在青春期末期甚至成年早期，与下颌骨前突密切相关[10]。因此，即使早期治疗成功的病例，Ⅲ类错𬌗的生长型仍有复发的风险[11]。

早期矫治

正畸治疗方法的选择主要基于错𬌗畸形的病因学考虑，Ⅲ类错𬌗也不例外。因此，由于上颌骨发育不足，治疗应着眼于促进上颌骨的发育；下颌骨发育过度的病例，治疗目标在控制下颌的发育，甚至促使下颌后退。当然，通过正畸治疗产生骨性改变是十分困难的，目前很少或没有证据表明有任何一种矫治方法可以长期影响颌骨的生长发育。而且下颌前突的Ⅲ类错𬌗病例下颌骨生长可持续到青春期末期及成年早期也是问题。不同于Ⅱ类错𬌗病例希望下颌骨生长，而且可视为矫治的一部分；Ⅲ类错𬌗患者则意味着生长过快而不适于早期矫治。对于伴有潜在颌骨不调的Ⅲ类错𬌗，决定是否需要进行矫治以及矫治的时机变得十分困难。定义骨性参数和头影测量参数的尝试有助于正畸治疗[12-14]。但是由于Ⅲ类错𬌗患者生长发育的不稳定性和不可预见性，以及其他一些可能影响成功预后的参数，不能仅依靠任意的头影测量数据确定矫治方案。

在儿童晚期进行早期矫治是可行的，这时可以利用上颌骨在青春期前生长速率较下颌骨高的优势，矫治前牙反𬌗特别是功能性错𬌗。如果给予明确的指导和短期的目标，这个年龄阶段的患者依从性通常较好。

Ⅲ类错殆的矫治机制

关于Ⅲ类错殆早期矫治装置的设计有许多，包括常Ⅲ类错殆治疗不确定性和问题有关的与功能性矫治器的使用。其他技术包括：

- 前牵引头帽。
- 颏兜。
- 上颌骨固定式前牵引装置（BAMP）。

对于下颌前突的患者，理论上治疗在于限制其生长或者改变其生长方向。仅有少量证据表明颏兜会产生骨性影响，且下颌骨的生长贯穿整个青春期甚至更久，尤其是下颌骨前类的患者[15]。这就意味着要想达到治疗效果，需要在整个生长发育期佩戴颏兜，这没有可操作性且不现实。对于上颌骨发育差，治疗过程在于前方牵引上颌骨，这就包括前牵引的使用，其在短、中期的使用可以影响上颌骨的生长[16-17]。近期，BAMP展示出较单纯使用前牵引及显著的促进上颌骨发育效果[18]。其他的一些功能性矫治器系统也声称对上颌骨的发育有影响，但是缺乏充足的证据[19]。而且目前缺乏高质量的研究证明对下颌骨的骨性影响，仅有7个近期的针对Fränkel Ⅲ矫治器的循证医学研究中meta分析表明，长期使用Fränkel Ⅲ矫治器可以使SNB角减小为1.5°[19]。由于缺少同期随机对照研究，此种差异略显夸大。因此，Ⅲ类错殆的功能性矫治器主要作用于牙与牙槽骨，包括：

- 上颌切牙唇倾。
- 下颌切牙舌倾。
- 下颌骨后下旋转。
- 下前面高增加。

虽然需要一定程度的依从性，但相较于头帽或颏兜，功能性矫治器的对于社交的影响较小。通过连续对25例采用BAMP的病例分析表明，BAMP可使上颌骨前移3.7mm[20]，要提供更显著的上颌前移通常需要两次外科手术安置和移除固位板，伴随相关的并发症及危险性。因此，功能性矫治器相对简便、性价比高、危险性和并发症相对低。

病例的选择

假设中长期使用功能性矫治器的效果主要在牙－牙槽骨对颌骨生长影响很小，使用功能性矫治器的目的应当是在治疗结束时构建良好的覆盖关系。良好的覆盖关系同样有利于反殆矫治后的稳定性。因此，适用于功能性矫治器的Ⅲ类错殆病例应有以下特点：

- 轻中度的骨性Ⅲ类错殆。
- 下面高及下颌平面角正常或偏小。
- 从正中关系位至正中殆位时前牙反殆。
- 正常或较深的覆殆。
- 上切牙直立或舌倾。
- 下切牙直立或唇倾。

这样的病例常称为“假性Ⅲ类”，因为其本质上是骨性1类关系。当从正中关系位至正中殆位时因咬合导致下颌前移成为骨性Ⅲ类，此类错殆在解除反殆及功能性错殆后通常就可得到纠正。

继发于恒切牙萌出呈现的Ⅲ类切牙咬合关系，其治疗通常开始于混合牙列早期。这主要是利用了青春前期上颌骨较下颌骨生长潜力大的优势，在颌骨关系确立之前消除功能性移位。

Ⅲ类错殆的功能性矫治器

Fränkle 功能调节器Ⅲ（FR Ⅲ）

Fränkel Ⅲ或许是最易识别且最常用于Ⅲ类错殆矫治的功能性矫治器。它是由不锈钢丝框架连接推开限制上颌骨生长的软组织和肌肉的丙烯酸树脂唇挡与颊屏的一种软组织支撑式矫治器（图9.1）。Fränkel Ⅲ矫治器的颊屏与FR Ⅱ相同，位于颊侧，深入颊沟，可以将颊肌和口周肌从牙列周围推开。唇挡位于上唇前庭沟，可移除上唇对上颌骨的压力。

这样矫治器的组成理论上可牵引骨膜，刺激上颌牙槽骨唇侧骨沉积。唇挡通过耳根或3根独立钢丝与颊屏相连。这样上唇对上颌骨的压力会转移至颊屏，继而转移至下颌骨，潜在抑制其生长。同时利于上颌骨生长。下颌唇弓抵住下切牙的唇侧面，而上颌舌弓位于上切牙的舌侧面。颊屏也由一根位于远端上颌磨牙后部的腭杆相连。双侧有一个或两个殆支托：颊屏延伸到下颌第一恒磨牙殆面较低的从颊屏处伸到第一恒磨牙上方。这可防止磨牙过度萌出。下颌殆支托适用于所有的Ⅲ类错殆，而上颌殆

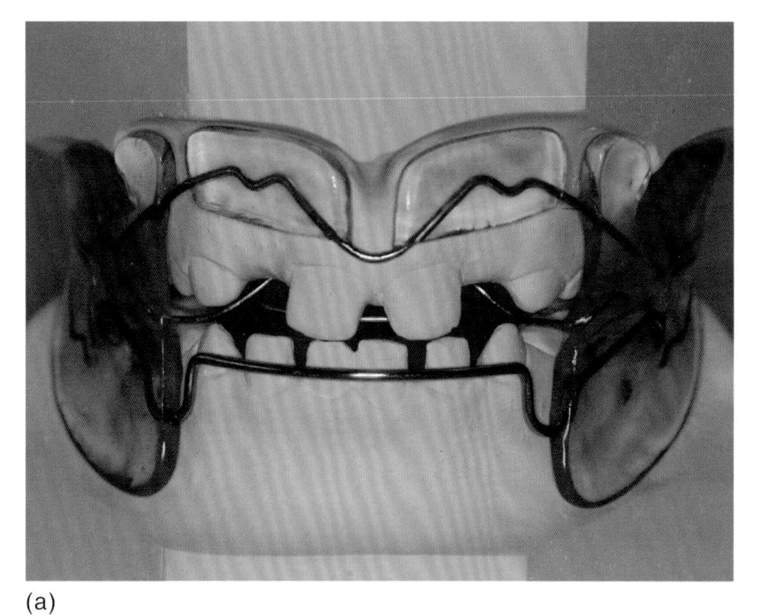
(a)

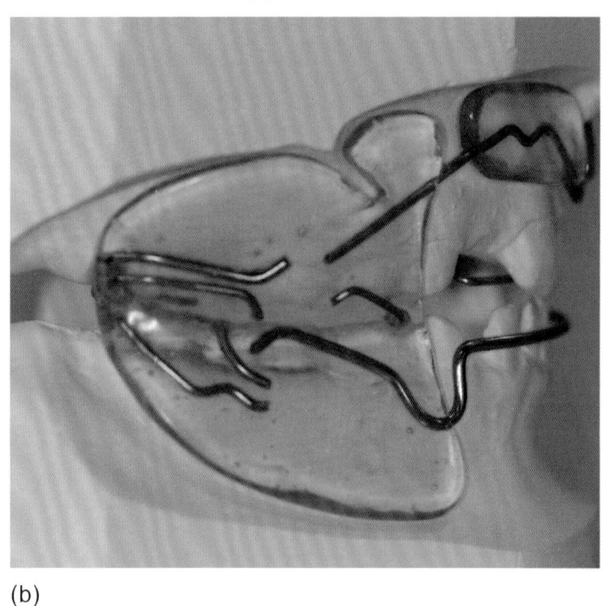
(b)

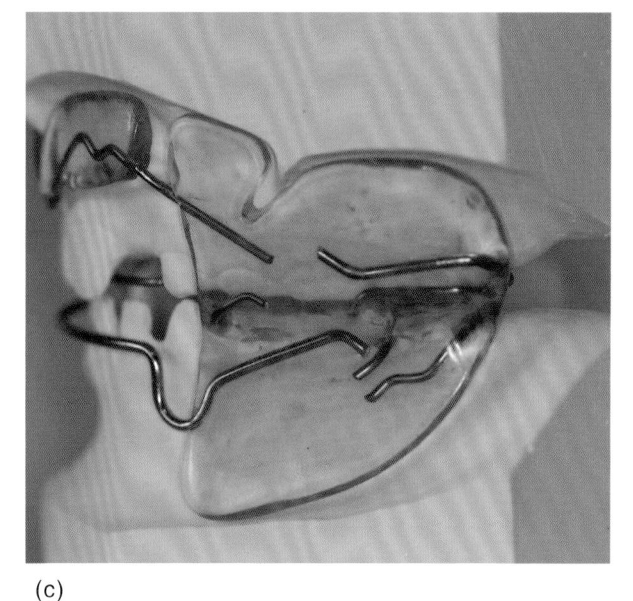
(c)

图 9.1　Fränkel 功能调节器（a~g）。基于以软组织对错殆畸形的作用及确保正常软组织行为的重要性为中心的潜在原理，Fränkel Ⅲ 完善了 Fränkel 的其他设计。上颌唇挡的设计可牵张骨膜并调节上唇对上颌切牙的影响。同时上唇压力通过矫治器转移至下颌牙弓与牙列以实现 Fränkel 限制矫治器和上牙弓接触的目的。前牙区的横腭侧杆通过“U”形曲抵在上颌切牙舌隆突上；它们从上颌咬合平面之下经过上颌牙弓，从而不影响上颌骨向下、向前的生长发育。横腭杆由 0.8mm 的不锈钢丝弯制而成。后牙区的横腭杆由 1.2mm 不锈钢丝弯制而成，以确保足够的强度。横腭杆的末端延伸至最后一磨牙的远中，从而抑制干扰上颌向前发育的因素，并终止于颊屏内。同时有 1mm 上磨牙殆支托从远中进入颊屏。唇弓由 0.9mm 不锈钢丝弯制，并附两个唇挡。在附属部分弓丝保持连续很重要，以利于矫治器再度激活。下半部分包括由 1.2mm 不锈钢丝弯制的唇弓以及 1mm 不锈钢丝弯制的殆支托。颊屏上半部分有 3mm 间隙，而下端颊屏无间隙以从横向和前后向限制下牙弓。上颌唇挡也有 3mm 间隙

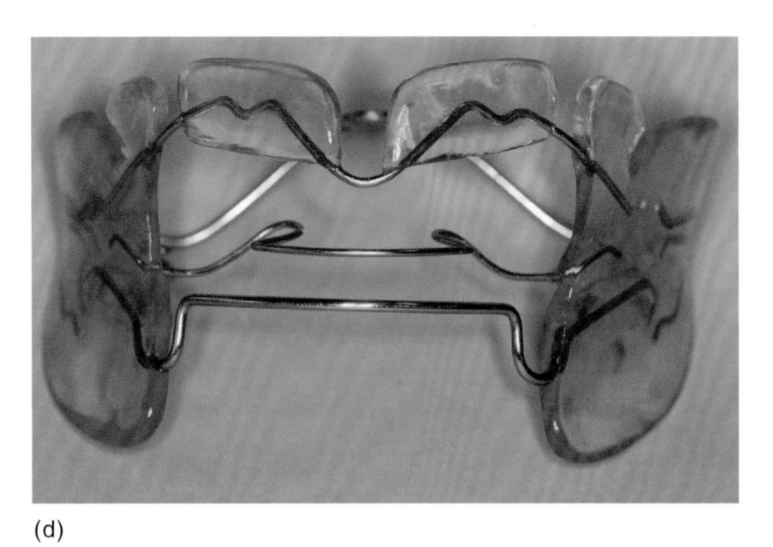

(d)

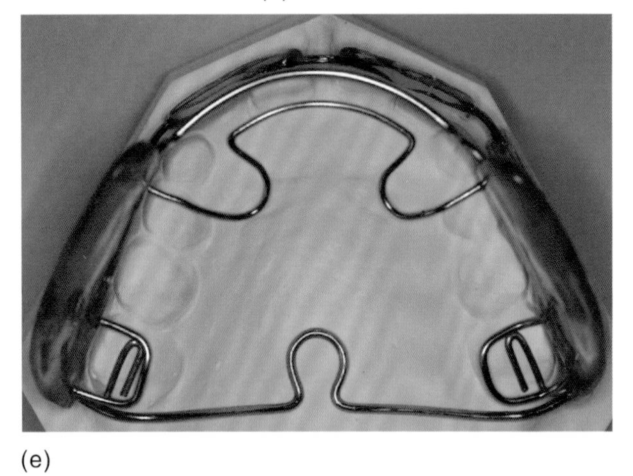

(e)

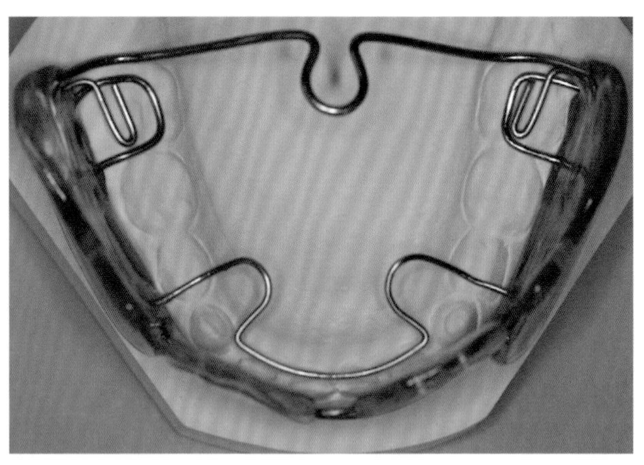

(f)

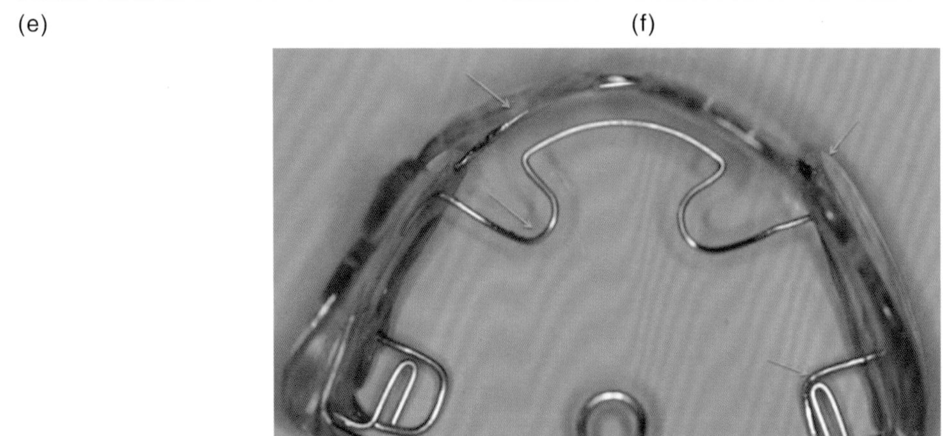

(g)

图 9.1 （续）

支托主要用于前牙开𬌗病例。

制作与临床管理

Fränkel Ⅲ矫治器在石膏模型上制作，取模时要求取至完整的颊间和上颌唇侧前庭沟以便于制作颊屏和唇挡。取咬合关系时，要求下颌在无不适的情况下尽量后退。正畸医生可以在患者半张口的时候，用大拇指轻推患者下颌向后。咬合最少打开 1~2mm。模型经过修整后安放在简单铰链式𬌗架上。

颊屏和唇挡位置标记在模型上，以蜡缓冲，然后弯制弓丝部件。下颌唇弓和腭杆用 0.4 英寸的不锈钢丝弯制，而下牙唇侧丝的尺寸通常是 0.28~0.32 英寸，下𬌗支托用 0.3 英寸不锈钢丝弯制。然后用丙烯酸树脂充胶，最后精修打磨。

Fränkel Ⅲ矫治器矫治器最好全天佩戴，但大多数患者会要求逐步使用以适应(图 9.2)，进食、运动、上语言课、演奏乐器或者处理口腔卫生时无法使用。经过几个月的全程佩戴，上颌牙槽突与唇挡间的空隙变小，通过调整唇挡丙烯酸树脂向前移动使唇挡与牙槽突间有 3mm 的空隙，从而使矫治器再次激活。矫治全程应保持这一间隙。

Fränkel Ⅲ矫治器的治疗效果

Fränkel 发表了一系列使用 FR Ⅲ治疗患者的结果。他发现 A 点前移，并得出这一矫治器可以促进上颌骨发育的结论[21]。这一点之后被后续一项研究所证实，在该研究中将接受矫治的患者与两项生长研究中未治疗的Ⅲ类错𬌗畸形患者进行了对比[22]，而其他的研究仅提示少量或没有持续的骨性治疗效果。Fränkel Ⅲ矫治器的治疗效果实际上是牙－牙槽骨的改变，使上切牙唇倾并内收下切牙（图 9.3）。随着纠正前牙反𬌗并去除其他的前牙功能性错位，下颌骨会发生后下方向的旋转[19, 23-24]。这一点体现在头影测量代表下颌骨类的数值减小，如 SNB 角。这些改变会被误认为一种由矫治器造成下颌骨的生长发育。然而同大多数功能性矫治器治疗与生长改型领域的研究一样，Fränkel Ⅲ矫治器的研究报道主要以回顾性研究为主，包括缺少匹配或真正同期对照的循证研究。因此，这项研究存在明显的混杂因素，

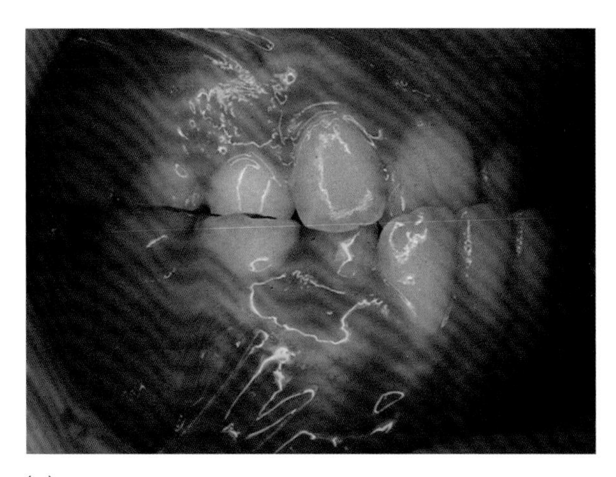

(a)

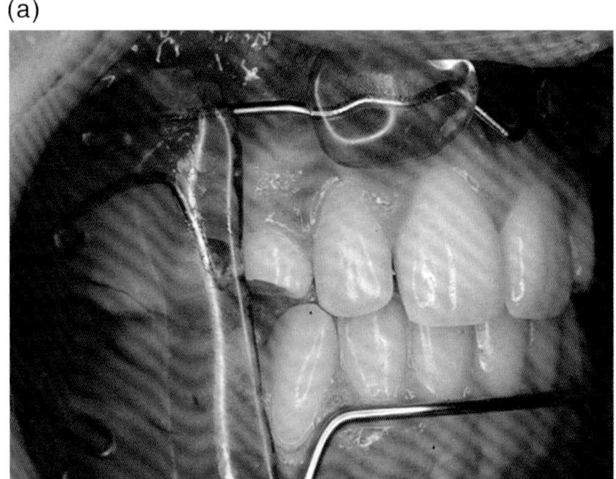

(b)

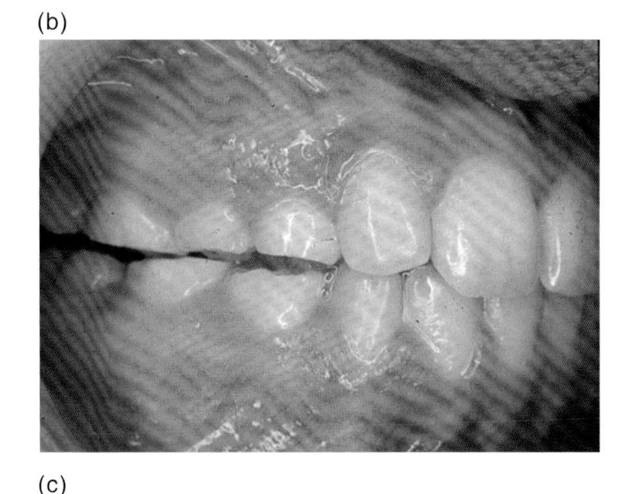

(c)

图 9.2　使用 Fränkel Ⅲ矫治器纠正Ⅲ类错𬌗

这些混杂因素与预期的生长发育、年龄、成熟程度以及垂直向关系等方面的差异有关，与治疗方案缺乏一致性也有关。

反式 Twin Block 矫治器

Twin Block 矫治器由 William Clark 发明提出广泛应用于Ⅱ类错𬌗，具备显著的Ⅱ类错𬌗矫治效果，并可以产生明显的牙－牙槽骨改

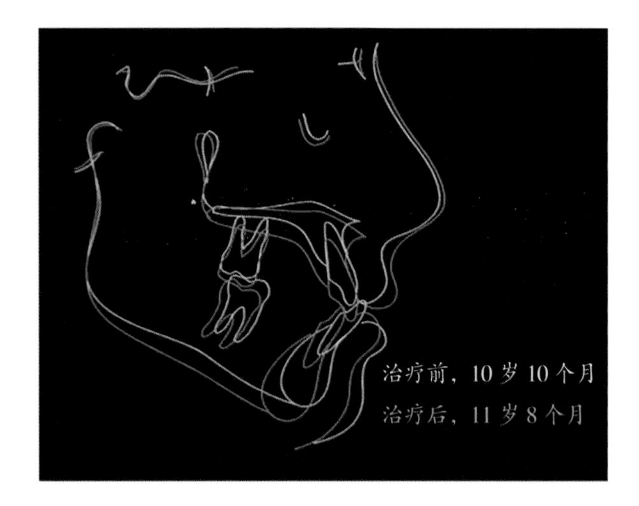

图 9.3 图 9.2 病例治疗前、后头影测量重叠图

变。因它设计和理念简单，结实易耐受，吃饭和说话时亦可以戴用发挥功能。Clark 也介绍Ⅲ类错𬌗矫治图 9.4 所示是 Clerk 描述的这种矫正Ⅲ类错𬌗的反式 Twin block 矫治器，通过把下颌𬌗托置于上颌𬌗托的远中来矫治Ⅲ类错𬌗[25-26]。

反式 Twin Block 矫治器的结构与管理

取藻酸盐印模并制作石膏工作模型，在下颌骨最大程度后退时咬关系，颊侧最少 5mm 间隙以便放置阻挡垫。箭头卡置于第一磨牙，而间隙卡经于第一、第二乳磨牙。当激活时有利于内收下切牙，上切牙舌侧可放置悬臂或舌簧推其唇展，但要注意勿过度激活以免造成上颌装置位移。中切牙后的导板可劈开，放置开大螺旋。必要时上颌装置可联合使用腭扩大，每周旋转 2 次以协调牙弓宽度，至少 5mm 并与𬌗平面成 70° 倾斜角。鼓励患者尽量将下颌阻挡垫咬在上颌阻挡垫的后面。

全天戴用矫治器直到覆𬌗覆盖正常之后患者可以仅夜间佩戴，以允许颊侧段侧位开𬌗逐步建立咬合（图 9.5）。

反式 Twin Block 矫治器的治疗效果

同其他的Ⅲ类错𬌗功能性矫治器一样，反式Twin Block矫治器的疗效主要在牙－牙槽骨，疗效的稳定性取决于获得良好的覆𬌗覆盖以及未来的生长发育。Kidner 等通过回顾性病例研究发现，全天佩戴反式 Twin Block 矫治器会使上切牙唇倾、下切牙内收，并且造成下颌骨的后下方向旋转[27]。这会使得下前面高增加，同时下颌骨突度的相对减小。以上变化在治疗 6 个月后全部体现，相较之前报道的 FR Ⅲ矫治器疗效更快。然而这些变化本质上与 FR Ⅲ矫治器所观察到的变化大致相同。

对反式 Twin Block 矫治器和前牵引头帽联合快速腭扩大（RME）相比较的另一项回顾性研究显示[28]，二者在Ⅲ类错𬌗矫治平均方面都有显著的疗效，但与前牵引头帽相比，反式Twin Block矫治器主要为牙－牙槽骨的改变，包括较大的上切牙唇倾及下切牙内收。在此项研究中，与未治疗的对照组相比，反式 Twin Block矫治器对上颌骨并未产生骨性治疗效果。

小　结

功能性矫治器纠正Ⅲ类错𬌗主要为牙－牙槽骨改变，对那些十分符合适应证的病例非常有效。但是对那些伴有显著的骨性因素的Ⅲ类错𬌗患者，应当避免使用功能性矫治器，尤其是下颌骨前突、高角生长型错𬌗的患者。同时，当已经存在明显的牙－牙槽骨代偿时，使用功能性矫治器会加重上切牙的唇倾及下切牙的舌

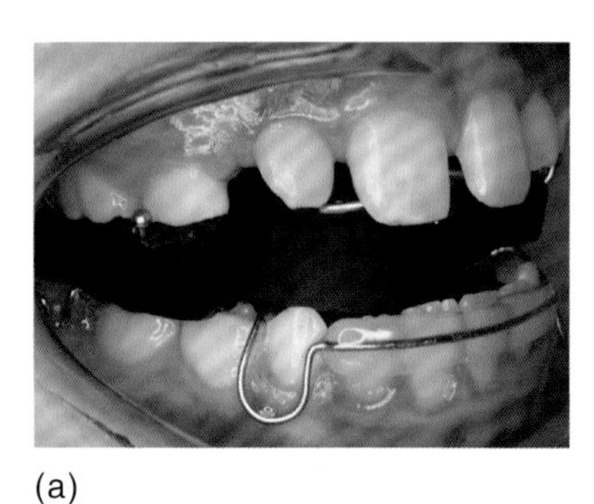
(a)

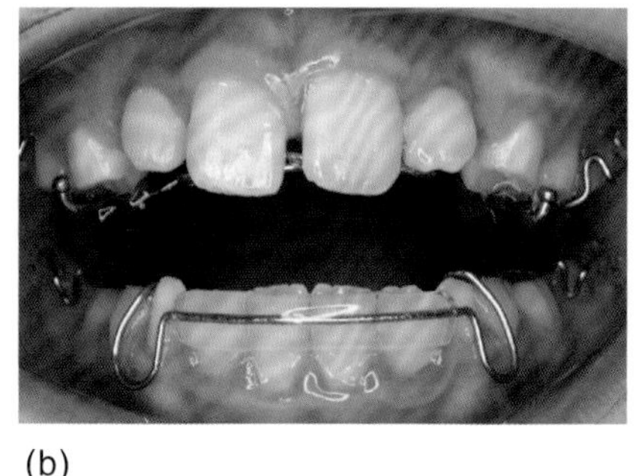
(b)

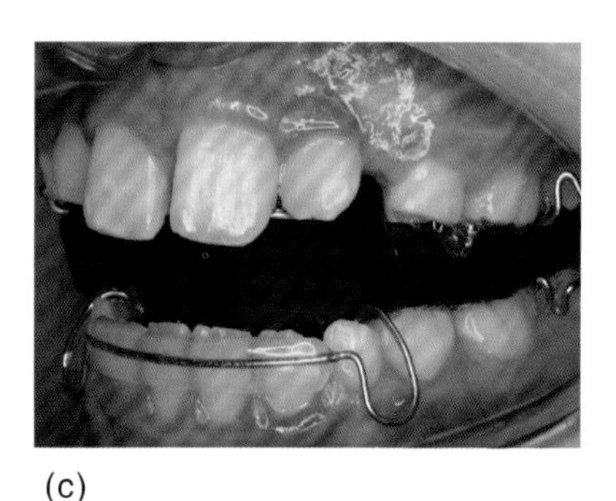
(c)

图 9.4 反式 Twin Block 矫治器，下颌𬌗托位于上颌𬌗托的远中。下颌唇弓有助于下颌位置的保持，上颌有弹簧置于上颌切牙的腭侧，唇倾上颌切牙

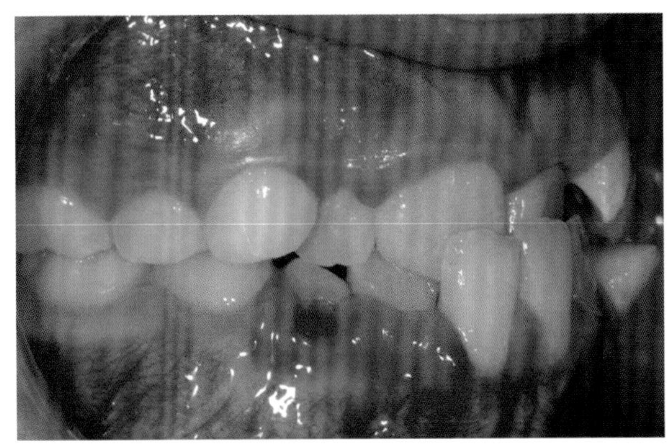
(a)

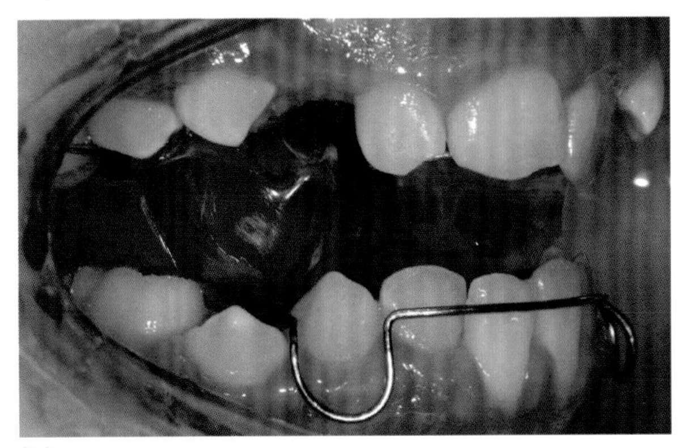
(b)

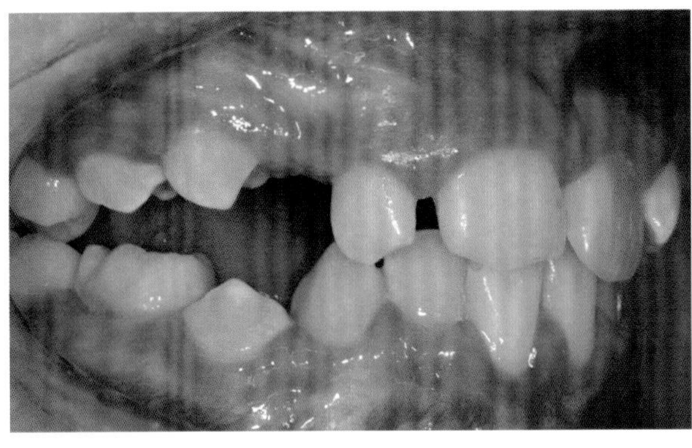
(c)

图 9.5 使用反式 Twin Block 矫治器矫治Ⅲ类错𬌗出现侧方开𬌗

倾。即使达到了正常的覆盖，过度唇倾上切牙会带来进一步的风险。未治牙齿上长轴的力加载将增加牙齿松动的风险。

如有疑问，应考虑使用能使患者骨改变的不同治疗方法，如前牵引头帽或 BAMP。或者可以将治疗时机推迟至青春期，此时更有利于确定颌骨的生长趋势。

参考文献

[1] Thilander B, Myrberg N. The prevalence of malocclusion in Swedish schoolchildren. Scand J Dental Res, 1973, 81: 12-21.

[2] Foster TD, Day AJ. A survey of malocclusion and the need for orthodontic treatment in a Shropshire school population. Br J Orthod, 1974, 1: 73-78.

[3] Tang EL. The prevalence of malocclusion amongst Hong Kong male dental students. Br J Orthod, 1994, 21: 57-63.

[4] McNamara JA Jr. Components of Class Ⅱ malocclusion in children 8-10 years of age. Angle Orthod, 1981, 51: 177-202.

[5] Guyer EC, Ellis EC, McNamara JA, et al. Components of a Class Ⅱ malocclusion in juveniles and adolescents. Angle Orthod, 1986, 56: 7-30.

[6] Björk A, Skieller V. Normal and abnormal growth of the mandible: A synthesis of longitudinal cephalometric implant studies over a period of 25 years. Eur J Orthod, 1983, 5: 1-46.

[7] Battagel JM. The aetiological factors in Class Ⅲ malocclusion. Eur J Orthod, 1993, 15: 347-370.

[8] Baccetti T, Reyes BC, McNamara JA Jr. Craniofacial changes in Class Ⅲ malocclusion as related to skeletal and dental maturation. Am J Orthod Dentofac Orthop, 2007, 132: 171.e1-e12.

[9] Wolfe SM, Araujo E, Behrents RG, et al. Craniofacial growth of Class Ⅲ subjects six to sixteen years of age. Angle Orthod, 2011, 81: 211-216.

[10] Reyes BC, Baccetti T, McNamara JA. An estimate of craniofacial growth in Class Ⅲ malocclusion. Angle Orthod, 2006, 76: 577-584.

[11] Wendell PD, Nanda R. The effects of chin cup therapy on the mandible: A longitudinal study. Am J Orthod Dentofac Orthop, 1985, 87: 265-74.

[12] Burns NR, Musich DR, Martin C, et al. Class Ⅲ camouflage: What are the limits? Am J Orthod Dentofacial Orthop, 2010, 137: 9.e1-e13.

[13] Schuster G, Lux CJ, Stellzig-Eisenhauer A. Children with Class Ⅲ malocclusion:

Development of multivariate statistical models to predict future needs for orthognathic surgery. Angle Orthod, 2003, 73: 135-145.

[14] Kerr WJ, Miller S, Dawber JE. Class Ⅲ malocclusion: Surgery or orthodontic? Br J Orthod, 1992, 19: 21-24.

[15] Zurfluh MA, Kloukos D, Patcas R, et al. Effect of chin-cup treatment on the temporomandibular joint: A systematic review. Eur J Orthod, 2015, 37: 314-324.

[16] Mandall N, DiBiase A, Littlewood S, et al. Is early Class Ⅲ protraction facemask treatment effective? A multicentre, randomized, controlled trial: 15-month follow-up. J Orthod, 2010, 37: 149-161.

[17] Mandall N, Cousley R, Dyer F, et al. Is early Class Ⅲ protraction facemesk treatment effective? A multicentre, randomized, controlled trial: 3-year follow-up. J Orthod, 2012, 39: 176-185.

[18] De Clerck H, Cevidanes L, Baccetti T. Dentofacial effects of boneanchored maxillary protraction: A controlled study of consecutively treated Class Ⅲ patients. Am J Orthod Dentofacial Orthop, 2010, 138: 577-581.

[19] Yang X, Li C, Bai D, et al. Treatment effectiveness of Fränkel function regulator on Class III malocclusion: A systematic review and meta-analysis. Am J Orthod Dentofacial Orthop, 2014, 146: 143-154.

[20] Nguyen T, Cevidanes L, Cornelis MA, et al. Three-dimensional assessment of maxillary changes associated with bone anchored maxillary protraction. Am J Orthod Dentofacial Orthop, 2011, 140: 790-798.

[21] Fränkel R. Maxillary retrusion in Class Ⅲ and treatment with function corrector Ⅲ. Trans Eur Orthod Soc, 1970, 46: 249-259.

[22] Levin AS, McNamara JA, Franchi L, et al. Short-term and long-term treatment outcomes with the FR-3 appliance of Fränkel. Am J Orthod Dentofacial Orthop, 2008, 134: 513-524.

[23] Loh MK, Kerr WJS. The function regulator Ⅲ: Effects and indications for use. Br J Orthod, 1985, 12: 153-157.

[24] Ülgen M, Firatli S. The effects of Fränkel's function regulator on the Class Ⅲ malocclusion. Am J Orthod Dentofac Orthop, 1994, 105: 561-567.

[25] Clark WJ. Treatment of Class Ⅲ Malocclusion: Twin Block Functional Therapy Application in Dentofacial Orthopaedics, 2nd ed. London: Mosby, 2002: 217-230.

[26] Seehra J, Fleming PS, DiBiase AT. Reverse Twin Block appliance for early dental Class Ⅲ correction. J Clin Orthod, 2010, 44; 44: 602-610.

[27] Kidner G, DiBiase AT, DiBiase DD. Class Ⅲ Twin Blocks: A case series. J Orthod, 2003, 30: 197-201.

[28] Seehra J, Fleming PS, Mandall N, et al. A comparison of two different techniques for early correction of Class III malocclusion. Angle Orthod, 2012, 82: 96-101.

第十章

功能性矫治器：临床依据的集中回顾

只有建立在好的临床依据之上的正畸操作才能给患者提供安全、高效的现代化治疗，这一点已经达成共识。循证医学的方法越来越被人接受，然而有限的依据来源，包括医学资料库，和现有的门户网站的低利用率都限制了这些方法的发展[1]。功能性矫治器的应用是在正畸医生的不断实践中发展起来的[2]。正如牙科学和正畸学中一些研究领域一样，临床治疗的过程和矫治器的设计与改进已经超出了基本的研究基础，这就引起了一系列相关领域的争论，包括治疗的有效性和时机、各种矫治器具有的相对优点等。

循证医学在医学和牙科学中已经根深蒂固；科研结果已经是临床决策制定的基石。临床研究可以被归为随机或非随机研究。非随机研究包括观察性研究，如临床对照研究、队列研究和病例对照研究、病例系列研究和病例报告、横断面研究和生态学研究（表 10.1）[3]。这些研究设计的主要不同点在于如何分配随机对照试验中因调查者而产生的随机的、不可预测的干扰。两种方法的相对优点已经很明确；但是，随机对照研究已被作为评估临床干预的安全性和有效性方面最佳的选择。随机化可以进行“公平的”比较。较非随机的研究设计来说，可以产生更多准确的推论。例如，一个比较不同的功能性矫治器有效性和安全性的随机研究，可以降低选择性偏倚。否则在非随机研究中，那些有着合适骨骼类型的依从性好的患者可能就会使用医生偏爱的矫治器。然而，有许多关于随机对照研究的争论，怀疑它们是否能产生持久的骨骼变化。解释这个疑问需要长时间的随访，并且可能丧失一部分有潜在干预价值的患者。最初，这些问题的有说服力的证据是来之不易的。然而，在近 20 多年间，许多关于功能性矫治器有效性的证据开始出现。

在过去的 100 年间，功能性矫治器的流行趋势时涨时落。确切来说，最初它在欧洲较受欢迎，而在美国用的很少。近 20 年功能性矫治器在美国才获得了更多发展。尽管有证据显示早期治疗会限制生长发育的改变，但并没有影响功能性矫治器的流行。在美国固定功能性矫治器的使用数量远远多于英国[4]，很难用已知的证据去解释，尽管早期头影测量研究确切表明了固定功能性矫治器在Ⅱ类错㕮中对生长发育的重塑作用很有限[5]。

在本章内将用循证医学的方法来分析这些问题，并重点阐述高水平的研究，包括系统性回顾、随机对照研究和建立在一个电子数据库上的前瞻性研究（见附录）。

证据的分级和循证牙科学

循证牙科学（EBD）被描述为一种“无偏差的口腔护理方法，是一个本着用最小的信息误差以获得有用的决策为目的，系统性收集和分析科学证据的过程”[6]。目前循证实践的原则包括对潜在情况快速而正确的判断；对已知证据合理的运用；考虑患者的选择和偏好。高质量的证据需要高质量的 Meta 分析和系统回顾（SRs），或者偏差危险度很小的随机对照研究。相反地，当专家意见在临床实践中有重要地位时，提供的证据的重要性就降低。已经发表了许多关于功能性矫治器对于改建下颌骨生长的潜力的系统回顾。在许多研究表明它们仍有方法论上的局限之处。

尽管如此，不断有信息表明这些矫治器对于下颌骨的短期伸长和部分地限制上颌骨生长有一定作用[7]。

尽管低质量证据的结果也常常能引出重要发现，甚至推动领域发展，但是高质量的研究

表 10.1 病例对照研究与群组研究的利与弊

特点	队列研究研究	病例对照研究
结果	普遍的结果 一种情况可能有多个结果	结果很少具有长期潜伏期
暴露	对暴露条件敏感 暴露事件良好	对暴露条件不敏感，多种暴露条件可能只产生一种结果
偏倚	受偏倚影响较小 选择和信息偏倚*	受偏倚影响较大 选择和信息偏倚
偏倚类型	中途退出偏倚 混淆变量 容易建立因果序列事件（例如：结果产生了新的暴露）	无中途退出偏倚 混淆变量 难建立序列事件 难建立因果序列事件（例如：结果产生了新的暴露）
研究时间	长	相对短
研究花费	高	低

*信息偏倚指的是关于暴露条件和（或）结果的信息以及发现及回忆偏倚等

还是在决策制定中有着更重的分量，因为它们的相关风险要小得多[8]。系统回顾旨在将可用的证据同化为一种系统的、易懂的和无偏差的形式，在适当的情况下，从个人研究中获得结果。高质量的随机对照研究应该为治疗干预措施的系统回顾奠定基础。

基础研究设计（随机和非随机研究）

随机对照研究包括一个对照组和对受试者采取治疗的研究组，并努力设计除了干扰因素以外的各个方面相似的治疗小组（已知和未知的因素）。对照组的加入确保了治疗结果和自然发展无关，参与者应该做好患者的选择（控制选择性偏倚）或随访偏倚（实施移）和结果记录（表 10.2）。

虽然随机对照研究在评估随机性时使用最高级的依据，但进行此种研究并不总是符合可行性和伦理性的。例如，如果想比较青少年中相应年龄组和性别组中，应用功能性矫治器与无治疗措施结果的区别，随机对照研究就会显得不符合伦理性原则，因为这存在着剥夺患者治疗的可能。替代方法，如设置回顾性对比组或让患者接受别的积极治疗方法的现实对比组，都可以考虑。非随机研究在自然情况下往往常见。观察性研究可分为三种主要的类型：横断面研究、病例对照研究和队列研究。一般来说，观察性研究比随机对照研究更容易发生偏倚，因为随机因素较后者更难控制。观察性研究在描述疾病和暴露因素在人群中的分布，形成假设方面应用广泛。如果可能，假设还可以用随机对照研究进行更进一步的评估。相反地，尽管随机对照研究需要高度控制且因高度选择的条件而降低偏倚，其产生的有实际意义结果也会更低，也就是对其他人群和环境的有效性（普遍性）会更低。队列研究一般包括一个更广泛、组成更复杂的人群，更能代表实际生活的情况。然而，大型临床研究可以提供一个高质量的数据源，这可能与应用于研究中特殊人群预后模型相关。在功能性矫治器疗法的内容里，早期观察性研究可能夸大评估了矫治器导致骨骼变化的能力[9]。

研究有关功能性矫治器疗法的效果受到以下几方面因素的影响：

• 伦理要求：功能性矫治器疗法的相关价值也许很难与替代方法相比较。随机分配受试者使用或不使用功能性矫治器也许会导致一部分受试者丧失用非手术纠正骨性错𬌗畸形的机会。结果，对非随机研究中未使用功能性矫治器的青春生长发育前期的患者来说，这样也许不符合伦理原则。可以变通的是，只要对比组在被剥夺最初治疗后仍能保证其余的生长发育前期的后续治疗，Ⅱ类错𬌗的早期阻断性纠正的效果评估就可以实施。

表 10.2　在随机对照试验中的偏倚类型

偏倚类型	偏倚说明	偏倚减小方法
选择型偏倚	依据预期结果选择病例	保证随机性
执行偏倚	调查者依据喜好密切关注实验组病例	标准化过程的实施 人员训练 尽可能地盲法
发现偏倚	对结果的一致性认知不够	标准化过程的实施 人员训练 尽可能地盲法
中途退出偏倚	大量的失访或与干预组相关的不相等的失访	计算尽量减少误差 尽可能地盲法 做 ITT 分析
发表偏倚	对于统计上显著的结果或“感兴趣的”结果选择性报告	试验前要先注册 对实验设计要报告 实验结果报告要和之前实验设计一致
其他偏倚	与设计误差有关，如群随机和交叉实验（或左右对比实验）	避免和群组成员接触 避免产生转移效应

• 需要长期随访：评估功能性矫治器对骨改建的长期性效果需要长期的随访。结果是随机对照研究可能工程浩大，需要大量时间并且成本高昂的工作。而且，参与者的付出也较大，研究需要大量的样本量和严格的方法来减少导致减员偏倚的失访问题。因此，功能性矫治器研究应该包括样本量的估算来弥补人员失访和有关治疗意愿偏倚导致人员失访偏倚的分析。对那些不再进行治疗的患者应用拍摄 X 光片的手段评估属于伦理层面的问题，这是骨改建评估引发的更深层次的问题。因此，用非侵入检测手段研究软组织的改变无疑是最佳的选择。

• 评估可摘功能性矫治器疗法：可摘功能性矫治器治疗成功与否极大地取决于患者的依从性是否良好。因此，评估患者依从性的客观标准显得尤为重要。但是这类评估要想得到可靠结果往往费时费力、花销不菲。矫治器设计的不同、治疗效果的进展有限、治疗的副作用或过大的负担都会导致不同程度的失访。根据数据缺失的不同原因，为了减少因为参与者退出而引起的相关偏倚，可取的做法是开展以治疗结果为目的的评估。这一方法将先向参与者告知矫治器治疗的可能后果和治疗失败的可能性。

功能性矫治器有哪些对于骨型的短期影响？

头影测量分析的出现使得先前关于口腔正畸可以显著改变骨型的观点的可信度有所下降。根据 Broadbent[5] 和 Brodie[10] 等的研究，骨型是不能改变的[11]。关于功能性矫治器能否改变骨型的争论还在继续，前瞻性研究却不断显示短期骨骼发生了显著性改变。Johnston[12] 推测功能性矫治器治疗可以引起暂时的下颌骨生长加速，并指出可能是由于髁突在关节窝中的位置人工前移而导致的。这一趋势逐渐减弱，意味着预先已确定的下颌骨的生长潜力并没有增加。总的来说，固定或可摘功能性矫治器的短期都是影响牙－牙槽骨及颌骨的，在有深覆盖的案例中牙槽骨变化要比磨牙关系正常的案例更明显。一般来讲，这种改变可以被归为骨性的，包括上颌骨限制、下颌骨生长加速以及面下部和牙槽骨的高度不断增加。

Neson 和 Harkness[13] 在研究中对比 Harvold 式矫治器组和 FR Ⅱ组、对照组，并观察到在治疗组中下颌骨的长度和下颌角均有生长。两种矫治器组均观察到面下高度显著增加，且伴有磨牙垂直方向的生长。但作者不能证明下颌骨大小的增加与治疗有任何关联。虽然仅依据闭口时的侧位 X 线头颅定位片，他们仍推测治疗可以使髁突的位置发生改变，但他们并没有进行颞下颌关节的详细影像学检查，也没有找到有关任何矫治器可以改变下颌骨大小的证据。要进行精确评估需要采用闭口位时进行影像学检查。

O'Brien[14]等发现限制上颌骨的位置仅仅能使深覆盖减少13%～18%（0.88mm）。而且，上颌骨位置的评估是很复杂的，并且很依赖于A点的位置。而A点位置对于牙槽骨的变化是很敏感的。因此，尽管限制上颌骨位置的作用有限，也很难准确的评估其在纠正Ⅱ类错𬌗中所做的贡献。尽管口外支抗在垂直方向和矢状方向上对改变骨性Ⅱ类错𬌗均做出了贡献[15]，但没有充足的证据显示其产生了显著的额外治疗效果。

早期的回顾性研究似乎都夸大了功能性矫治器疗法对下颌骨增长的额外促进作用。例如，Mills和McCulloch[9]报道了14个月的治疗周期后，下颌骨生长了4.2mm。在这项研究中，治疗组选取了来自Burlington生长研究中年龄性别匹配的对照组作为对比。长达3年的随访显示大多数的额外生长都出现在治疗组中。尽管变化有限，但功能性矫治器治疗产生的额外生长对颌骨的变化确实发挥了作用[14, 16-17]。

已知功能性矫治器的使用会增加前下面高，在青少年治疗组中面高比对照组增加了2~4mm，这一增加源于𬌗平面的向前、向下旋转。因此，下牙弓前后向的伸长导致了下颌位置的变化和髁突的生长，下面高增加。

基于文献检索，发现3项研究显示使用头帽或面弓的生长改型的短期效果有所不同[14, 16, 18]。Meta分析显示使用功能性矫治器与对照组相比ANB角平均减少了1.4°（图10.1）。这一结果比Tulloch等[16]的研究结果要大（82.2%），且两研究的差异性较大（I^2=84%）。因此，Meta分析应当被解读的更加仔细。可以确定的是功能性矫治其可以短期改善骨型。在相似的年龄段（11岁左右）功能性矫治与头帽干预组相比，SNA的角度减少了1.33°[WMD：-1.33；95%可信区间（95% CI）：-1.68，-0.97]，同时，ANB都减小了，数据具有统计学意义（WMD：-1.08；95% CI：-1.65，-0.52；图10.2）；在小样本量及有限的研究中这些数据有显著的差异性（I^2=88%）。

功能性矫治器对于牙列的短期疗效是什么？

功能性矫治器已被证明可引起咬合的变化，主要是因为引起了牙－牙槽骨的改变。特别的是，位置改变的结果可以引起牙列的Ⅱ类关系，导致上切牙的内收和上后牙的远中倾斜。在下牙弓中则是相反的，下颌切牙唇倾及下颌牙列近中倾斜。然而因为研究技术的限制，包括X线片的测量技术，在颊侧段牙－牙槽骨的改变量大小难以量化，而对切牙的效果是已知的。O'Brien等[14]研究发现上颌切牙内收引起覆盖减少了44%（3.03mm），下切牙唇倾同样使覆盖产生2.03mm（29%）的变化。各种改良的矫治器（包括转矩调整[19]和唇弓[20-21]）被认为在调整牙－牙槽骨对骨性改变的相对比例中发挥了作用。但是上切牙内收5°~11°可能是一个特例（表10.3）。对于下颌切牙的唇倾，被认为可以限制切牙的伸长，但唇倾被认为是不稳定的。另外，如果戴矫治器的时间对覆盖改善没有帮助并且引起明显的唇倾，牙列的变化可能会抵消颌骨改变的结果。

结合文献研究中初始研究的结果，可以发现矫治器治疗组的覆盖有明显的减少（WMD：-5.80,95% CI：-6.36，-5.24）。这些结果证实了功能性矫治器对生长发育中的患者的覆盖减少有显著疗效。这些使用功能性矫治器使牙－牙槽骨发生变化的病例与早期使用头帽使牙列发生改变的病例相比，功能性矫治器更加有效。根据Mantysaari等[18]的研究，对使用头帽的患者进行2年的随访，并没有发现有明显的覆盖的减小。类似的，Tulloch等[16]发现与未治疗的对照组相比，头帽对于覆盖的改变非常有限，总的来说，早期使用头帽对于覆盖的减小只有0.48mm（95%CI:-1.07，-0.12）。因此，功能性矫治器在生长发育期患者中短期内对覆盖的减小是非常有效的。

功能性矫治器对于软组织的效果如何？

软组织的变化反映了功能性矫治器对于骨和牙－牙槽骨的改变。特别是覆盖的减少可能会增加唇的功能，然而，下前面高的增加导致

研究者	早期功能矫治组 Mean	SD	Total	对照组 Mean	SD	Total	Weight	均差 IV，fixed 95% CI
O'Brien et al[14]	3.85	1.8	87	7.35	7.8	74	17.8%	-3.50 [-5.32，-1.68]
Tulloch et al[16]	4.82	2.08	41	5.77	2.08	54	82.2%	-0.95 [-1.79，-0.11]
总值（95% CI）			128			128	100%	-1.40 [-2.17，-0.64]
方差齐性检验：	84%							
Z 检验：	Z=3.59(P=0.0003)							

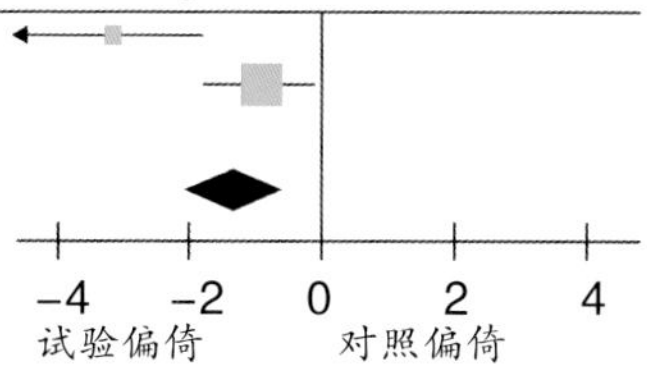

均差 IV，fixed 95% CI：-4　-2　0　2　4　试验偏倚　对照偏倚

图 10.1　早期使用功能性矫治器治疗组与未治疗组 ANB 角变化对比（Mean：均值；SD：标准差；Total：总值；Weight：权重；IV：独立变量；fixed 95% CI：固定 95% 可信区间）

研究者	早期功能矫治组 Mean	SD	Total	对照组 Mean	SD	Total	Weight	均差 IV，fixed 95% CI
Mäntysaari et al[18]	2.6	1.53	25	4.2	2.34	29	29.4%	-1.60 [-2.64，-0.56]
Tulloch et al[16]	4.83	1.5	52	5.7	2	54	70.6%	-0.87 [-1.54，-0.20]
总值（95% CI）			77			83	100%	-1.08 [-1.65，-0.52]
方差齐性检验：	25%							
Z 检验：	Z=3.77(P=0.0002)							

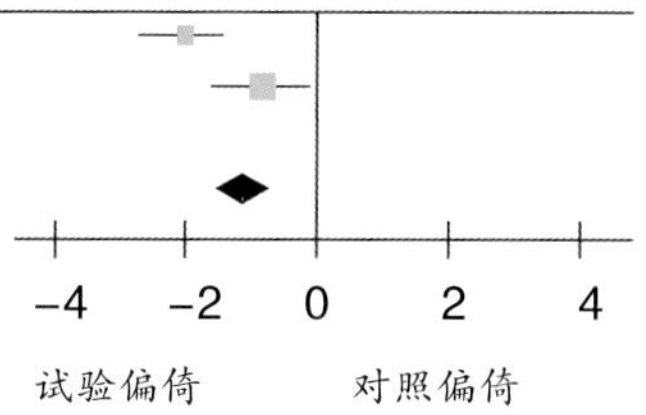

均差 IV，fixed 95% CI：-4　-2　0　2　4　试验偏倚　对照偏倚

图 10.2　早期使用头帽矫治器治疗组与未治疗组 ANB 角变化对比（Mean：均值；SD：标准差；Total：总值；Weight：权重；IV：独立变量；fixed 95% CI：固定 95% 可信区间）

了下唇的外翻，减少了唇部到颏部之间的距离[25]。在横向改变方面，下面部的增宽通常是与功能性矫治器的治疗相关的。在唇前后向位置方面，尽管一些研究提到随着覆盖减小，上颌受到 Herbst 矫治的抑制作用，上唇有小角度的内收[26-27]。虽然其他的研究并没有突出下唇的变化[22]，但也证实会对下唇产生有限的提升[26-27]。

一项临床研究中对其中一部分参与者的分析，O'Brien 等[28]证明在Ⅱ类错𬌗矫治的初级阶段就会有侧貌的改善。这一研究对侧貌评估时排除唇的干扰，覆盖减小与侧貌的改善有关，证实了功能性矫治器对牙性和有限的骨性改变可能会改善大多数患者的面型。这些结果与另一个相似的研究不同，该研究是比较在使用 Harvold activators 或功能调节器后的面型吸引力[29]，尽管这个最新的研究是个小样本的研究。但通过研究发现在对照组（未治疗组）18 个月中，2/3 患者的容貌吸引力也发生了提高，作者将其中的原因归因于生长的变化。

表 10.3　使用活动矫治器后上颌切牙的内收研究

作者	切牙改变	切牙内收
Illing et al.[22]	无	5.7°
Mills and McCulloch[15]	无	5.6°
Lund and Sandler[20]	唇弓	10.8°
Trenouth[23]	唇弓	7.2°
Harradine and Gale[19]	唇弓	8.4°
Gill et al[24]	无	8°

功能性矫治器对牙列、支持组织、软组织的长期影响是什么？

对功能性矫治器能否产生持续的骨性改变的问题长期饱受争议，这一争议引发了前瞻性研究的需要，根据长期的随访来观察矫治器治疗的长期效果。结果表明在前后向增加骨长度的效果是很小的，而且目前认为下颌骨的长度是先天注定的，想要改变它几乎不可能。

在一项美国[30-31]和英国[28]对未治疗的对照组进行 10 年的随访研究中，由于伦理的原因，“对照组”在后期接受了治疗。这两组生长改良的长期的效果都是减少全面部的突度，然而，数据显示一些青少年骨Ⅱ类的侧貌矫治程度是与预期相符的[32]。基于二维测量证实治疗组比对照组下颌骨长度的增加量小于2mm。当然这些研究中存在一些不足，例如头影测量缺乏髁突的变化以及关节窝的改建。另外，头影测量会被非中线结构的投射错误所干扰，也会被基于中线和非中线结构的二维下颌骨长度的测量所干扰[33]。

功能性矫治器的最佳治疗时机是什么？

对于这一问题，几乎没有确切的证据，绝大多数的功能性矫治器的治疗是选择在生长高峰前期或在这之前进行。然而，就像之前所提到的，伦理原因并不允许对这一时期的孩子进行治疗和非治疗的直接对比，因为这一设计会剥夺患者获得的治疗。但在一项非随机研究中，Baccetti 等[34]证实了处于生长高峰期或在这时期以后的个体（12 岁 11 个月 ±14 个月）对治疗有更好的反应。作者的结论是晚期使用 Twin Block 会引起更好的骨性改变，有利于磨牙关系的纠正以及双侧下颌骨长度和升支长度的增加。一些基于年轻个体的随机研究证实了这些发现，虽然这些研究中下颌骨长度的增加都小于 2mm[14]。

固定或可摘的功能性矫治器哪个更有效？

在一项在平均年龄 12.5 岁使用 Twin Block 或 Herbst 矫治器的随机研究中，发现这两者的骨型和牙型没有区别[35]。然而，Twin Block 治疗的失败率是 Herbst 的 2.4 倍。但由于矫治器的包裹，Herbst 矫治器的语音比较受影响，而使用 Twin Block 矫治器的患者睡眠会更差。尽管使用 Herbst 功能性矫治器治疗的第一阶段较短（1.5~2.2 个月），但总体的治疗时间两者并无明显差异，因为使用 Herbst 矫治器的第二阶段治疗时间会比较长。且 Herbst 矫治器费用更高，在本研究中大约是 Twin Block 矫治器的 4.4 倍。Herbst 矫治器设计的主要缺点是 Herbst 的损坏率较高，与之并行的是会增加修复矫治器的时间以及因为此而来急诊的时间。值得考虑到的是，无论是医生还是技师都对 Twin Block 矫治器的使用更有经验。简单的设计，例如在下颌前磨牙上做冠或者在下颌磨牙处制作固位卡环都会减少矫治器的损坏率或减少其脱落率。尽管这并没有通过随机研究来验证。

有研究来比较 Herbst 矫治器和 Twin Block 矫治器对于头影测量值的改变，Twin Block 矫治器对下颌骨的改变更有效，而 Herbst 矫治器对上颌牙列的远中移动更有效。总的来说，骨性改变对切牙调整的比例在 Twin Block 中达到 70%，而在 Herbst 中仅有 30%，这一差异与类似的一些主要研究并不一致，这提示 TwinBlock 通过骨型改变使覆盖减少的作用是被低估的[36]。

背景研究

这一总结是基于前瞻性研究，属于最典型的随机性研究。然而这些评估生长改型研究的评论者提出了这些研究的一些局限性[10, 37]。这一部分将会讨论这些局限性。

头影测量的局限性

使用二维的头影测量来评估下颌骨的生长是有问题的，因为下颌骨并不是一个笔直的骨头，而临床上却普遍使用的线型（例如 Go-Me，Ar-Gn，Go-Gn 或 Co-Pog）的测量方法。另外，髁突的生长在矢状向和垂直向均有发生[38]。笔者估计使用线型的测量方法对髁突的生长进行评估，要比其真实值小 3.9mm[39]。尽管这样，很多研究将临床相关的一些头影测量参数聚焦于颏点的位置，在矢状向投影几乎没有显露任何差异，未考虑矫治的类型。另一个问题是头影测量很难准确定位一些相关标记点和非标记点。初步的回顾性研究结合三维图像和 CBCT 显示髁突的增长会发生在 Twin Block 的使用后。另外，髁突间的距离变得很大是由于后上方的生长与横向增长[40]。但是这些问题并没有采取长时间和真正的三维分析。

依从性

根据 O'Brien 等[14]的研究，不同功能性矫治器的依从性有较大差异，例如，发现 Twin Block 矫治的放弃率是 33%，而 Herbst 矫治器的矫治放弃率是 13%。基于数据丢失的原因，在RCT初始结果的分析中，治疗意向分析（ITT）被认为是最适合的。在ITT中，所有研究的参与者都依据他们所分配的不同干预措施来分析，而不考虑他们是否接受这些干预措施。从研究设计的角度，ITT保留了随机化的目标，减少了选择偏倚和混淆。它同样也适用于评估效率，在Ⅱ类矫治的过程中反映一个“真实的情况”包括：患者的不依从以及治疗的变化。

然而，ITT也有局限性，它专注于测量功能性矫治器的潜力，通常关注于这一技术的功效（理想条件下的绩效）。适当地进行ITT分析也是比较困难的，因为这一方法要求所有被分析的随机参与者不考虑他们是否接受规定的干预或完成这一研究。因此，这一特殊的分析方法可能实际上偏离于已报道的ITT方法。例如，在一项ITT分析中，一些研究错误地处理丢失的数据，将随机样本中丢失的参与者的结果不录入。这样的话会低估或夸大干预的影响，因为它代表了一个很大程度的病例选择性偏倚。例如所有丢失的样本都全部成功或全部失败。然而对治疗反应好的病例才会取得成功。因此，在不考虑矫治器治疗的情况下，对治疗反应好的病例本身就可能有较好生长面型，治疗也更容易获得成功。

个体内的生长变异

在儿童到青少年的过程中面部凸度普遍是减少的，有充分证据通过头影测量证实了这一点[32]。然而，在个体中也被证实生长模式有显著的差异[10]，这一模式已被Darendeliler[37]进一步强调，他强调了在RCT中平均值分析存在风险，因为这一方式倾向于掩饰这些表现的优良结果。另外，他也关注于Ⅱ类错𬌗表现出的变异。关于功能性矫治器研究中的选择标准，通常包含多项内容，包括骨错𬌗的不同程度是由上颌或下颌的不同位置所引起的，覆盖的范围，以及一系列垂直向的差异。这些变异通常是有必要的，可以获得更大的样本量，提供足够的数据来提升研究发现的可信度，以及当阳性结果存在时，提高阳性结果的检出率。Darendeliler[37]建议，例如，在UNC研究中，最佳受试者占25%，他们的ANB角平均减少了4.48°；而相对应的最差的受试者的ANB角仅减少了0.97°。他认为这一差异是因为独特的生长模式，并强调功能性矫治器治疗可能是在少数个体中利用了这一潜能，即使在研究中报道的平均值的变化是有限的。

小　结

功能性矫治器的治疗已经十分流行，并且近些年更加普遍，虽然当代的证据指出其对骨性改变的程度是有限的，尤其是长期的骨改变。人们越来越多的认为骨性比例以及形态主要是由基因决定的，正畸医生并不能使其发生的改变。虽然如此，但也有大量的证据表明功能性矫治器擅长于Ⅱ类错𬌗的矫治，在生长发育期的患者中提供了全方面和有效的治疗。关于矫治器的设计和时机要尊重患者的意愿来进行临床决策。

附　录*

Ovid MEDLINE(1946-10.2014) 收录和其他非MEDLINE收录的引用文献的搜索策略。

1. RANDOMIZED CONTROLLED TRIAL.pt.
2. CONTROLLED CLINICAL TRIAL.pt.
3. RANDOMIZED CONTROLLED TRIALS.sh.
4. RANDOM ALLOCATION.sh.
5. DOUBLE BLIND METHOD.sh.
6. SINGLE BLIND METHOD.sh.
7. or/1-6
8. （ANIMALS not HUMANS）.sh.
9. CLINICAL TRIAL.pt.
10. exp Clinical Trial/
11. （clin$ adj25 trial$）.ti,ab.
12. （singl$ or doubl$ or trebl$ or tripl$） adj25 （blind$ or mask$）.ti,ab.
13. PLACEBOS.sh.
14. placebo$.ti,ab.
15. random$.ti,ab.
16. RESEARCH DESIGN.sh.

* 译者注：为便于读者查阅文献，附录中提及的关键词未做翻译

17. or/10–16
18. 17 not 8
19. 18 not 9
20. 9 or 19
21. exp ORTHODONTICS/
22. orthod$.mp.
23. 21 or 22
24. （functional app$）.mp.
25. （Class II or Herbst or Twin Block or Forsus or Jasper Jumper or Bionator or Fräenkel）.mp.
26. 23 and 24 and 25
27. 26 and 20

参考文献

[1] Madhavji A, Araujo EA, Kim KB, et al. Attitudes, awareness, and barriers toward evidence-based practice in orthodontics. Am J Orthod Dentofacial Orthop, 2011, 140: 309-316.

[2] Keim RG, Gottlieb EL, Vogels DS Ⅲ, et al. 2014 JCO study of orthodontic diagnosis and treatment procedures, Part 1: Results and trends. J Clin Orthod, 2014, 48: 607-630.

[3] Pandis N, Tu YK, Fleming PS, Polychronopoulou A. Randomized and nonrandomized studies: Complementary or competing? Am J Orthod Dentofacial Orthop, 2014, 146: 633-640

[4] Banks P, Elton V, Jones Y, et al. The use of fixed appliances in the UK: A survey of specialist orthodontists. J Orthod, 2010, 37: 43-55.

[5] Broadbent BH. The face of the normal child. Angle Orthod, 1937, 7: 183-208.

[6] Ismail AI, Bader JD. Practical science: Evidence-based dentistry in clinical practice. J Amer Dent Assoc, 2004, 135: 78-83.

[7] D'Anto V, Bucci R, Franchi L, et al. Class Ⅱ functional orthopaedic treatment: A systematic review of systematic reviews. J Oral Rehabil, 2015, 42: 624-642.

[8] Straus S, Haynes R, Glasziou P, et al. Misunderstandings, misperceptions and mistakes. ACP JC, 2007, 146: A8.

[9] Mills CM, McCulloch KJ. Treatment effects of the Twin Block appliance: A cephalometric study. Am J Orthod Dentofacial Orthop, 1998, 114: 15-24.

[10] Brodie AG, Downs WB, Goldstein A, et al. Cephalometric appraisal of orthodontic results: A preliminary report. Angle Orthod, 1938, 8: 261-265.

[11] Meikle MC. Guest editorial: What do prospective randomized clinical trials tell us about the treatment of class Ⅱ malocclusions? A personal viewpoint. Eur J Orthod, 2005, 27: 105-114.

[12] Johnston LE Jr. A comparative analysis of Class Ⅱ treatments: Science and clinical judgment in orthodontics//Vig PS, Ribbens KA. Science and clinical judgement in orthodontics. Craniofacial Growth Series. Ann Arbor, MI: Center for Human Growth and Development, University of Michigan, 1986(19): 103-148.

[13] Nelson CN, Harkness M. Mandibular changes during functional appliance treatment. Am J Orthod Dentofacial Orthop, 1993, 104: 153-161.

[14] O'Brien K, Wright J, Conboy F, et al. Effectiveness of early orthodontic treatment with the Twin-block appliance: A multicenter, randomized, controlled trial. Part 1: Dental and skeletal effects. Am J Orthod Dentofacial Orthop, 2003, 124: 234-243.

[15] Bass NM. The Dynamax system: A new orthopaedic appliance and case report. J Orthod, 2006, 33: 78-89.

[16] Tulloch JF, Phillips C, Koch G, et al. The effect of early intervention on skeletal pattern in Class Ⅱ malocclusion: A randomized clinical trial. Am J Orthod Dentofacial Orthop, 1997, 111: 391-400.

[17] Keeling SD, Wheeler TT, King GJ, et al. Anteroposterior skeletal and dental changes after early Class II treatment with bionators and headgear. Am J Orthod Dentofacial Orthop, 1998, 113: 40-50.

[18] Mäntysaari R, Kantomaa T, Pirttiniemi P, et al. The effects of early headgear treatment on dental arches and craniofacial morphology: A report of a 2 year randomized study. Eur J Orthod, 2004, 26: 59-64.

[19] Harradine NWT, Gale D. The effects of torque control spurs in twinblock appliances. Clin

Orthod Res, 1998, 3: 202-209.
[20] Lund DI, Sandler PJ. The effects of Twin Blocks: A prospective con-trolled study. Am J Orthod Dentofacial Orthop, 1998, 113: 104-110.
[21] Yaqoob O, DiBiase AT, Fleming PS, et al. Use of the Clark Twin Block functional appliance with and without an upper labial bow: A randomized controlled trial. Angle Orthod, 2011, 82: 363-369.
[22] Illing HM, Morris DO, Lee RT. A prospective evaluation of Bass, Bionator and Twin Block appliances. Part 1: The hard tissues. Eur J Orthod, 1998; 20: 501-516.
[23] Trenouth MJ. Cephalometric evaluation of the Twin-block appliance in the treatment of Class Ⅱ Division 1 malocclusion with matched normative growth data. Am J Orthod Dentofacial Orthop, 2000, 117: 54-59.
[24] Gill DS, Lee RT. Prospective clinical trial comparing the effects of conventional Twin-block and mini-block appliances: Part 1. Hard tissue changes. Am J Orthod Dentofacial Orthop, 2005, 127: 465-472.
[25] McDonagh S, Moss JP, Goodwin P, et al. A prospective optical surface scanning and cephalometric assessment of the effect of functional appliances on the soft tissues. Eur J Orthod, 2001, 23: 115-126.
[26] Ursi WJS, McNamara JJ, et al. Evaluation of the soft tissue profile of class Ⅱ patients treated with cervical headgear, Fränkel's FR-2 and the Herbst appliances. Rev Dent Press Ortodon Ortoped Facial, 2000, 5: 20-46.
[27] Pancherz H, Anehus-Pancherz M. The headgear effect of the Herbst appliance: A cephalometric long-term study. Am J Orthod Dentofacial Orthop, 1993, 103: 510-520.
[28] O'Brien K, Wright J, Conboy F, et al. Early treatment for Class Ⅱ Division 1 malocclusion with the Twin-block appliance: A multi-center, randomized, controlled trial. Am J Orthod Dentofacial Orthop, 2009, 135: 573-579.
[29] O'Neill K, Harkness M, Knight R. Ratings of profile attractiveness after functional appliance treatment. Am J Orthod Dentofacial Orthop, 2000, 118: 371-376.
[30] Tulloch JF, Proffit WR, Phillips C. Outcomes in a 2-phase randomized clinical trial of early Class Ⅱ treatment. Am J Orthod Dentofacial Orthop, 2004, 125: 657-667.
[31] King GJ, McGorray SP, Wheeler TT, et al. Comparison of peer assessment ratings (PAR) from 1-phase and 2-phase treatment protocols for Class II malocclusions. Am J Orthod Dentofacial Orthop, 2003, 123: 489-496.
[32] Lande MJ. Growth behavior of the human bony facial profile as revealed by serial cephalometric roentgenology 1. Angle Orthod, 1952, 22: 78-90.
[33] Clark WJ. New horizons in orthodontics and dentofacial orthopedics. DDS thesis, University of Dundee, 2010.
[34] Baccetti T, Franchi L, Toth LR, et al. Treatment timing for Twin-block therapy. Am J Orthod Dentofacial Orthop, 2000, 118: 159-70.
[35] O'Brien K, Wright J, Conboy F, et al. Effectiveness of treatment for Class Ⅱ malocclusion with the Herbst or twin-block appliances: A randomized, controlled trial. Am J Orthod Dentofacial Orthop. 2003; 124: 128-137.
[36] Baysal A, Uysal T. Dentoalveolar effects of Twin Block and Herbst appliances in patients with Class Ⅱ division 1 mandibular retrognathy. Eur J Orthod, 2014, 36: 164-172.
[37] Darendeliler MA. Validity of randomized clinical trials in evaluating the outcome of Class Ⅱ treatment. Semin Orthod, 2006, 12: 67-79.
[38] Björk A. Variations in the growth pattern of the human mandible: Longitudinal radiographic study by the implant method. J Dent Res, 1963, 42: 400-411.
[39] Hägg U, Attstrom K. Mandibular growth estimated by four cephalometric measurements. Am J Orthod Dentofacial Orthop, 1992, 102: 146-152.
[40] Yildirim E, Karacay S, Erkan M. Condylar response to functional therapy with Twin-Block as shown by conebeam computed tomography. Angle Orthod, 2014, 84: 1018-1025.

第十一章
病　例

QH

诊　断

12 岁男性患者（图 11.1），恒牙列，骨Ⅱ类面型，下颌后缩，轻微垂直向发育不足。在息止位唇闭合不全，下唇位于上中切牙腭侧，上颌前牙区存在一锥形倒置多生牙。

牙弓排列较齐，下前牙区轻度拥挤，上中切牙唇倾伴有间隙。双侧尖牙磨牙Ⅱ类咬合关系。覆盖为 9.5mm（图 11.1a~j）。

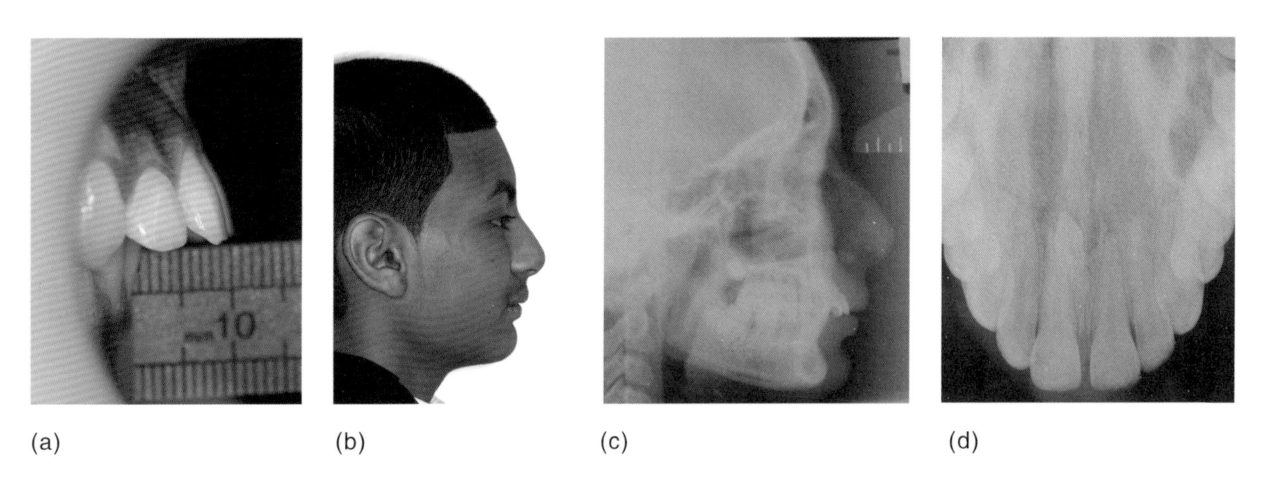

(a) (b) (c) (d)

图 11.1　经允许引自 C.Siew-Yee

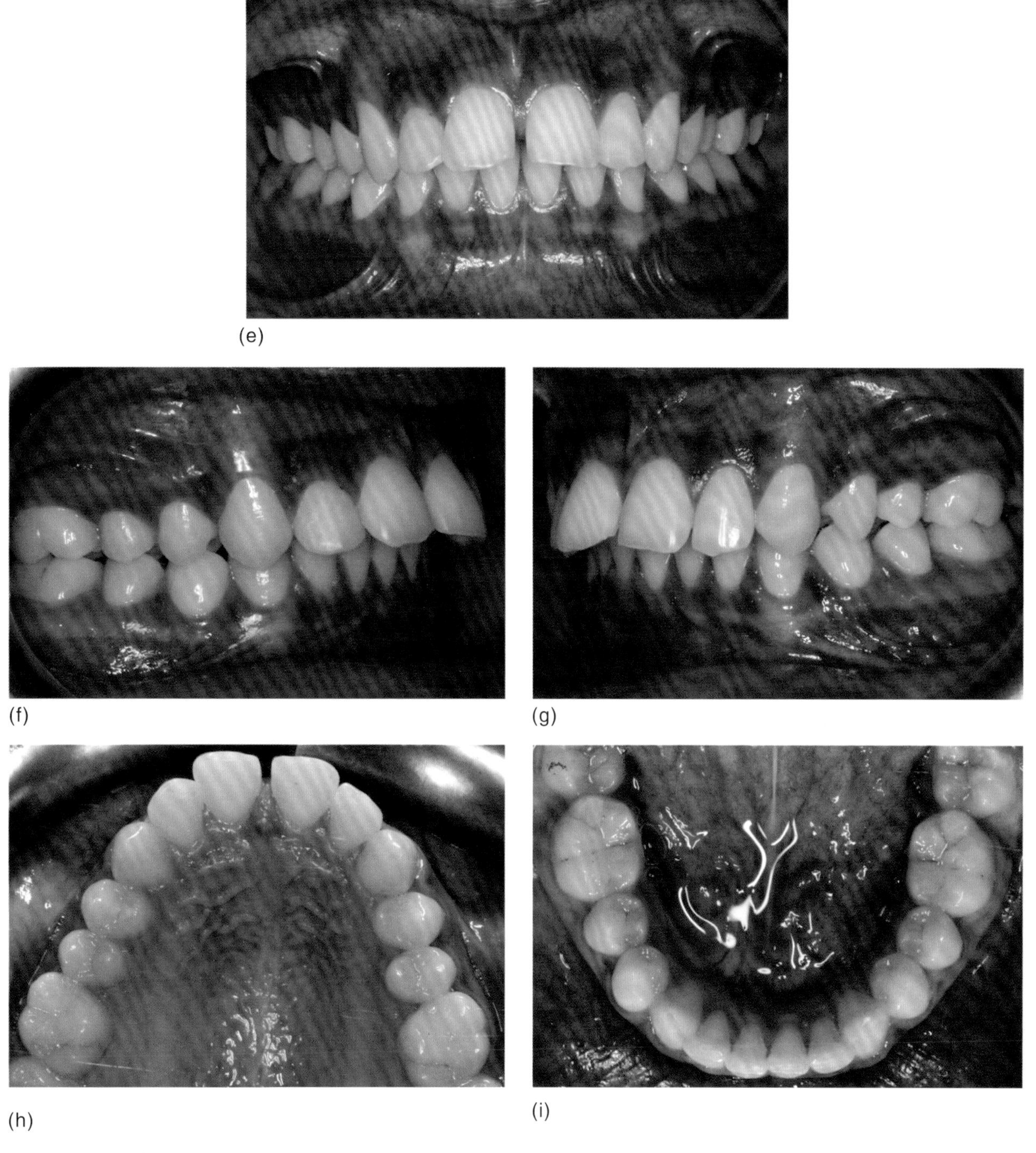

(e)

(f) (g)

(h) (i)

图 11.1 （续）

治 疗

全天戴用改良型 Twin Block 矫治器，治疗 12 个月（图 11-1j~t），过矫治至切牙对刃关系。矫治器去除后 3 个月，侧方开𬌗部分解除以及切牙对刃关系轻微复发，戴用固定矫治器，完成精细咬合调整（图 11.1u~ac）。

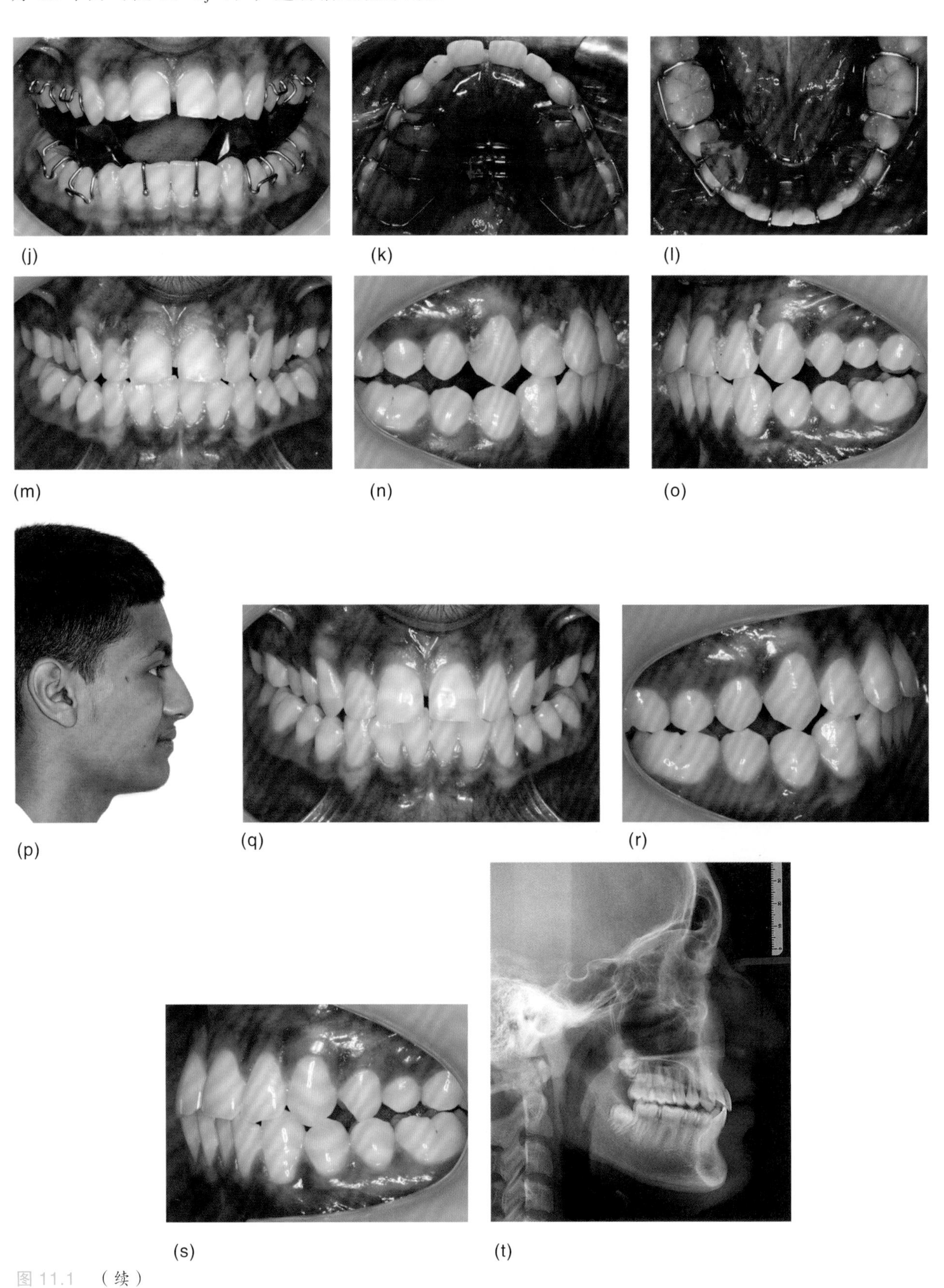

(j) (k) (l) (m) (n) (o) (p) (q) (r) (s) (t)

图 11.1 （续）

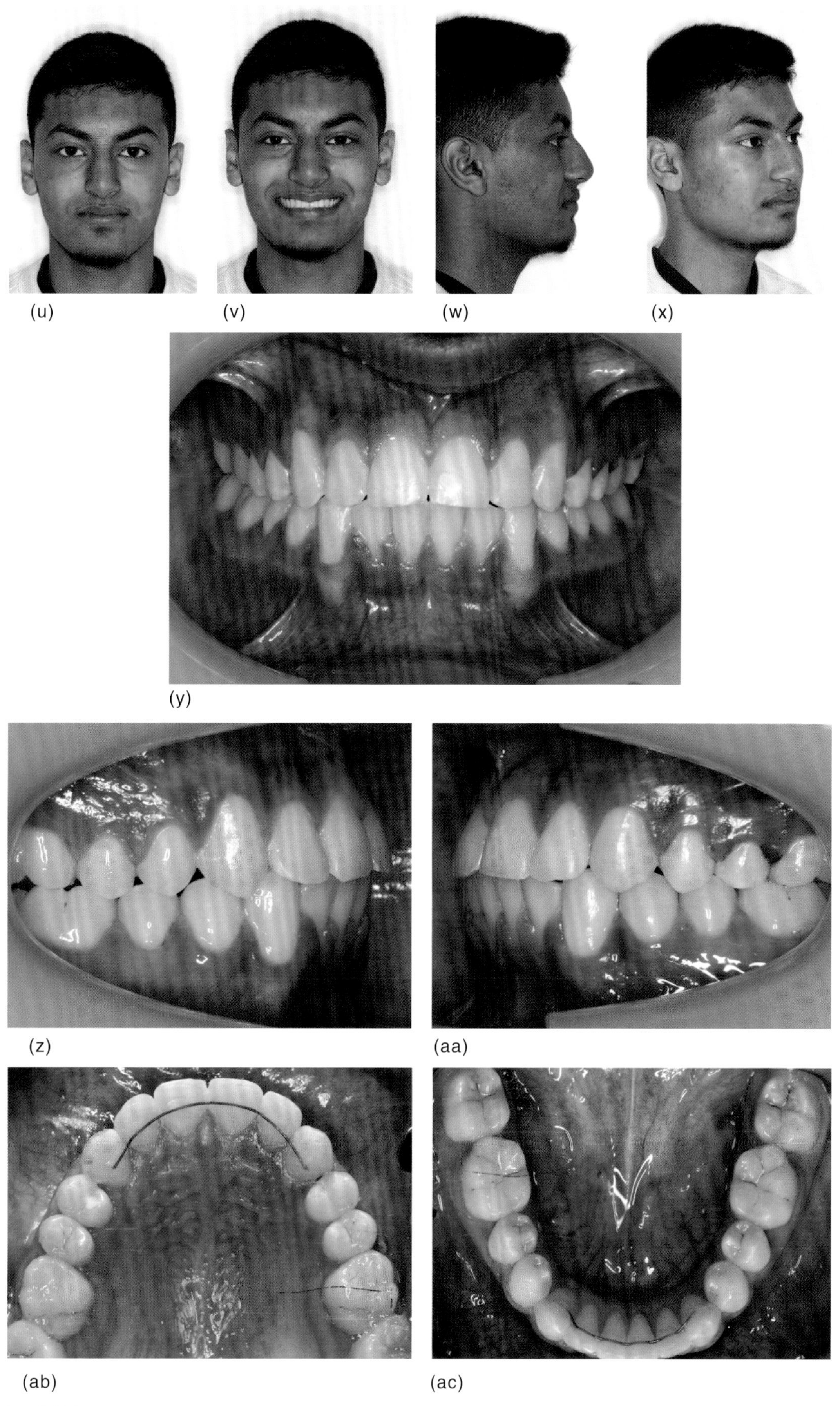

图 11.1 （续）

FA

诊 断

8 岁男性患者（图 11.2），混合牙列，严重的骨Ⅱ类面型，垂直向过高。上唇严重闭合不全，上颌前部垂直向过度生长。

牙列散在间隙，上前牙唇倾，下中切牙缺失。双侧尖牙磨牙Ⅱ类咬合关系，覆盖为 15mm（图 11.2a~i）。

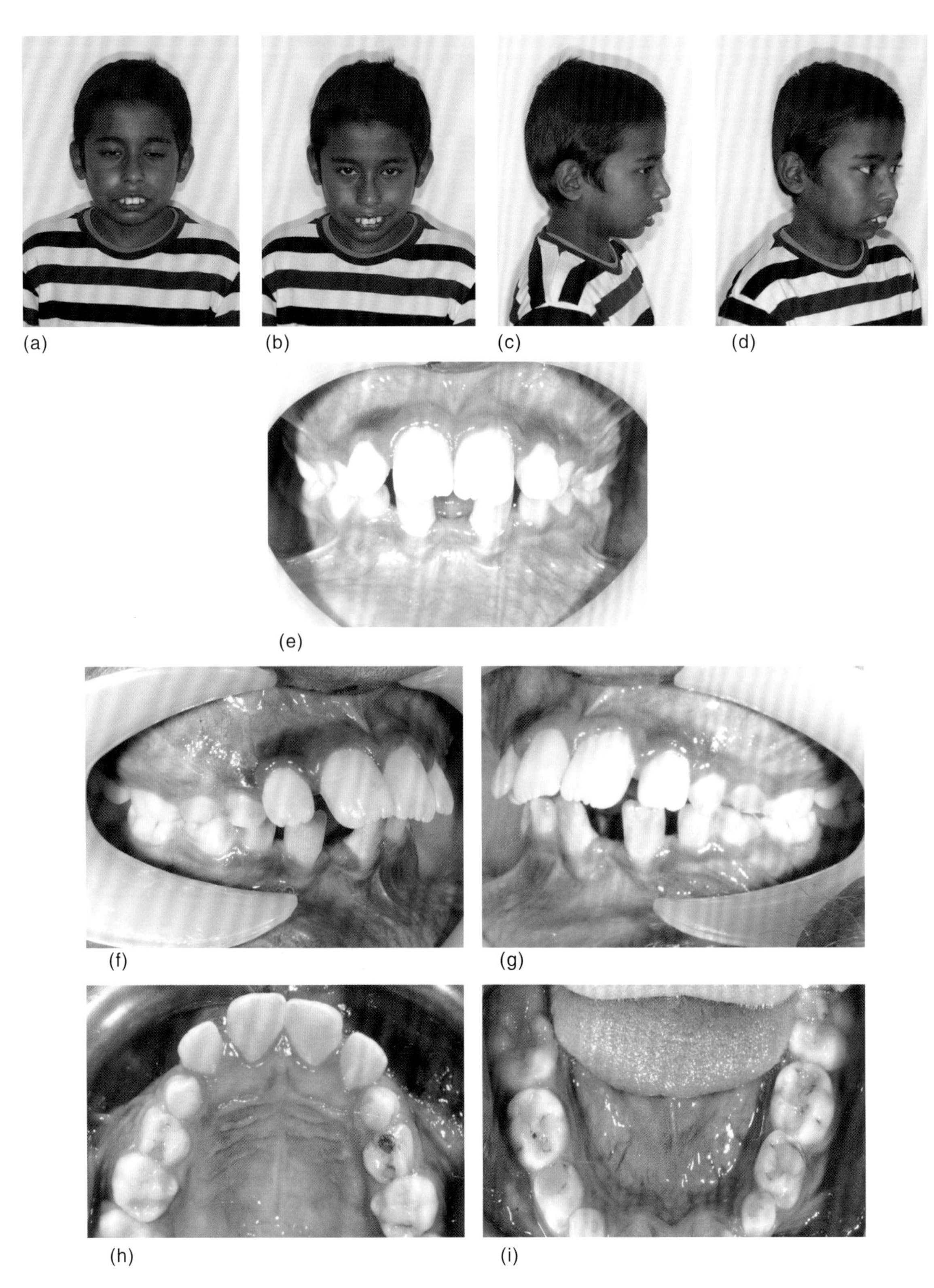

图 11.2

治 疗

每天14h，连续戴用9个月的改良型activator以减小覆盖和改善唇闭合度，高位口外牵引用于增强垂直向控制。这一改良型activator可以放置局部固定矫治器用于关闭前牙间隙（图11.2j~s）。矫治后覆盖减小到5mm，于混合牙列晚期进行二期治疗（图11.2t~ab）。

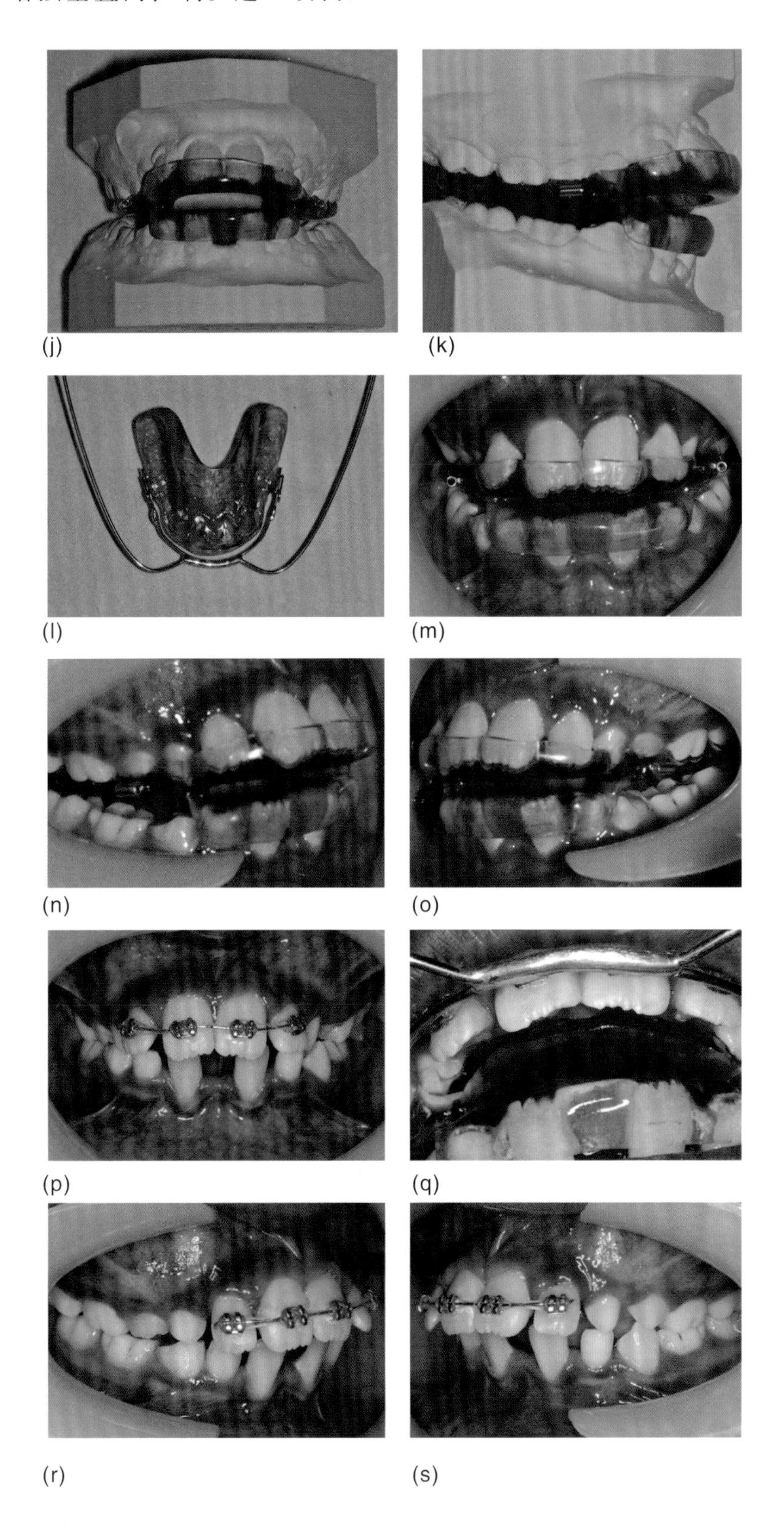

图11.2 （续）

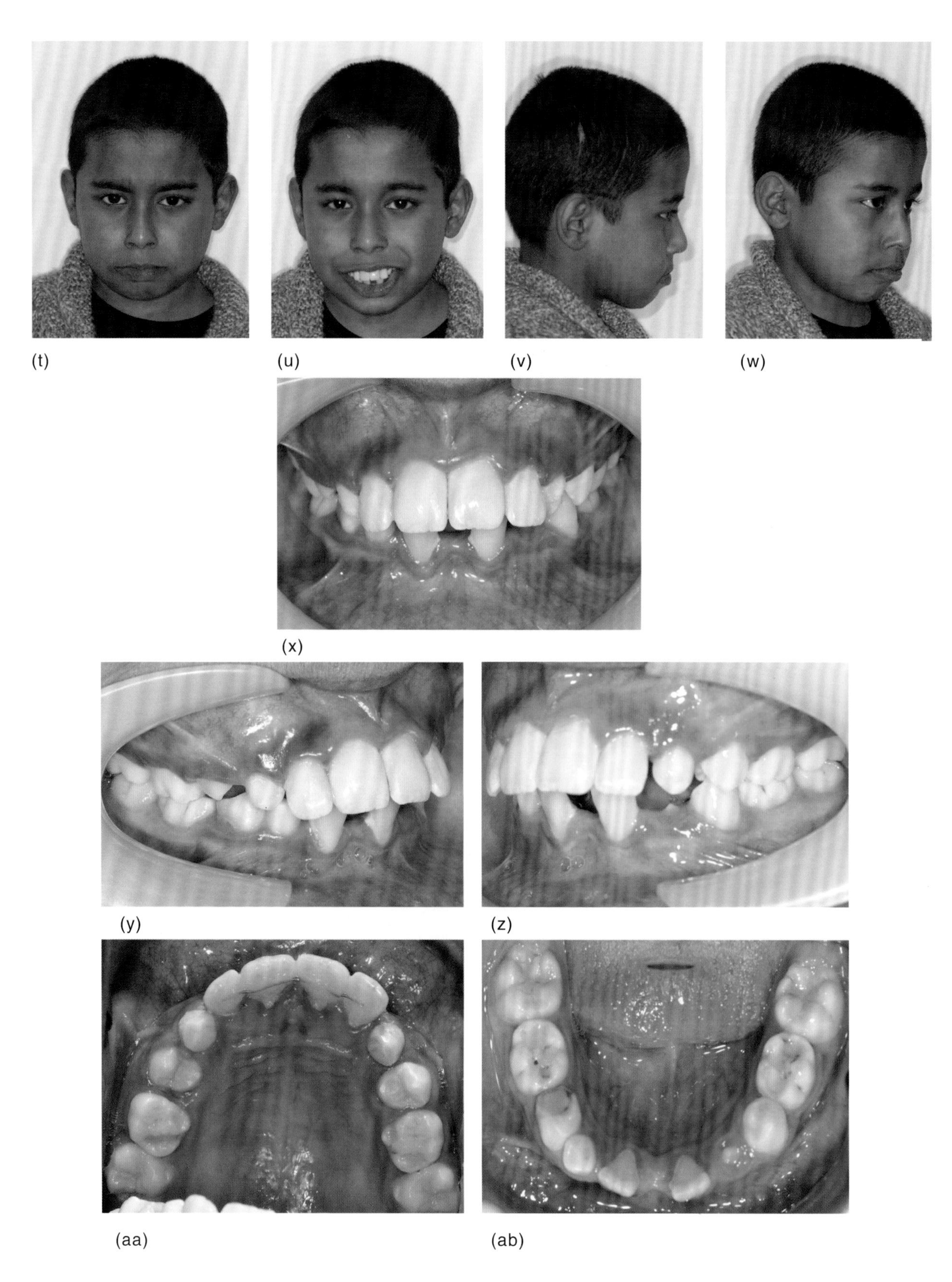

图 11.2 （续）

AS

诊 断

12 岁女性患者（图 11.3），恒牙列，骨Ⅱ类面型，下颌后缩，下前面高不足。息止位时下唇位置较高，导致两个上中切牙的内倾。

上下牙列轻度拥挤，上颌侧切牙唇倾。双侧尖牙磨牙Ⅱ类咬合关系；以中切牙为参考覆盖为 3mm，以侧切牙为参考最大覆盖为 9mm（图 11.3a~h）。

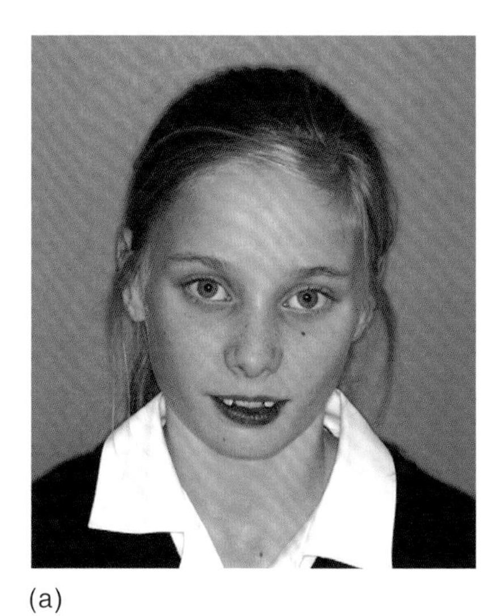
(a)

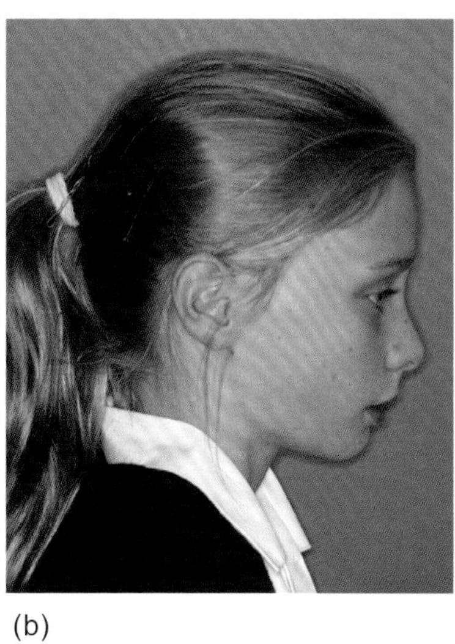
(b)

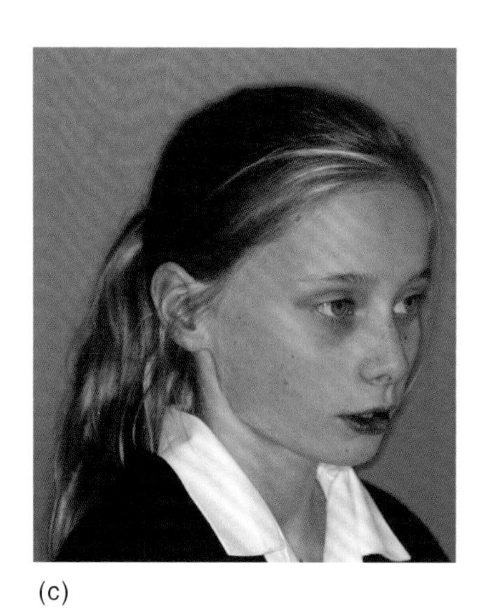
(c)

图 11.3

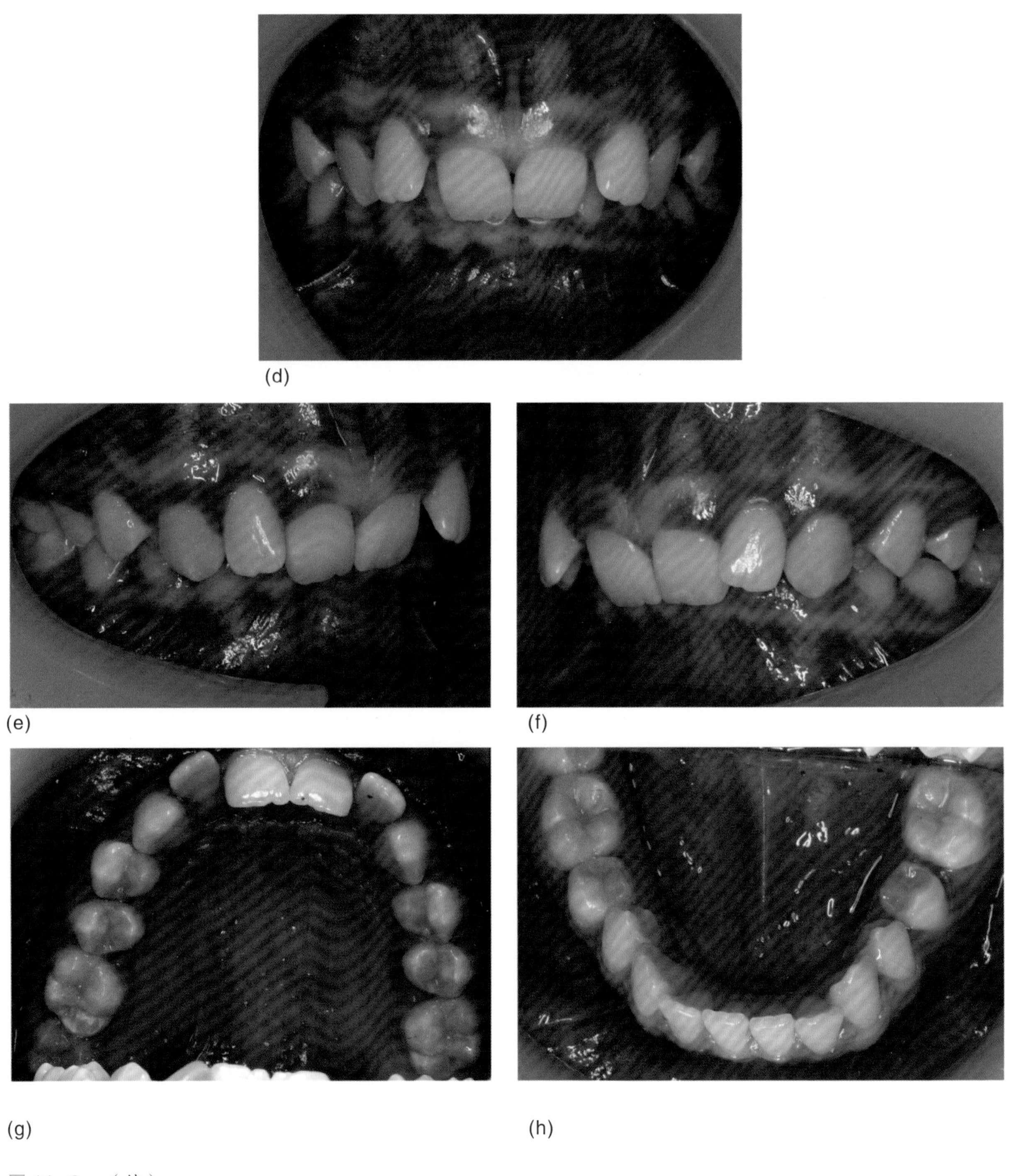

图 11.3 （续）

治 疗

全天戴用改良型 Twin Block 矫治器加上“T”形簧来唇倾上中切牙，佩戴 12 个月后，颊侧段关系完全纠正且前牙覆𬌗减小（图 11.3i~r）。后续减少为仅夜间佩戴矫治器，侧方开𬌗减小。使用固定矫治器完成精细调整，尽管在排牙初期有一些覆𬌗的复发，但可通过持续的弓丝力解决，包括在固定矫治阶段利用 NiTi 弓丝的弹力和Ⅱ类牵引（图 11.3s~ak）。

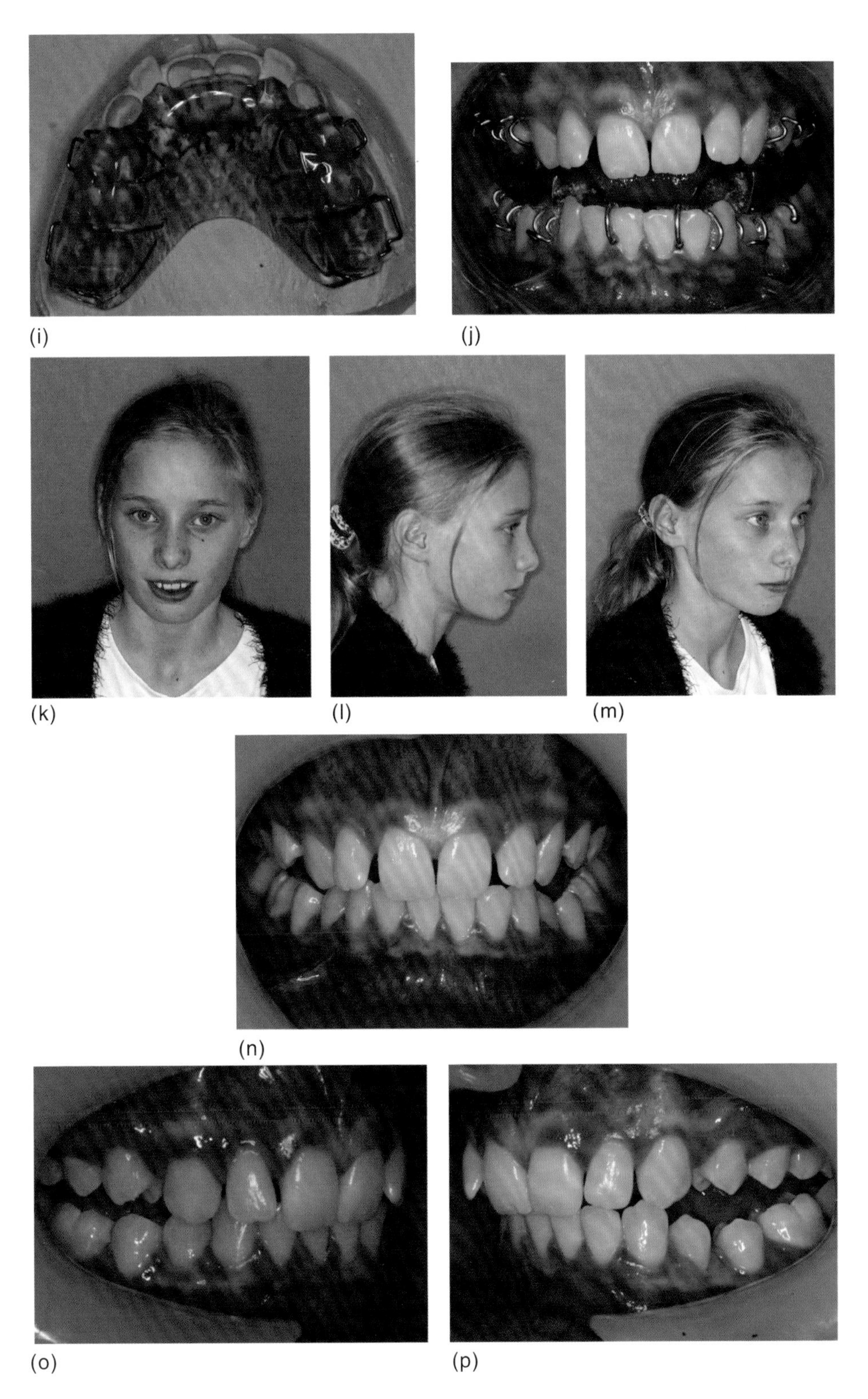

图 11.3 （续）

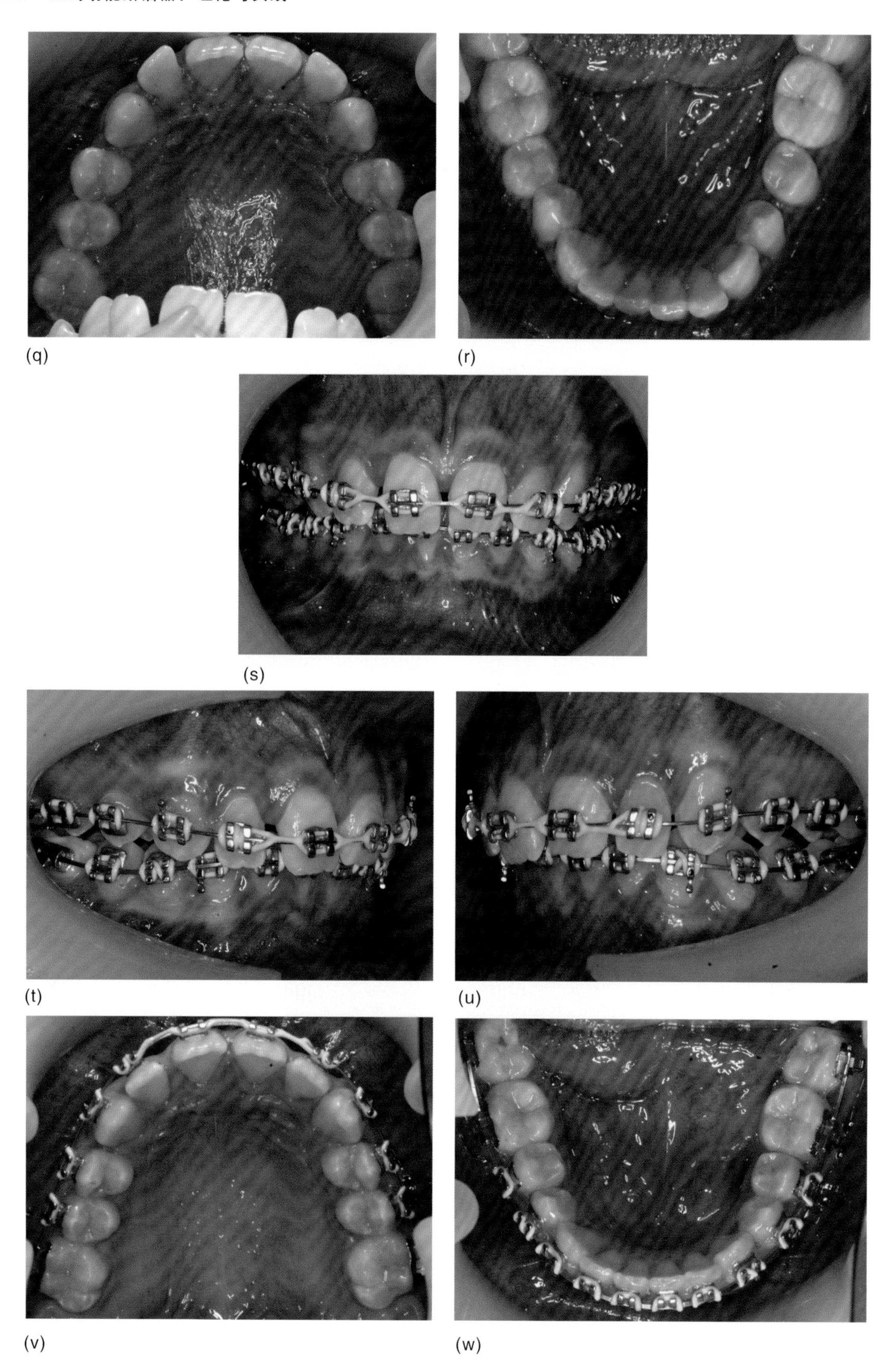

(q) (r) (s) (t) (u) (v) (w)

图 11.3 （续）

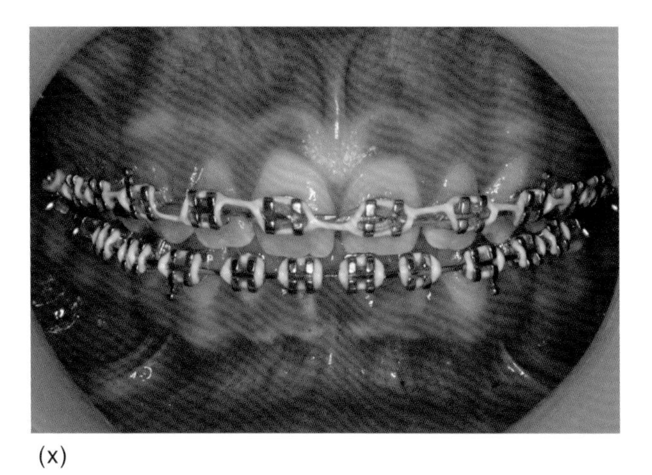

(x)

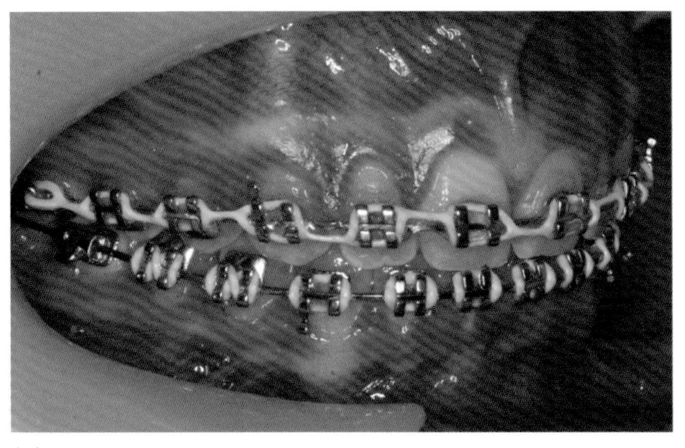

(y)

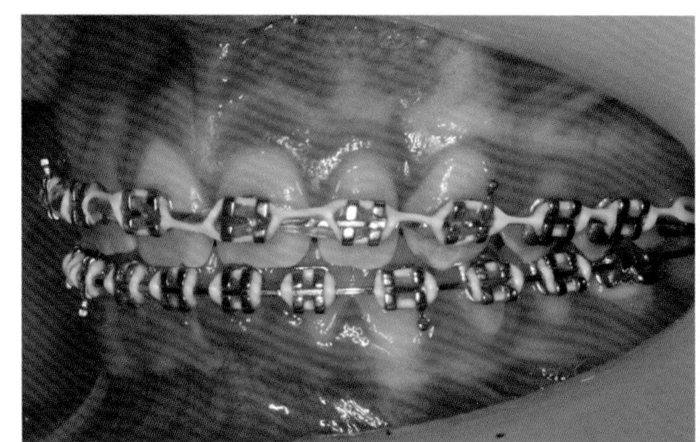

(z)

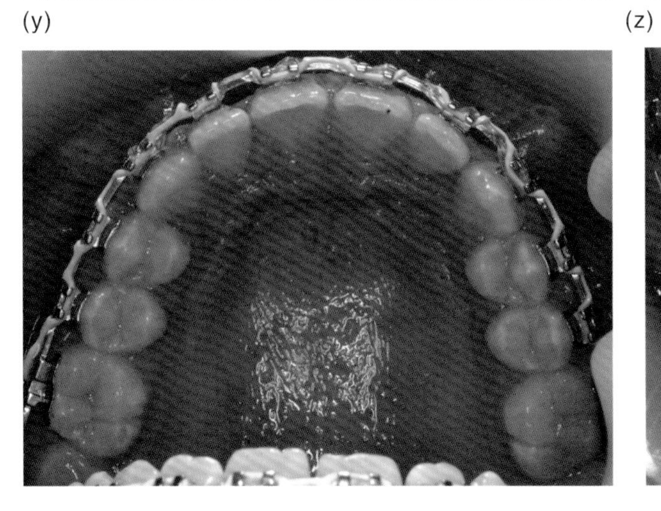

(aa)

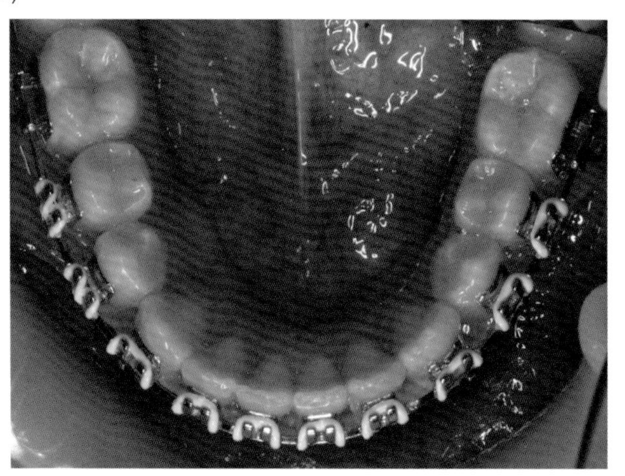

(ab)

图 11.3　（续）

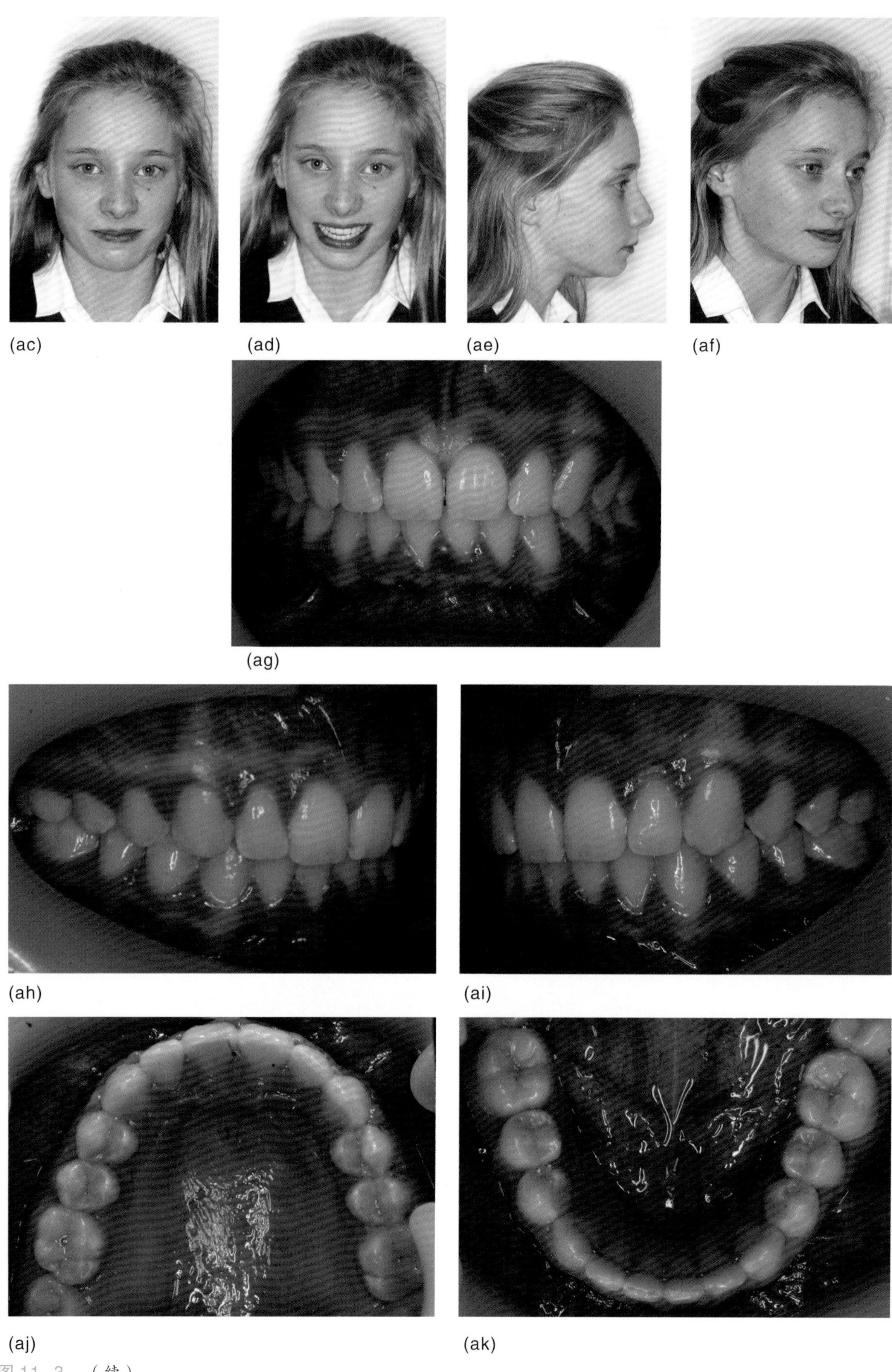

图 11.3 （续）

GC

诊 断

12岁男性患者（图11.4），因小下颌畸形而表现出严重的骨Ⅱ类面型。有幼儿期左侧髁突骨折病史，导致左侧髁突和下颌升支发育不足。该患者左侧上颌垂直向发育受限，以及相应的下颌不对称和上颌倾斜。美学缺陷伴有功能问题，最大开口度为12mm（图11.4a~d）。

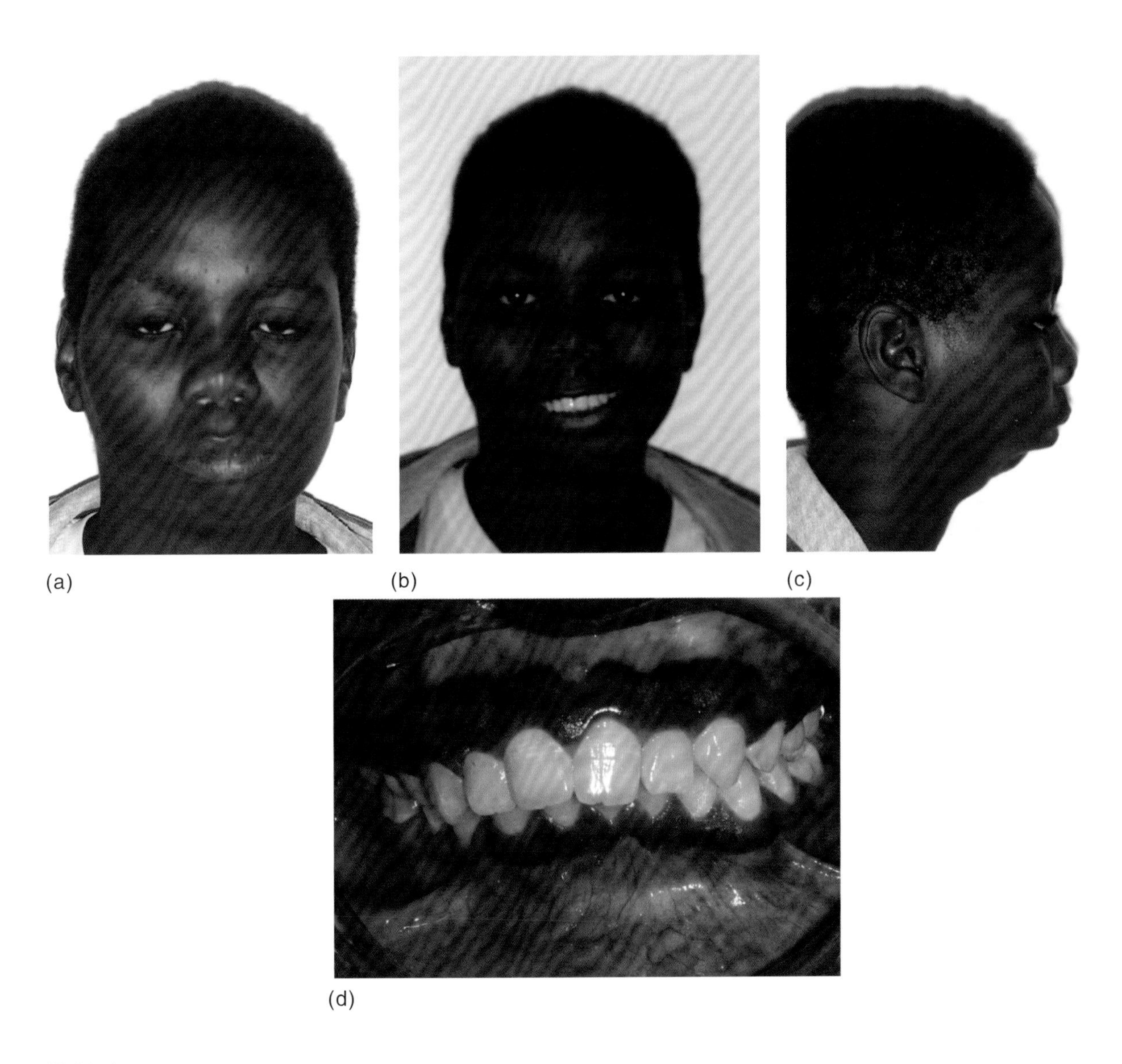

图 11.4

治 疗

左侧下颌升支牵张成骨改善骨Ⅱ类畸形，同时恢复升支高度（图 11.4e~j）。术后戴用 6 个月复合型 activator 维持Ⅱ类关系的矫治效果，同时增加左侧上颌骨垂直向生长，改善上颌倾斜（图 11.4k~o）。使用固定矫治器精细调整咬合，最大开口度增加至 26mm。待骨骼成熟后考虑行颏成形术来增加颏部突度（图 11.4p~t）。

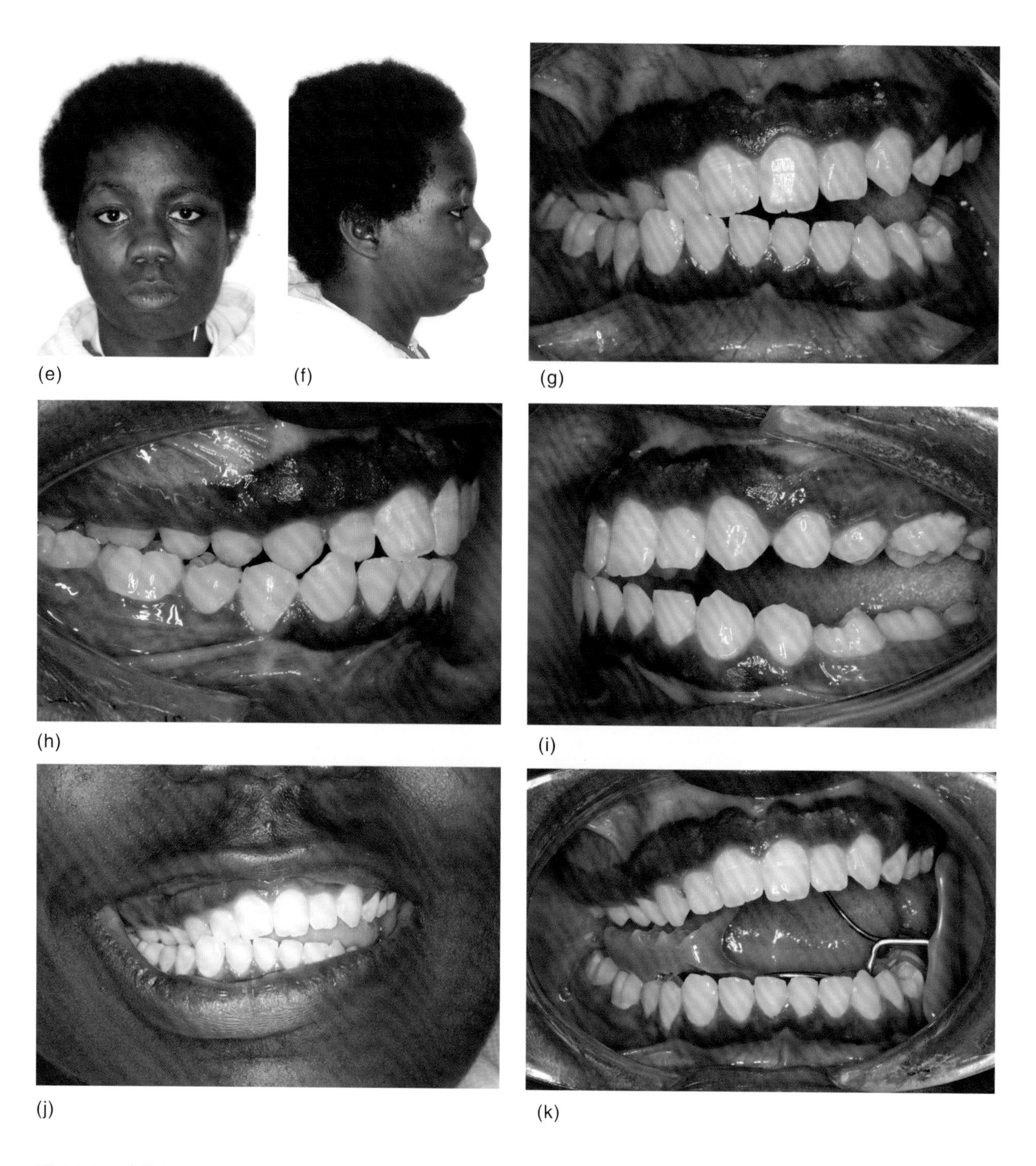

(e) (f) (g) (h) (i) (j) (k)

图 11.4 （续）

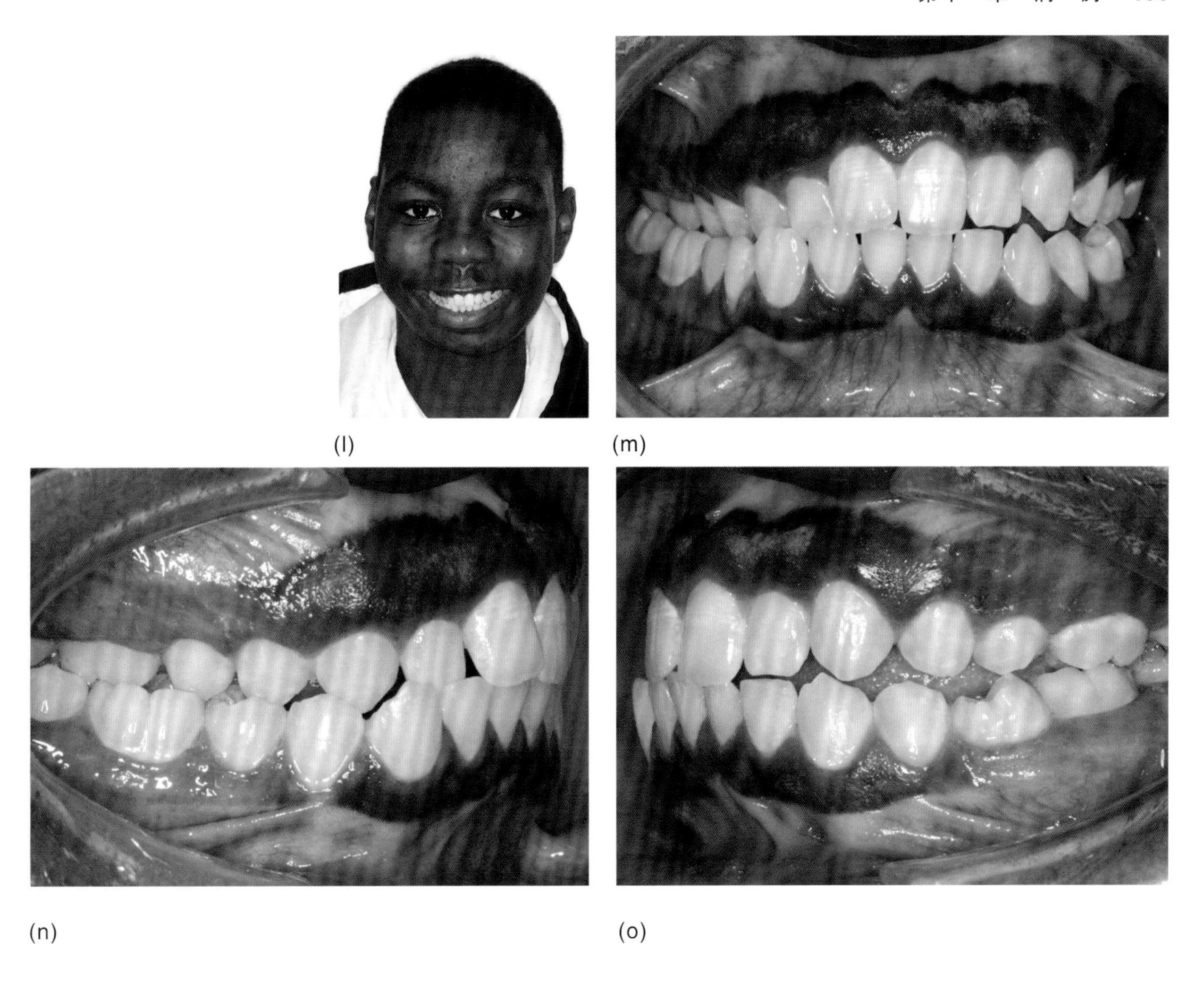

(l) (m) (n) (o)

图 11.4 （续）

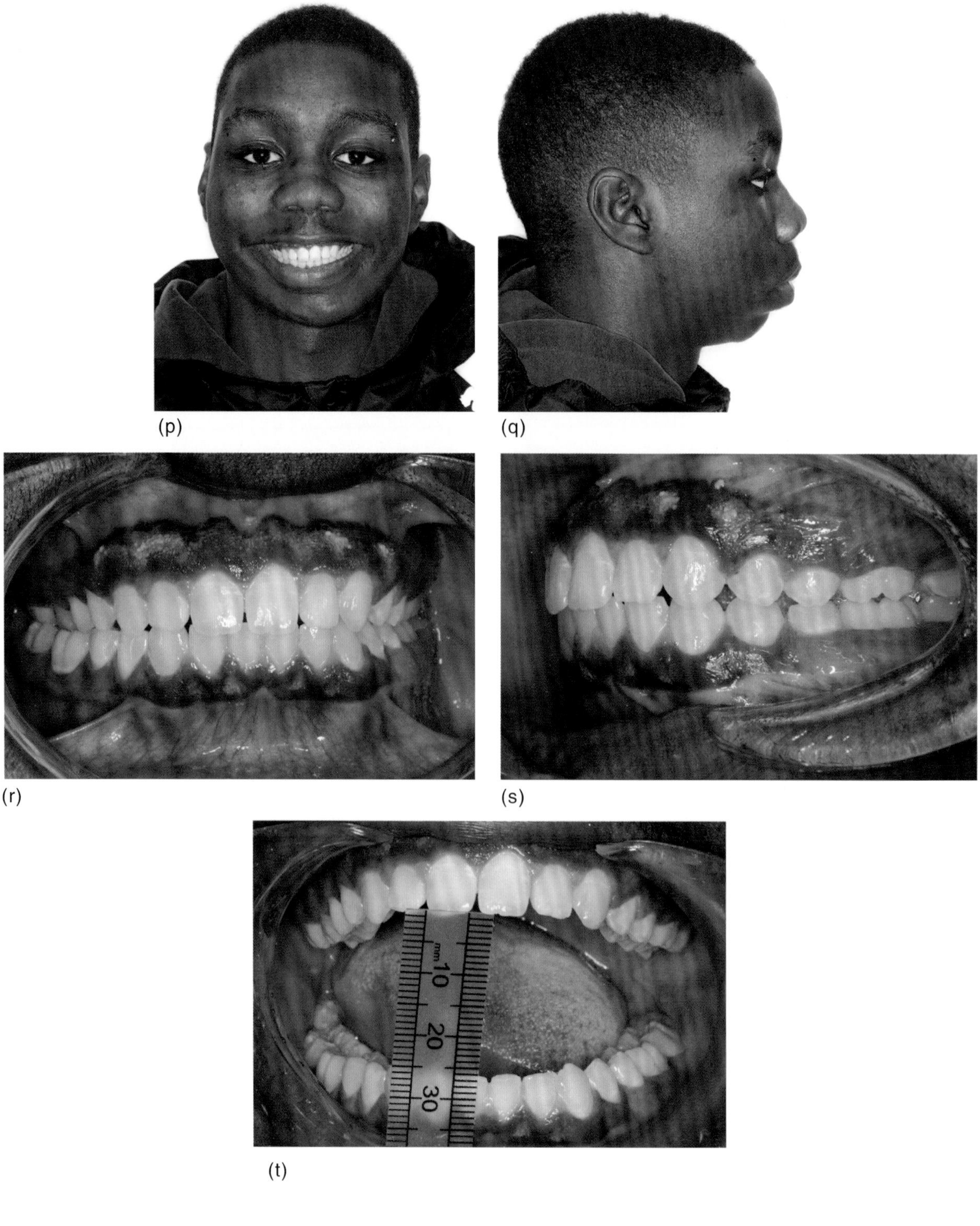

(p)

(q)

(r)

(s)

(t)

图 11.4 （续）

ML

诊 断

12 岁女性患者（图 11.5），混合牙列晚期，下颌后缩，骨Ⅱ类面型，垂直向高度正常，息止位时唇无力，颏唇沟深。牙齿排列较齐，上切牙唇倾且上中切牙间存在间隙，右下第二前磨牙先天缺失，双侧尖牙磨牙Ⅱ类咬合关系，覆盖为 11mm（图 11.5a~i）。

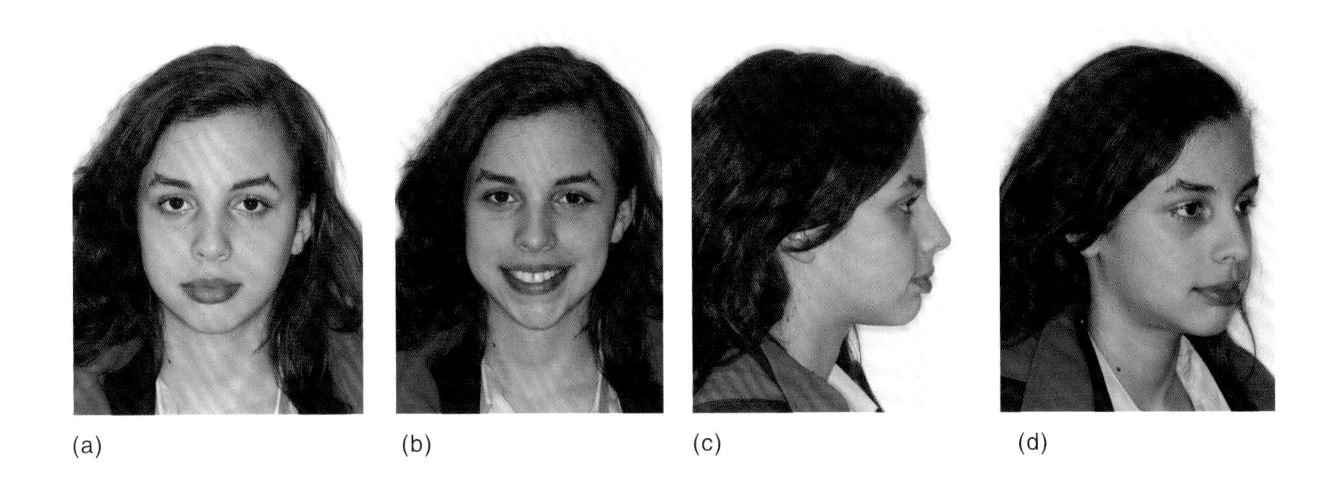

(a) (b) (c) (d)

图 11.5

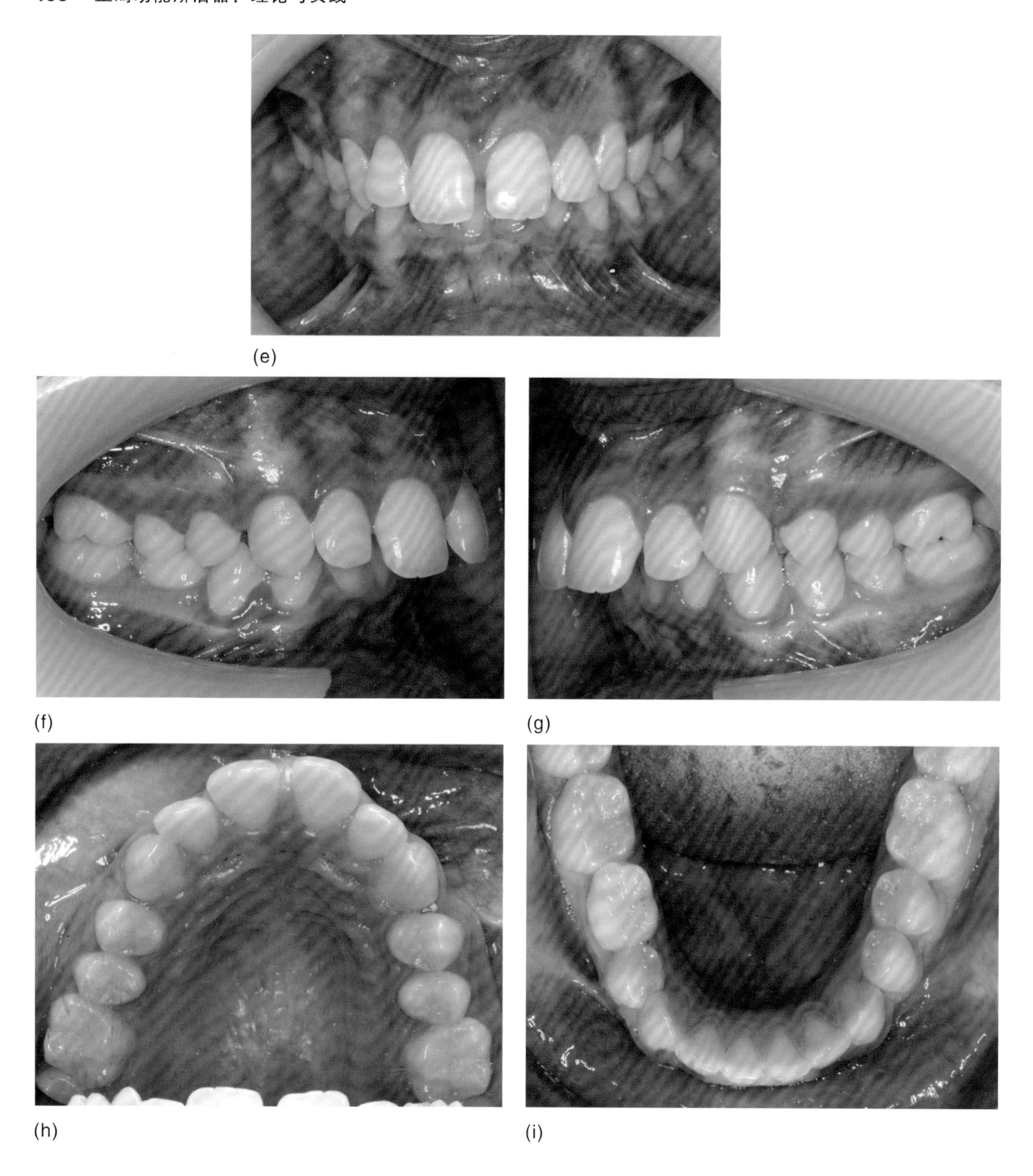

图 11.5 （续）

治 疗

全天戴用改良型 Twin Block 矫治器 12 个月后，错殆畸形完全纠正且骨型改善。使用固定矫治器精细调整，保留下颌右侧第二乳磨牙（图 11.5j~y）。

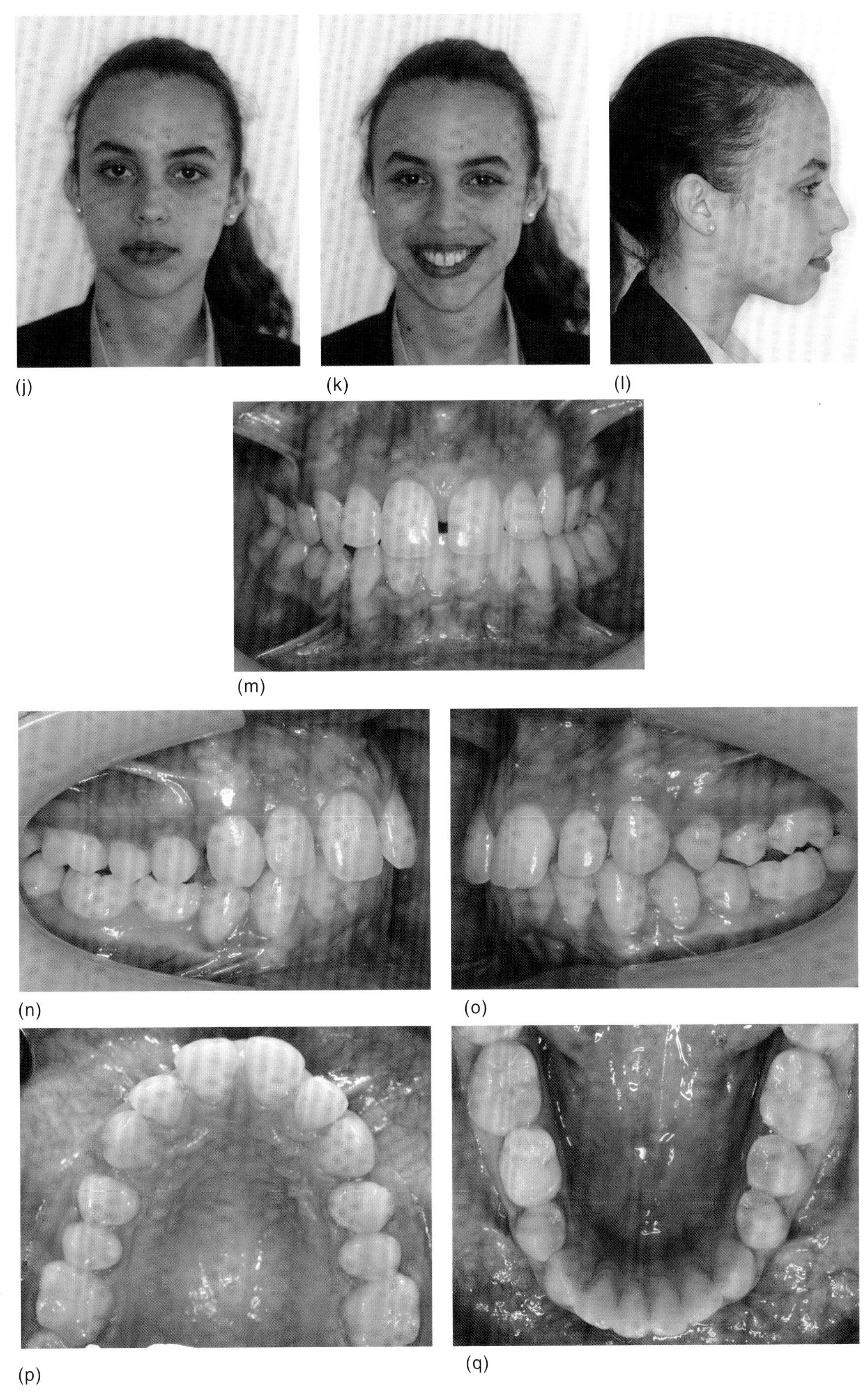

图 11.5 （续）

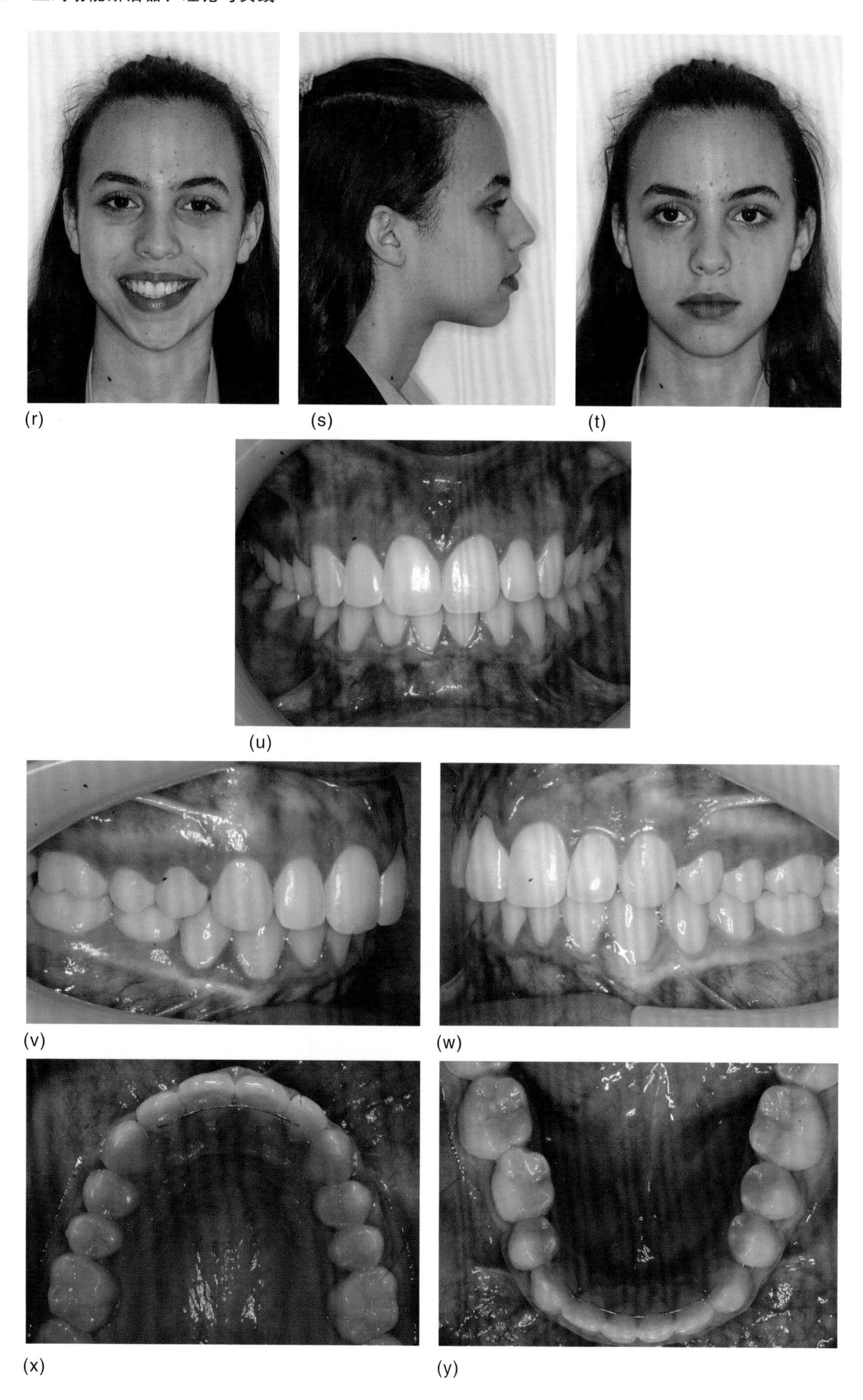

图 11.5 （续）

HF

诊 断

12岁女性患者（图11.6），恒牙列早期，轻度骨Ⅲ类面型。轻度下颌前突伴上颌后缩，下颌可后退到“切对切”位置，闭口过程中前移导致反覆盖。

下颌牙弓存在间隙，上牙弓拥挤，右侧上颌第二乳磨牙早失致间隙丢失。前牙反覆盖为3mm（图11.6a~g）。

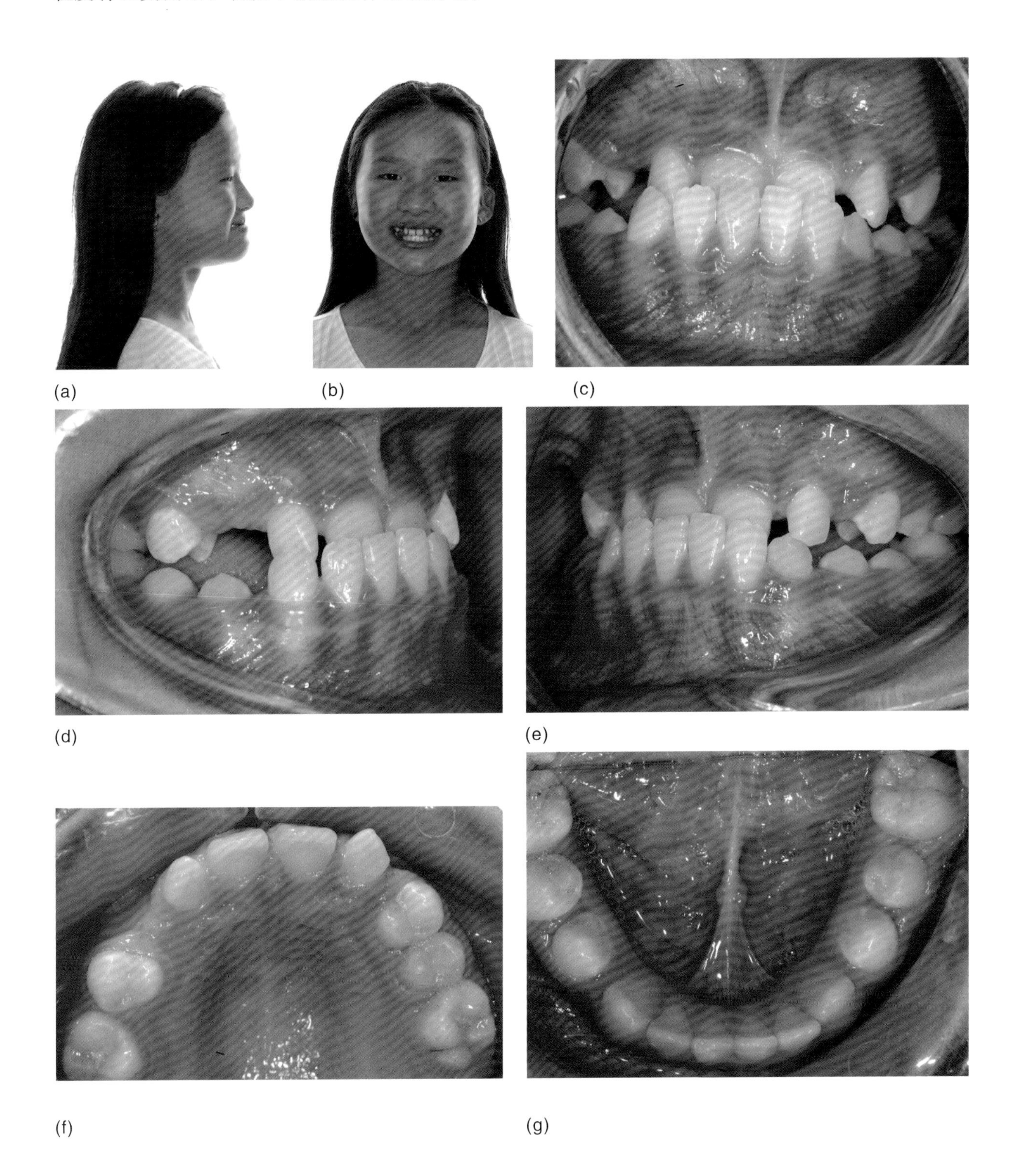

(a) (b) (c) (d) (e) (f) (g)

图11.6

治　疗

戴用反向 Twin Block 矫治器 9 个月纠正切牙关系，建立正常覆𬌗与覆盖，伴随双侧后牙区开𬌗（图 11.6h~m）。通过固定矫治器不拔牙矫治，在上颌右侧开辟间隙，促进阻生的第二前磨牙萌出，治疗后达到面部比例协调，牙列美观且尖窝交错良好（图 11.6n~v）。

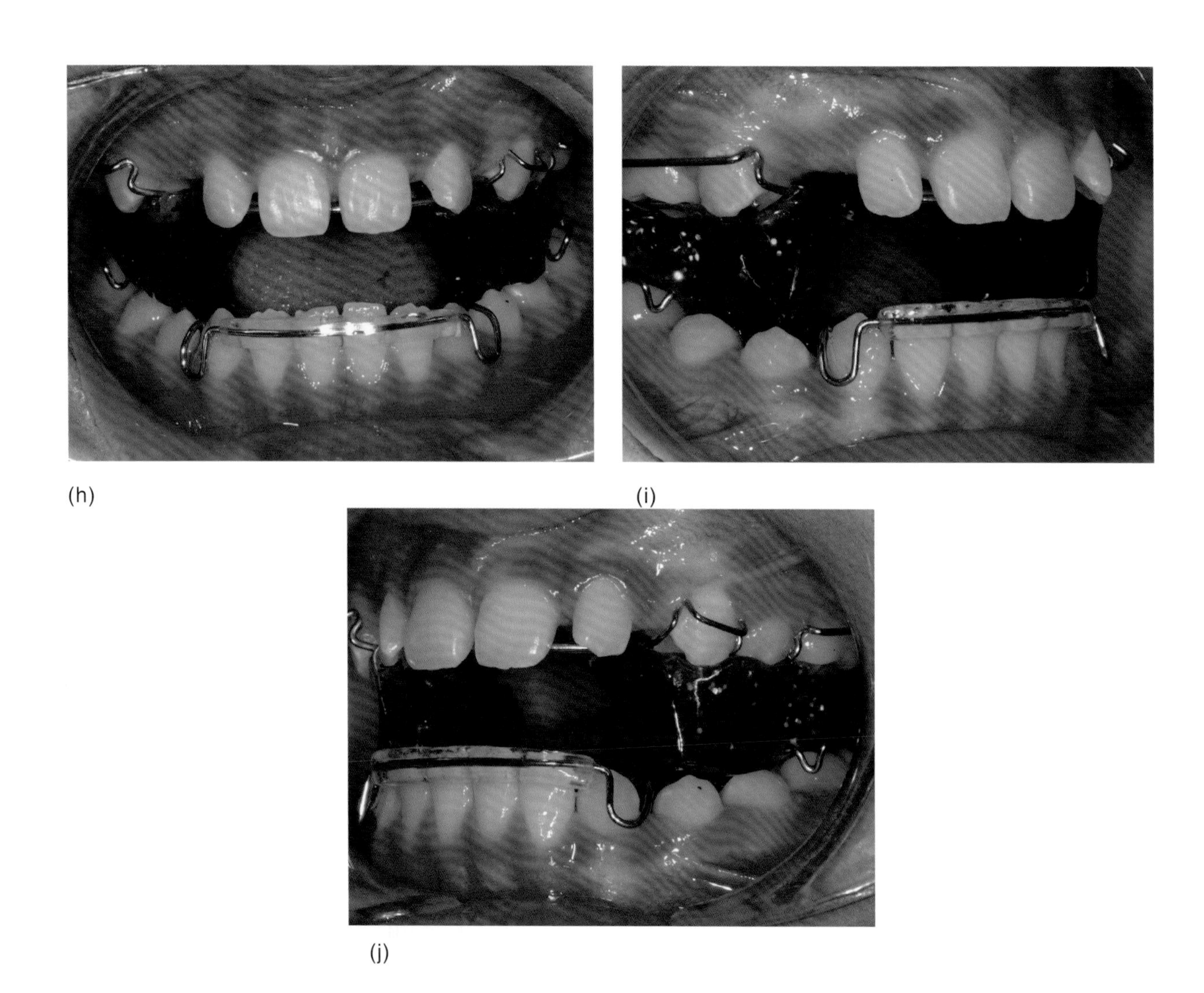

(h)

(i)

(j)

图 11.6　（续）

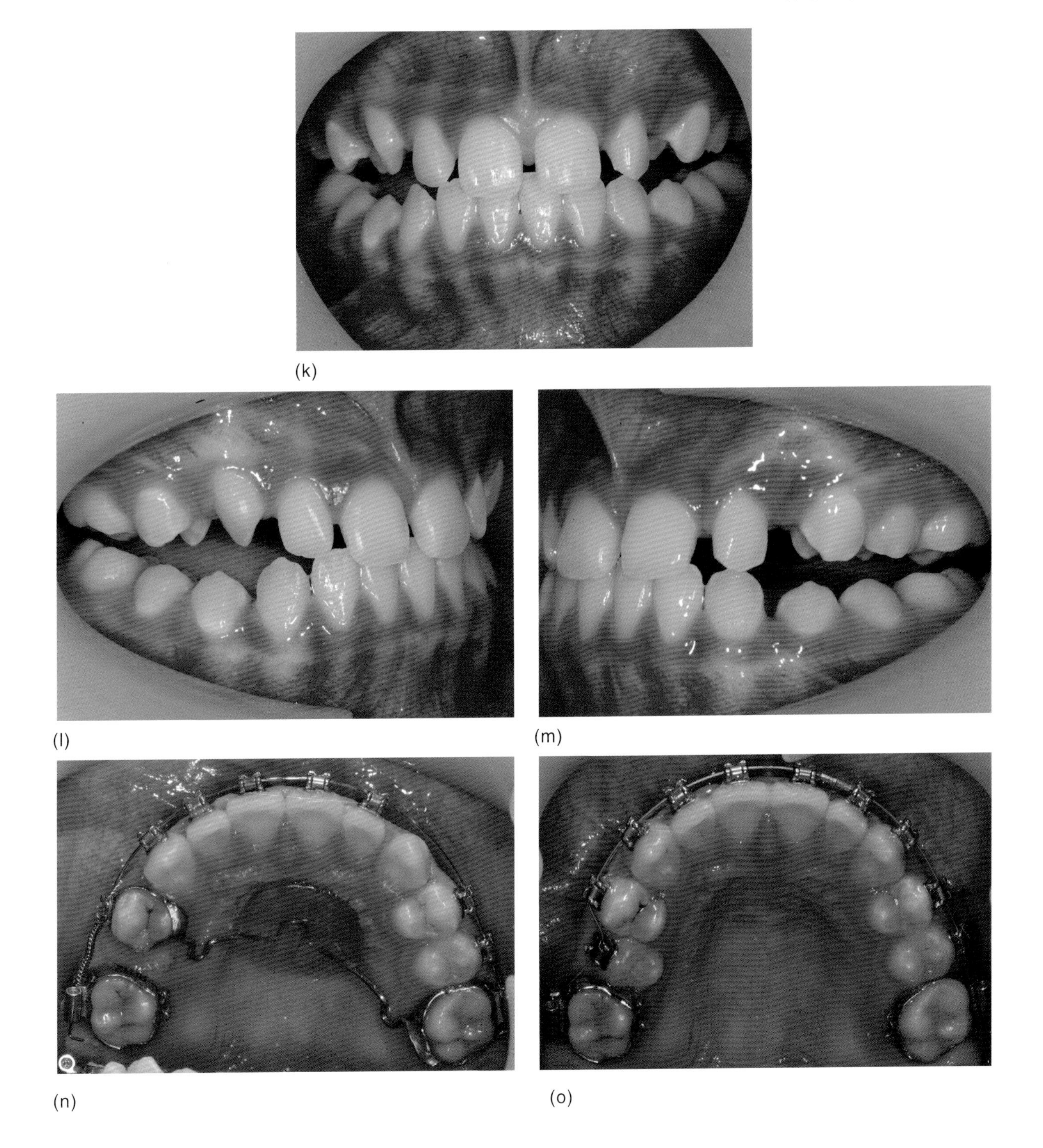

(k)

(l)

(m)

(n)

(o)

图 11.6 （续）

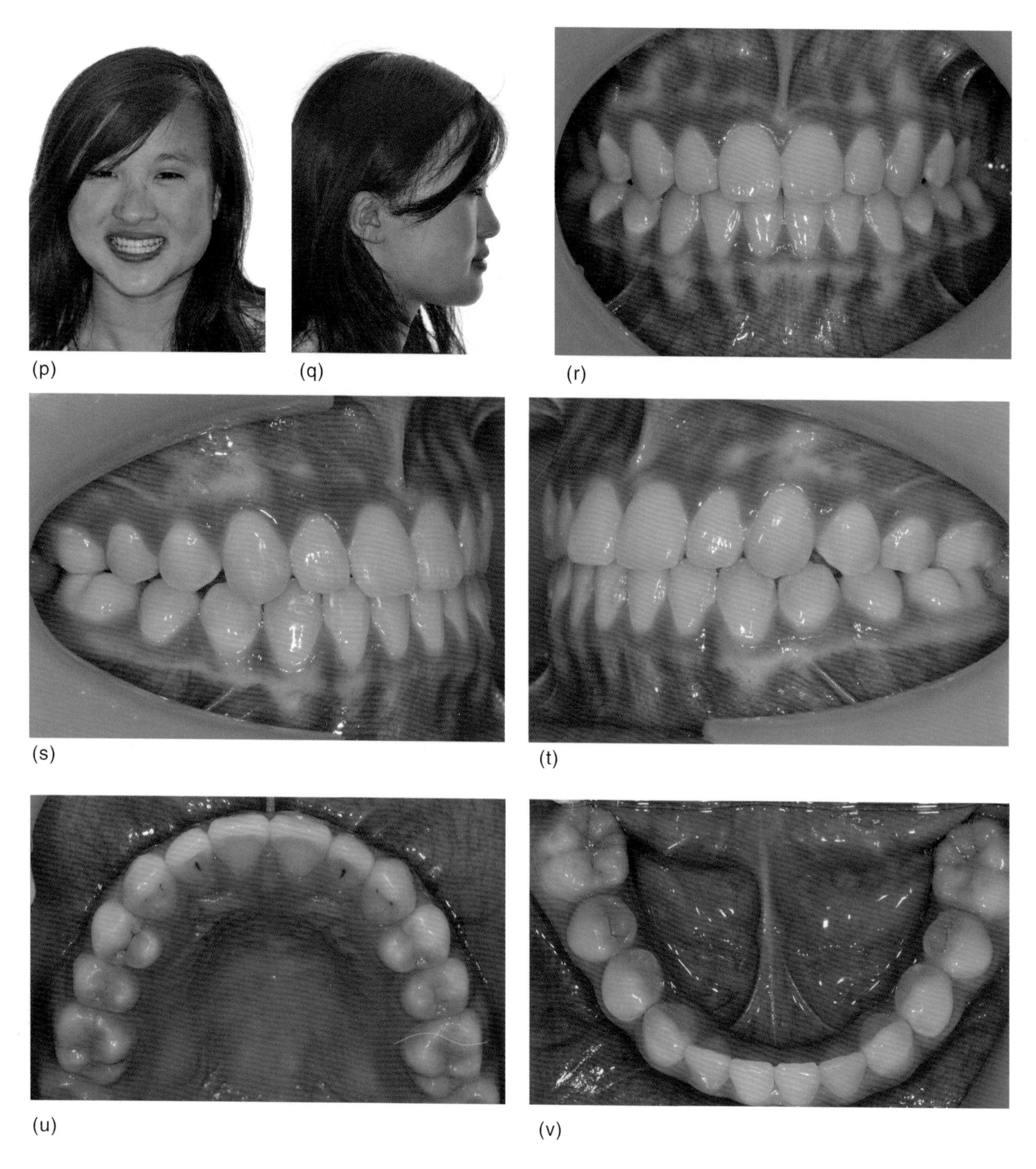

(p) (q) (r) (s) (t) (u) (v)

图 11.6 （续）